U0264653

活学活用
中医药
养生经典

浓/厚/文/化 传/世/精/品

HUOXUE HUOYONG ZHONGYIYAO YANGSHENG JINGDIAN

活学活用本草纲目

郭文和 ●编著

长江出版传媒
Changjiang Publishing & Media

湖北科学技术出版社
HUBEI SCIENCE & TECHNOLOGY PRESS

图书在版编目（CIP）数据

活学活用本草纲目 / 郭文和编著. — 武汉 : 湖北
科学技术出版社, 2018.8
（活学活用中医药养生经典 / 陈甲荣等主编）
ISBN 978-7-5706-0004-5

Ⅰ. ①活… Ⅱ. ①郭… Ⅲ. ①《本草纲目》–养生
(中医) Ⅳ. ①R281.3②R212

中国版本图书馆 CIP 数据核字（2018）第 001644 号

活学活用本草纲目

策　　　划：刘　玲　谢　宇
责任编辑：严　冰　　　　　　　　　　　　封面设计：喻　杨

出版发行：湖北科学技术出版社　　　　　　电话：027-87679468
地　　址：武汉市雄楚大街 268 号　　　　　邮编：430070
　　　　　（湖北出版文化城 B 座 13–14 层）
网　　址：http://www.hbstp.com.cn

印　　刷：北京凯德印刷有限责任公司　　　　　　　　邮编：101116

700×1000　1/16　　　　　　　　　　16 印张　　　300 千字
2018 年 8 月第 1 版　　　　　　　　　2018 年 8 月第 1 次印刷
　　　　　　　　　　　　　　　　　　　　定价：68.00 元

编委会名单

主　　编	郭文和				
副 主 编	裴　华	孙　玉	张　荣	吴　晋	程宜康
编　　委	魏献波	周　芳	吕凤涛	王　俊	王丽梅
	徐　娜	王忆萍	戴　峰	邹智峰	卢立东
	王郁松	谢　言	戴　军	董　萍	鞠玲霞
	赵卓君	李俊勇	李　惠	郑小玲	马　楠
	赵梅红	黄　红	杨冬华	李建军	冯　倩
	叶　红	余海文	王　庆	张　坤	齐　菲
	卢　军	王梅红	杨江华	孙　宇	蒋红涛
	田大虎	陈朝霞	耿赫兵	高楠楠	赵白宇
图片摄影	谢　宇	周重建	裴　华		

凡例

一、本书以原著《本草纲目》（明·李时珍撰）为母本，在原著体例的基础上进行内容增减、编排，分为土部、金石部、草部、谷豆部、菜部、果部，共六卷，分上下两册。

二、原著《本草纲目》仅引用医学类书籍约360种，如《神农本草经》《肘后备急方》《千金备急要方》《外台秘要》等，本书不再赘述，欲了解详情，请参阅其他原著版本。

三、本书中"释名""主治""附方"等部分所用书名多系简称，如：《本草纲目》简称《纲目》，《名医别录》简称《别录》，《神农本草经》简称《本经》，《日华本草》简称《日华》，《肘后备急方》简称《肘后方》，等等。由于篇幅所限，在此不一一做说明。

四、同样的名称，如吴普之类，有时作人名，有时又作书名，情况较复杂，为统一起见，本书一律不加书名号。

五、原著《本草纲目》中的部分中草药名称，与中医药学名词审定委员会公布的名称不一致，为了避免产生歧义及阅读障碍，本书分别做了脚注。本书"实用指南"内容所用的中草药名称均采用现代通用规范名称。

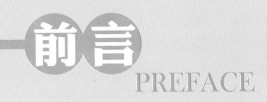

前言
PREFACE

　　《本草纲目》是中国明代伟大的医药学家李时珍（1518—1593）穷尽毕生精力，广收博采，实地考察，对以往历代本草学进行全面的整理和总结，历时27载编撰而成的。全书共52卷，约200万字，收载药物1892种（新增374种），附图1100多幅，附方11000多种，是一部集我国16世纪以前的药物学成就之大成的著作，并在语言文字、历史、地理、植物、动物、矿物、冶金等方面也有突出的成就。

　　《本草纲目》是中国医药宝库中一份珍贵的遗产，是对16世纪以前中医药学的系统总结，被誉为"东方药物巨典"，对人类近代科学影响巨大。英国生物学家达尔文称《本草纲目》为"1596年的百科全书"。被誉为"20世纪的伟大学者""百科全书式的人物"——英国剑桥大学李约瑟研究所名誉所长李约瑟博士在评价《本草纲目》时写道："毫无疑问，明代最伟大的科学成就，是李时珍那部在本草书中登峰造极的著作《本草纲目》。""'中国博物学家中的无冕之王'李时珍写的《本草纲目》，至今仍然是研究中国文化史、化学史和其他各门科学史的一个取之不尽的知识源泉。"

　　《本草纲目》从出书第一版至今已有400多年的历史，先后出版过数十种版本，并被译成英、日、德、法语等多种文字出版。

　　近年来，随着"绿色食品""天然药物"的兴起，中医中药备受人们的青睐。随着社会的不断进步和科学技术的飞跃发展，人类的自我保健意识不断增强，回归自然的愿望也越来越强烈，人们更加注重中医中药在预防疾病和养生保健方面的作用。有鉴于此，为了让更多的读者朋友能够轻松应用经典，为了给广大的医药爱好者及广大家庭提供一部系统的中草药应用读本，更好地继承和发扬我国中医药学的宝贵遗产，使它能够在更大范围内传播和传承，更好地为广大人民的生活与健康服务，经过精心的策划和深入调研，我们特聘请相关专业人员编写了《活学活用本草纲目》一书。

《活学活用本草纲目》在忠于《本草纲目》（金陵版）原著的基础上，以《中华人民共和国药典》（2015版）及《中药学》（第2版）为指导，以全新的视野对原著进行深度挖掘（从《本草纲目》一书所载的各种药物中精选了数百种与当今临床应用密切相关的中药品种），将传统中医的知识精华与现代人的生活习惯及方式紧密结合，使之更加符合现代疾病的特点及现代人的养生保健习惯。书中收录的每种药物均配有高清彩色照片，便于读者轻松识别和应用，每种药物的释名、集解、气味、主治、性味归经、用法用量、附方、使用注意等都做了详细说明，具有较强的实用性和可操作性。

本书的主要阅读对象是广大医学爱好者，可供医务工作者、医学研究机构的从业人员、相关院校的师生参考和阅读，还可供全国各种类型的图书馆收藏。

另外，由于书中需要考证的地方较多，加之编者知识水平所限，书中的错漏之处，敬请广大读者批评指正！

编委会

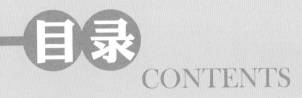

目录 CONTENTS

《本草纲目》·草部

甘草	1	白及	32
黄耆	2	三七	34
人参	4	黄连	35
沙参	6	黄芩	37
桔梗	7	秦艽	38
黄精	9	茈胡	40
知母	10	前胡	41
肉苁蓉	11	防风	43
锁阳	12	独活	44
赤箭/天麻	14	升麻	46
苍术	15	苦参	47
狗脊	17	白鲜	49
贯众	18	延胡索	51
巴戟天	20	贝母	52
远志	21	山慈姑	54
淫羊藿	22	白茅	55
仙茅	24	龙胆	57
玄参	25	细辛	58
地榆	27	徐长卿	60
丹参	28	白微	61
紫参	30	白前	62
白头翁	31	当归	64

川芎	65	红蓝花	112
蛇床	67	大蓟	113
藁本	69	小蓟	115
白芷	70	续断	116
芍药	72	漏卢	117
牡丹	73	恶实	119
木香	75	枲耳	121
山柰	76	鹤虱	122
高良姜	77	豨莶	123
白豆蔻	79	芦	125
缩砂蔤	80	麻黄	127
益智子	82	木贼	128
荜茇	83	鼠曲草	130
肉豆蔻	85	决明	131
补骨脂	86	地肤	133
藿香	88	灯心草	134
泽兰	89	地黄	136
香薷	90	牛膝	138
薄荷	91	麦门冬	139
积雪草	93	萱草	141
苏	94	淡竹叶	142
菊	96	鸭跖草	143
艾	98	酸浆	145
茵陈蒿	99	蜀羊泉	146
青蒿	101	败酱	147
茺蔚	102	款冬花	148
夏枯草	104	瞿麦	149
刘寄奴草	106	王不留行	151
旋覆花	107	葶苈	152
青葙	109	车前	154
鸡冠	110	马鞭草	155

连翘·······157
三白草·······158
萹蓄·······160
蒺藜·······161
谷精草·······162
海金沙·······164
半边莲·······166
紫花地丁·······167
大黄·······169
商陆·······170
大戟·······172
泽漆·······173
续随子·······174
附子·······176
乌头·······177
虎掌/天南星 ·······179
半夏·······181
蚤休·······182
芫花·······184
醉鱼草·······185
菟丝子·······186
五味子·······188
覆盆子·······189
使君子·······191
木鳖子·······192
预知子·······193
牵牛子·······194
栝楼·······195
葛·······197
天门冬·······199
百部·······200

何首乌·······202
土茯苓·······203
白敛·······205
山豆根·······206
黄药子·······208
威灵仙·······209
茜草·······211
通草·······212
钩藤·······214
萝摩·······215
乌蔹莓·······216
葎草·······217
络石·······219
忍冬·······220
天仙藤·······222
千里及·······223
泽泻·······224
羊蹄·······226
菖蒲·······228
白昌·······230
菰·······230
水萍·······232
石斛·······234
骨碎补·······235
石韦·······238
酢浆草·······239
地锦·······241
昨叶何草·······242
卷柏·······244
马勃·······245

《本草纲目》·草部

甘草 《本经·上品》

释名 蜜甘（《别录》），蜜草（《别录》），国老（《别录》）。

根

气味 甘，平，无毒。

主治 温中下气，烦满短气，伤脏咳嗽，止渴，通经脉，利血气，解百药毒，为九土之精，安和七十二种石，一千二百种草。（《别录》）

主腹中冷痛，治惊痫，除腹胀满，补益五脏，养肾气内伤，令人阴不痿，主妇人血沥腰痛，凡虚而多热者，加用之。（甄权）

吐肺痿之脓血，消五发之疮疽。（好古）

解小儿胎毒惊痫，降火止痛。（时珍）

附方 伤寒咽痛（少阴证，甘草汤主之）：用甘草二两（蜜水炙），水二升，煮一升半，服五合，日二服。（张仲景《伤寒论》）

小儿热嗽：甘草二两，猪胆汁浸五宿，炙，研末，蜜丸绿豆大，食后薄荷汤下十丸，名凉膈丸。（《圣惠方》）

梢

主治 生用治胸中积热，去茎中痛，加酒煮玄胡索、苦楝子，尤妙。（元素）

头

主治 生用能行足厥阴、阳明二经污浊之血，消胀导毒。（震亨）

主痈肿，宜入吐药。（时珍）

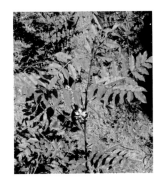

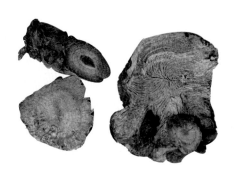

实用指南

单方验方

惊悸：甘草30克。水煎服。

前列腺炎尿闭：甘草梢20克。水煎服。

夜间咳嗽：甘草适量。切成小片，临睡时含入口内6片，勿令咽下，吞咽唾液。

原发性血小板减少性紫癜：甘草12～20克。水煎，早、晚分服。

室性早搏：生甘草、炙甘草、泽泻各30克。水煎服，每日2剂，早、晚分服。

肺结核：甘草50克。每日1剂，煎汁分3次服用。

食疗药膳

甘草瓜蒌酒

原料：瓜蒌1枚，甘草2克，腻粉少许，黄酒1小杯。

制法：将瓜蒌、甘草研为粗末，倒入瓷碗中，加黄酒与水1小杯，并下腻粉，置炉火上煎开3～5沸后，去渣取汁备用。

用法：每日1剂，睡前外涂患处。

功效：清热解毒，化痰祛瘀，消肿止痛。

适用：热毒侵袭，血瘀痰阻之痈疽疔疮、红肿热痛、多日不消者。

贴士：方中所用的腻粉又名轻粉，为粗制的氯化亚汞结晶。有毒，能攻毒杀虫，利水通便，一般不宜内服。

芍药甘草羊肉汤

原料：甘草、白芍各15克，通草9克，羊肉1500克。

制法：将甘草、白芍、通草等用纱布包裹，与洗净切成小块的羊肉同放入砂锅，加水煎煮至肉熟汤香，弃纱布包，捞起羊肉，留汤备用。

用法：佐餐食用。

功效：补益精血，缓急止痛。

适用：精血亏虚，寒滞经脉之产后少腹冷痛、神疲倦怠、腰膝酸软、四肢不温、面色淡白或萎黄、心悸失眠，或中风偏瘫等。

黄耆① 《本经·上品》

释名 黄芪（《纲目》），戴糁（《本经》），王孙（《药性论》）。

根

气味 甘，微温，无毒。（《本经》）

白水者冷，补。（《别录》）

主治 痈疽久败疮，排脓止痛，大风癞疾，五痔鼠瘘，补虚，小儿百病。（《本经》）

妇人子脏风邪气，逐五脏间恶血，补丈夫虚损，五劳羸瘦，止渴，腹痛泻痢，益气，利阴气。（《别录》）

主虚喘，肾衰耳聋，疗寒热，治发背，内补。（甄权）

---

① 即黄芪。

治虚劳自汗，补肺气，泻肺火、心火，实皮毛，益胃气，去肌热及诸经之痛。（元素）

主太阴疟疾，阳维为病苦寒热，督脉为病逆气里急。（好古）

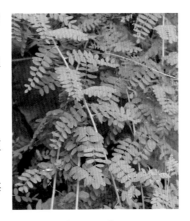

附方 气虚白浊：黄芪（盐炒）半两，茯苓一两，为末。每服一钱，白汤下。（《经验良方》）

肠风泻血：黄芪、黄连等份，为末，面糊丸绿豆大。每服三十丸，米饮下。（孙用和《秘宝方》）

吐血不止：黄芪二钱半，紫背浮萍五钱，为末。每服一钱，姜蜜水下。（《圣济总录》）

阴汗湿痒：绵黄芪，酒炒为末，以熟猪心点吃，妙。（赵真人《济急方》）

茎叶

主治 疗渴及筋挛、痈肿疽疮。（《别录》）

实用指南

单方验方

脑梗死：生黄芪60克，天麻、牛膝、桃仁、莪术、川芎各10克，生当归、生丹参各20克，钩藤15克。每日1剂，水煎2次混合，早、晚分服。

气虚发热盗汗：黄芪60克，白术、五味子各15克，白芍、防风各9克。水煎服。

银屑病：黄芪、生地黄、当归、白蒺藜各30克。水煎2次，早、晚分服。

瘫痪：黄芪60克，川芎30克，丹参、鸡血藤各15克，赤芍、地龙、桃仁、红花各9克，水蛭末（冲服）2克。水煎2次，分2次服，每日1剂。

食疗药膳

黄芪川芎粥

原料：黄芪15克，川芎6克，糯米50～100克。

制法：将黄芪、川芎水煎取汁，与糯米煮成粥。

用法：早、晚温热服食。

功效：补气安胎。

适用：胎动不安。

黄芪芝麻煲大肠

原料：黄芪30克，猪大肠1副，黑芝麻10克。

制法：将大肠洗净，与其他2味一起炖汤。

用法：佐餐食用。

功效：益气固脱。

适用：大便困难而脱肛。

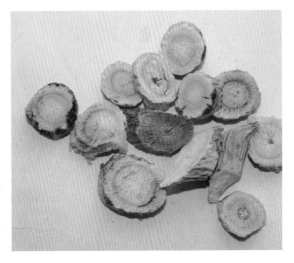

人参 《本经·上品》

释名 黄参（吴普），血参（《别录》），人衔（《本经》），地精（《广雅》）。

根

气味 甘，微寒，无毒。

主治 补五脏，安精神，定魂魄，止惊悸，除邪气，明目开心益智。久服轻身延年。（《本经》）

疗肠胃中冷，心腹鼓痛，胸胁逆满，霍乱吐逆，调中，止消渴，通血脉，破坚积，令人不忘。（《别录》）

消食开胃，调中治气，杀金石药毒。（大明）

治男妇一切虚证，发热自汗，眩晕头痛，反胃吐食，滑泻久痢，小便频数淋沥，劳倦内伤，中风中暑，痿痹，吐血、咯血、下血、血淋、血崩，胎前、产后诸病。（时珍）

附方 脾胃虚弱（不思饮食）：生姜半斤（取汁），白蜜十两，人参（末）四两，银锅煎成膏，每米饮调服一匙。（《普济方》）

妊娠吐水（酸心腹痛，不能饮食）：人参、干姜（炮）等份，为末，以生地黄汁和丸梧子大。每服五十丸，米汤下。（《和剂局方》）

喘急欲绝（上气鸣息者）：人参末，汤服方寸匕，日五六服，效。（《肘后方》）

产后血晕：人参一两，紫苏半两，以童尿、酒、水三合，煎服。（《医方摘要》）

齿缝出血：人参、赤茯苓、麦门冬各二钱，水一钟，煎七分，食前温服，日再。苏东坡得此，自谓神奇。后生小子多患此病，予累试之，累如所言。（《谈野翁试效方》）

蜂虿螫伤：人参末敷之。（《证治要诀》）

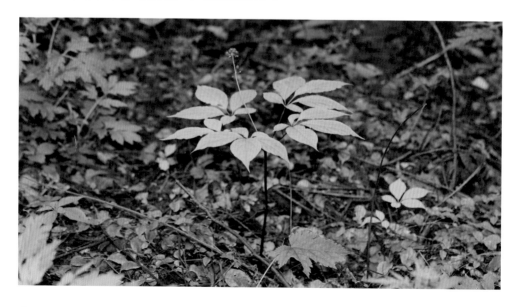

芦

气味 苦，温，无毒。

主治 吐虚劳痰饮。（时珍）

实用指南

单方验方

脱肛：人参芦头20枚。小火焙干，研末，分20包，早、晚空腹米饮调服1包，小儿酌减。

气虚便秘：人参9克，白术、茯苓各12克，黄芪15克，当归、黄精、柏子仁（冲）、松子仁（冲）各10克，甘草7克。水煎服，每日1剂，分2次服。

食道癌：人参汁、龙眼汁、芦根汁、甘蔗汁、梨汁、人乳、牛乳各等份。加姜汁少许，隔水炖成膏，徐徐频服。

心肌炎：人参、板蓝根、茯苓各15克，白术、紫堇、紫花地丁、炙甘草各10克，生地黄25克。水煎服。

食疗药膳

人参黄芪粥

原料：人参、白糖各5克，黄芪20克，粳米80克，白术10克。

制法：将人参、黄芪、白术切成薄片，清水浸泡40分钟后，放入砂锅中加水煮开，再用小火慢煮成浓汁，取出药汁后，再次加水煮开取汁，合并两次药汁，早、晚分别用来煮粳米粥。

用法：加白糖趁热食用。5日为1个疗程。

功效：补正气，疗虚损，抗衰老。

适用：五脏虚衰、久病体弱、气短自汗、脾虚泄泻、食欲不振、气虚浮肿等。

人参莲肉汤

原料：白人参（糖参）10克，莲实（去皮、去心）10枚，冰糖30克。

制法：将白人参、莲实放入碗内，加清水适量，泡发后，再加冰糖；将碗放入锅内隔水蒸1小时即成。

用法：人参可连续用3次，次日再加莲实、冰糖如上述制法蒸制，服用，第3次可连同人参一起吃完。

功效：补气益脾。

适用：中老年人病后体虚、气弱、脾虚、食少、疲倦、自汗、泄泻等。

参苓粥

原料：人参50克，茯苓25克，粳米100克，生姜10克，鸡蛋1个，盐少许。

制法：先将人参、茯苓、生姜用水1500毫升煎至500毫升，去渣下米煮粥。快熟时下鸡子白1个及盐，搅匀即可。

用法：空腹食用。

功效：健脾和胃。

适用：伤寒、胃气不和、全不思食、日渐虚赢等。

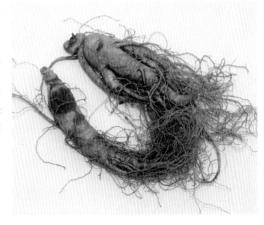

沙参 《本经·上品》

释名 白参（吴普），知母（《别录》），羊婆奶（《纲目》），铃儿草（《别录》）。

根

气味 苦，微寒，无毒。

主治 血结惊气，除寒热，补中，益肺气。（《本经》）

疗胸痹，心腹痛，结热邪气头痛，皮间邪热，安五脏。久服利人。又云：羊乳，主头肿痛，益气，长肌肉。（《别录》）

去皮肌浮风，疝气下坠，治常欲眠，养肝气，宣五脏风气。（甄权）

补虚，止惊烦，益心肺，并一切恶疮疥癣及身痒，排脓，消肿毒。（大明）

清肺火，治久咳肺痿。（时珍）

附方 肺热咳嗽：沙参半两，水煎服之。（《卫生易简方》）

妇人白带（多因七情内伤或下元虚冷所致）：沙参为末，每服二钱，米饮调下。（《证治要诀》）

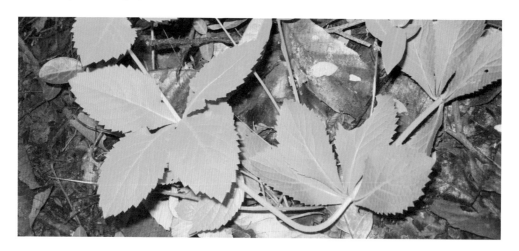

实用指南

单方验方

食道炎：沙参、甘草、桔梗、麦冬、连翘、金银花各100克，胖大海50克。共研细末，蜜丸制150丸，每日3～5次，每次1～2丸，于两餐之间空腹含化，缓咽。

慢性胃炎：北沙参、淮山药各30克。将北沙参、淮山药分别洗净切碎，同入锅，加适量水，先浸渍2小时，再煎煮40分钟，取汁，药渣加适量水再煎煮30分钟，去渣取汁，合并2次药汁。每日1剂，分早、晚2次温服。

阴虚肺燥引起的咳嗽：沙参、百合各9克，银耳6克，冰糖适量。将银耳、百合、沙参、冰糖一起加水煎服，每日2次。

食疗药膳

沙参粥

原料：北沙参15克，粳米50克。

制法：先将北沙参洗净后入锅，加入清水适量，煎至100～150毫升，然后去渣取汁，再加入粳米及清水400毫升，煮成粥即可。

用法：每日1剂，早餐食用。

功效：清热养阴，止咳化痰。

适用：燥热咳嗽或劳嗽咯血、哮喘、舌干口燥、食欲不振等。

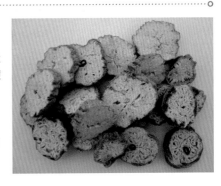

参竹炖猪肺

原料：沙参、玉竹各30克，葱20克，猪肺1具。

制法：将猪肺用清水洗净，切块，放入沸水锅内汆出血水，将肺捞出，与沙参、玉竹同放砂锅内，加清水2500毫升、葱大火烧沸后，打去浮沫，改用小火炖1.5小时，肺熟烂即成。

用法：每食适量，加盐少许，每日2次，连服数日。

功效：养阴润肺，止咳。

适用：阴虚肺燥所致的燥咳少痰、咽干、口渴、舌红少苔等。

桔梗

《本经·下品》

释名 白药（《别录》），梗草（《别录》），荠苨（《本经》）。

根

气味 辛，微温，有小毒。

主治 胸胁痛如刀刺，腹满肠鸣幽幽，惊恐悸气。（《本经》）

利五脏肠胃，补血气，除寒热风痹，温中消谷，疗喉咽痛，下蛊毒。（《别录》）

治下痢，破血积气，消聚痰涎，去肺热气促嗽逆，除腹中冷痛，主中恶及小儿惊痫。（甄权）

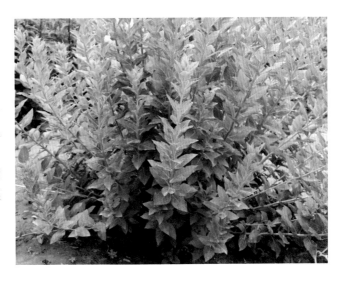

下一切气，治霍乱转筋、心腹胀痛，补五劳，养气，除邪辟温，破癥瘕肺痈，养血排脓，补内漏及喉痹。（大明）

利窍，除肺部风热，清利头目咽嗌，胸膈滞气及痛，除鼻塞。（元素）

治寒呕。（李杲）

主口舌生疮，赤目肿痛。（时珍）

附方 痰嗽喘急：桔梗一两半，为末，用童子小便半升，煎四合，去滓温服。（《简要济众方》）

喉痹毒气：桔梗二两，水三升，煎一升，顿服。（《千金方》）

少阴咽痛（少阴证，二三日咽痛者，可与甘草汤；不瘥者，与桔梗汤主之）：桔梗一两，甘草二两，水三升，煮一升，分服。（张仲景《伤寒论》）

骨槽风痛，牙根肿痛：桔梗为末，枣瓤和丸皂子大，绵裹咬之。仍以荆芥汤漱之。（《经验方》）

鼻出衄血、吐血下血：桔梗为末，水服方寸匕，日四服。一加生犀角屑。（《普济方》）

妊娠中恶（心腹疼痛）：桔梗一两锉，水一钟，生姜三片，煎六分，温服。（《圣惠方》）

芦头

主治 吐上膈风热痰实，生研末，白汤调服一二钱，探吐。（时珍）

实用指南

单方验方

外感、咳痰不爽：桔梗30克，甘草60克。加水煎汤，每日2次温服。

伤寒痞气、胸部满闷：桔梗、炙枳壳各30克。加水煎汤，去渣服，每日2次。

咽喉肿痛：桔梗、生甘草各6克，薄荷、牛蒡子各9克。水煎服。

热咳痰稠：桔梗6克，桔梗叶、桑叶各9克，甘草3克。水煎服，每日1剂，连服2～4日。

小儿喘息性肺炎：桔梗、枳壳、半夏、陈皮各4克，神曲、茯苓各5克，甘草1.5克。以上为3岁小儿用量，每日服1～2剂。

食疗药膳

桔梗甘草茶

原料：桔梗、甘草各100克。

制法：将上味药制粗末，和匀过筛，分包，每包10克，每次1包。

用法：沸水冲泡，代茶频饮。

功效：宣肺止咳化痰。

适用：肺热咳嗽、痰黄黏稠等。

黄精 《别录·上品》

释名 黄芝（《瑞草经》），菟竹（《别录》），鹿竹（《别录》），龙衔（《广雅》）。

根

气味 甘，平，无毒。

主治 补中益气，除风湿，安五脏。久服轻身延年不饥。（《别录》）

补五劳七伤，助筋骨，耐寒暑，益脾胃，润心肺。单服九蒸九暴食之，驻颜断谷。（大明）

补诸虚，止寒热，填精髓，下三尸虫。（时珍）

附方 补肝明目：黄精二斤，蔓荆子（淘）一升，同和，九蒸九晒，为末。空心每米饮下二钱，日二服，延年益寿。（《圣惠方》）

补虚精气：黄精、枸杞子等份，捣作饼，日干为末，炼蜜丸梧子大。每汤下五十丸。（《奇效良方》）

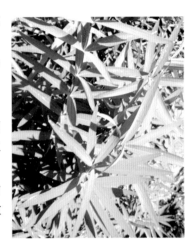

实用指南

单方验方

气虚血瘀兼咳喘：黄精、人参各15克，桃仁、川芎、红花各10克，苏木、赤芍各20克，白芥子、百部、陈皮各5克。水煎服。

老年白内障：黄精15克，陈皮、枸杞子各9克，菊花3克，珍珠母18克，红糖适量。水煎服，每日1剂，连服10～15日。

脂血症：黄精30克，山楂25克，何首乌15克。水煎服，每日1剂。

白细胞减少：黄精2份，大枣1份。制成100%煎剂口服，每次20毫升，每日3次。

肾虚阳痿：黄精、肉苁蓉各30克，鳝鱼250克。同炖服。

糖尿病：黄精、山药各15克，知母、玉竹、麦冬各12克。水煎服。

胃热口渴：黄精30克，山药、熟地黄各25克，麦冬、天花粉各20克。水煎服。

食疗药膳

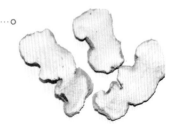

黄精粥

原料：黄精30克，粳米50克。

制法：将黄精切碎，与粳米共煮为粥。

用法：每日早餐食用。

功效：补气生血。

适用：腰膝酸软、筋骨虚弱等。

知母 《本经·中品》

释名 连母（《本经》），货母（《本经》），地参（《本经》），儿草（《别录》）。

根

气味 苦，寒，无毒。

主治 消渴热中，除邪气，肢体浮肿，下水，补不足，益气。（《本经》）
疗伤寒久疟烦热，胁下邪气，膈中恶，及风汗内疽。多服令人泄。（《别录》）
心烦躁闷，骨热劳往来，产后蓐劳，肾气劳，憎寒虚烦。（甄权）
安胎，止子烦，辟射工、溪毒。（时珍）

附方 紫癜风疾：醋磨知母擦之，日三次。（《卫生易简方》）
嵌甲肿痛：知母（烧存性）研，掺之。（《多能方》）

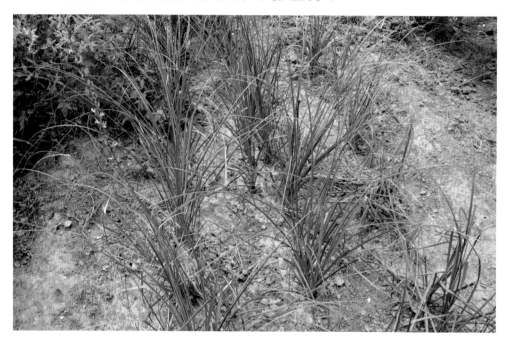

实用指南

单方验方

下焦湿热所致阳痿早泄：知母、黄柏各20克，龙胆草、木通各15克，水蛭（研末）5克。水煎服，每日1剂。

咳嗽（肺热痰黄黏稠）：知母12克，黄芩9克，鱼腥草、瓜蒌各15克。水煎服，每日1剂。

老年干燥综合征：知母、黄柏各20克，熟地黄15克，山茱萸、山药、泽泻、茯苓、牡丹皮各10克。水煎服，每日1剂。

前列腺肥大症：知母、黄柏、牛膝各20克，丹参30克，大黄15克，益母草50克。水煎服，每日1剂。

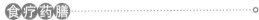

食疗药膳

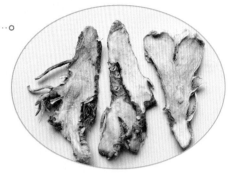

知母龙骨炖鸡

原料：知母20克，龙骨40克，雏母鸡（当年未下蛋）1只。

制法：将母鸡拔毛去内脏，洗净，取知母、龙骨放入鸡腹腔内，小火炖至熟烂即可。

用法：早、晚佐餐食用。

功效：滋阴降火。

适用：早泄伴情欲亢盛、梦遗滑精。

肉苁蓉 《本经·上品》

（释名）肉松容（吴普），黑司命（吴普）。

（气味）甘，微温，无毒。

（主治）五劳七伤，补中，除茎中寒热痛，养五脏，强阴，益精气，多子，妇人癥瘕。久服轻身。（《本经》）

除膀胱邪气腰痛，止痢。（《别录》）

益髓，悦颜色，延年，大补壮阳，日御过倍，治女人血崩。（甄权）

男子绝阳不兴，女子绝阴不产，润五脏，长肌肉，暖腰膝，男子泄精，尿血遗沥，女子带下阴痛。（大明）

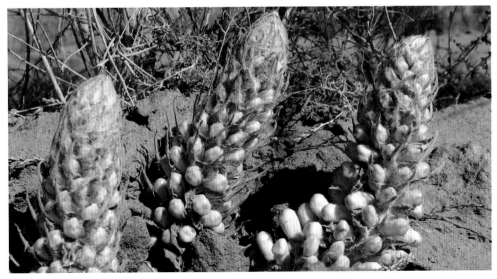

附方 补益劳伤（精败面黑）：用肉苁蓉四两，水煮令烂，薄细切，研精羊肉，分为四度，下五味，以米煮粥，空心食。（《药性论》）

肾虚白浊：肉苁蓉、鹿茸、山药、白茯苓各等份，为末，米糊丸梧子大，每枣汤下三十丸。（《圣济总录》）

汗多便秘（老人虚人皆可用）：肉苁蓉（酒浸，焙）二两，研沉香末一两，为末，麻子仁汁打糊，丸梧子大。每服七十丸，白汤下。（《济生方》）

破伤风病（口噤身强）：肉苁蓉切片晒干，用一小盏，底上穿定，烧烟，于疮上熏之，累效。（《卫生总微》）

实用指南

单方验方

老年阴虚血亏、大便秘结：肉苁蓉20克，当归15克，火麻仁10克。水煎好，待适温时加蜂蜜适量服。

中老年人久病体质虚弱、体倦乏力，性功能减退：肉苁蓉片20克，狗肉200克。将狗肉洗净，切为小块，放入肉苁蓉，加水适量，炖煮1～2小时，食肉喝汤。

病后体虚、全身无力，消化不良者：肉苁蓉10克，大米100克。加水适量，煮粥食用。

肾虚精亏、肾阳不足所致阳痿：肉苁蓉、韭菜子各9克。水煎服，每日1剂，连服1周，停3日再服1周。

习惯性便秘：肉苁蓉30克，火麻仁、当归各15克。水煎服，每日1剂，连服5剂，改为隔日1剂，再服5剂。

食疗药膳

苁蓉强身粥

原料：肉苁蓉30克，精羊肉、大米各100克，葱、姜、盐各适量。

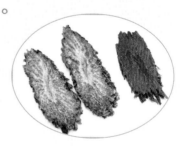

制法：先将肉苁蓉放入砂罐中，加水煮熟后捞出，切成薄片备用；再将切细的羊肉、洗净的大米与肉苁蓉片同放入砂罐，煮煮至粥熟，加葱、姜、盐调味，再煮二沸即成。

用法：每日1剂，分2次于空腹时食粥。

功效：补肾温阳，填精健骨，益气和中。

适用：脾肾阳虚，精血不足之腰膝酸冷、下肢软弱、阳痿早泄、遗精遗尿等。

锁阳　《补遗》

气味 甘，温，无毒。

主治 大补阴气，益精血，利大便。虚人大便燥结者，啖之可代苁蓉，煮粥弥佳。不燥结者勿用。（震亨）

润燥养筋，治痿弱。（时珍）

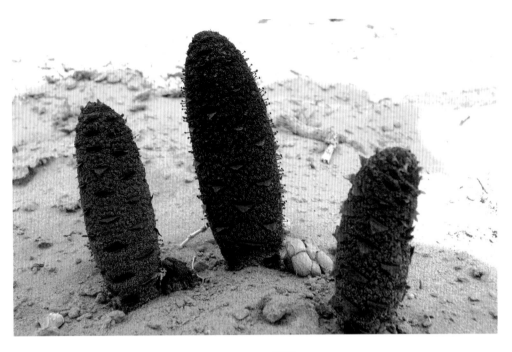

实用指南

单方验方

气虚之便秘：锁阳、桑椹各15克，蜂蜜30毫升。将锁阳切片，与桑椹水煎取汁，入蜂蜜搅匀，分2次服。

肠燥便秘：锁阳1500克。浓煎，加炼蜜熬成膏，每次1~2匙，用开水或热酒化服，每日3次。

腹泻：锁阳30克，姜粉6克。水煎服，每日1剂，一般服2~4剂。

消化性溃疡：锁阳15克，珠芽蓼9克。水煎服，每日1剂，连服30日。

心脏病伴小便不利：锁阳15克，枸杞子9克。水煎服，每日1剂。

食疗药膳

锁阳粥

原料：锁阳15克，大米50克。

制法：将锁阳择净，放入锅中，加清水适量浸泡5~10分钟，水煎取汁，加大米煮粥服食。

用法：每日1剂，连续3~5日。

功效：补肾壮阳，润肠通便。

适用：肾阳不足，精血亏虚所致的阳痿、遗精、不孕、腰膝酸软、筋骨无力等。

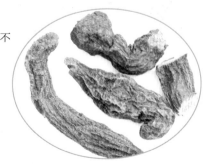

锁阳酒

原料：锁阳30克，白酒500毫升。

做法：将锁阳切成薄片，泡酒中7日。

用法：每次1小杯，每日2次。

功能：补肾壮阳。

适用：肾虚阳痿、性机能减退。

赤箭/天麻

《本经·上品》/（宋·《开宝》）

释名 赤箭芝（《药性》），合离草（《抱朴子》），神草（吴普），鬼督邮（《本经》）。

赤箭

气味 辛，温，无毒。

主治 杀鬼精物，蛊毒恶气。久服益气力，长阴肥健，轻身增年。（《本经》）

消痈肿，下支满，寒疝下血。（《别录》）

天麻，主诸风湿痹，四肢拘挛，小儿风痫惊气，利腰膝，强筋力。久服益气，轻身长年。（《开宝》）

治风虚眩晕头痛。（元素）

附方 天麻丸：消风化痰，清利头目，宽胸利膈。治心忡烦闷，头晕欲倒，项急，肩背拘倦，神昏多睡，肢节烦痛，皮肤瘙痒，偏正头痛，鼻衄，面目虚浮，并宜服之：天麻半两，川芎二两，为末，炼蜜丸如芡子大。每食后嚼一丸，茶酒任下。（《普济方》）

腰脚疼痛：天麻、半夏、细辛各二两，绢袋二个，各盛药令匀，蒸热交互熨痛处，汗出则愈。数日再熨。（《卫生易简方》）

还筒子

主治 定风补虚，功同天麻。（时珍）

附方 益气固精：补血，黑发，益寿，有奇效。还筒子半两，芡实半两，金银花二两，破故纸（酒浸，春三、夏一、秋二、冬五日，焙，研末）二两，各研末，蜜糊丸梧子大。每服五十丸，空心盐汤温酒任下。（《邓才杂兴方》）

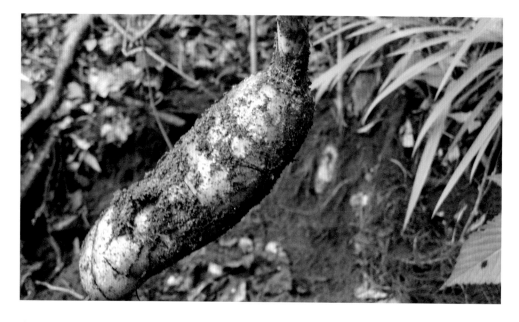

实用指南

单方验方

痛证：天麻、菖蒲各15克，远志、甘草各10克，大枣10枚，大麦30克。水煎服，每日1剂。

高血压、冠心病、神经性眩晕、耳鸣：天麻9克，钩藤、牛膝、菊花各10克，丹参20克，桑寄生15克。水煎，分2次服，每日1次，连服1～2周。

前额头痛：天麻、川椒、乳香各3克，香白芷、金银花各6克，生防风、葛根各4.5克，石膏9克。水煎洗之。

食疗药膳

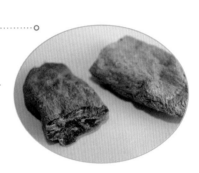

天麻茶

原料：天麻6克，绿茶3克，蜂蜜适量。

制法：先将天麻加水一大碗，煎沸20分钟，再加入绿茶，稍沸片刻。取汁，调入蜂蜜。

用法：每日1剂，分2次温服。

功效：平肝潜阳，疏风止痛。

适用：高血压、头痛、头晕等。

天麻陈皮粥

原料：天麻15克，陈皮9克，大米100克，白糖适量。

制法：将天麻切片后，与陈皮、大米、适量的水同放入锅内煮粥，待粥熟后，再加入白糖调匀即可。

用法：食用。每日分2次服完。

功效：祛痰开窍，平肝息风。

适用：癫痫病。

苍术

释名 赤术（《别录》），山精（《抱朴》），仙术（《纲目》），山蓟。

气味 苦，温，无毒。

主治 风寒湿痹，死肌痉疸。作煎饵久服，轻身延年不饥。（《本经》）

主头痛，消痰水，逐皮间风水结肿，除心下急满及霍乱吐下不止，暖胃消谷嗜食。（《别录》）

治湿痰留饮或挟瘀血成窠囊，及脾湿下流，浊沥带下，滑泻肠风。（时珍）

附方 暑月暴泻（壮脾温胃，饮食所伤）：曲术丸，用神曲（炒）、苍术（米泔浸一夜，焙），等份为末，糊丸梧子大。每服三五十丸，米饮下。（《和剂局方》）

湿气身痛：苍术泔浸切，水煎，取浓汁熬膏，白汤点服。（《简便方》）

补虚明目、健骨和血：苍术（泔浸）四两，熟地黄（焙）二两，为末，酒糊丸梧子大。每温酒下三五十丸，日三服。（《普济方》）

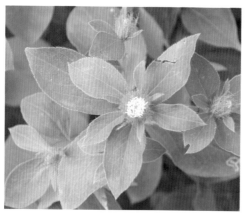 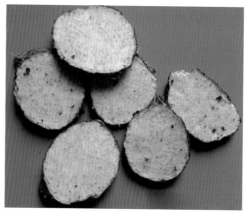

眼目昏涩：苍术半斤（泔浸七日，去皮切焙），木贼二两，为末。每服一钱，茶酒任下。（《圣惠方》）

风牙肿痛：苍术盐水浸过，烧存性，研末揩牙，去风热。（《普济方》）

苗

主治 作饮甚香，去水。（弘景）亦止自汗。

实用指南

单方验方

湿疹：苍术、黄柏、煅石膏各等份。研末敷患处。

风湿性关节炎：苍术、黄柏各9克，忍冬藤30克。水煎服，每日1剂。

腰痛伴不能俯：苍术15克，白术30克，薏苡仁20克。水煎服，每日1剂。

恶心呕吐：苍术30克，麦麸250克，酒适量，醋少许。将苍术研末，拌麦麸炒黄，趁热以酒淬，患者吸其热气；另取一部分，用布包，在前胸温拭。

食疗药膳

苍术贯众茶

原料：苍术、贯众各15~20克。

制法：将以上2味药共研细末，布包沸水冲泡。

用法：代茶频饮，每日饮完。

功效：辟秽解毒，清除恶气。

适用：感冒流行季节，感受邪毒，头痛、鼻塞、周身沉重不适。

苍术粥

原料：苍术10克，大米100克，白糖少许。

制法：将苍术择净，放入锅中，加清水适量，水煎取汁，加大米煮粥，待熟时调入白糖，再煮一二沸即成。

用法：每日1剂，早餐食用。

功效：燥湿健脾，祛风除湿。

适用：湿阻中焦所致的脘腹胀满、食欲不振、恶心呕吐、倦怠乏力、风寒湿痹等。

狗脊 《本经·中品》

释名 强膂（《别录》），扶筋（《别录》），百枝（《本经》），狗青（吴普）。

根

气味 苦，平，无毒。

主治 腰背强，关节缓急，周痹寒湿膝痛，颇利老人。（《本经》）

疗失溺不节，男女脚弱腰痛，风邪淋露，少气目暗，坚脊利俯仰，女子伤中关节重。（《别录》）

男子女人毒风软脚，坚气虚弱，续筋骨，补益男子。（甄权）

强肝肾，健骨，治风虚。（时珍）

附方 室女白带（冲任虚寒）：鹿茸丸，用金毛狗脊（燎去毛）、白蔹各一两，鹿茸（酒蒸，焙）二两，为末，用艾煎醋汁打糯米糊，丸梧子大。每服五十丸，空心温酒下。（《济生方》）

固精强骨：金毛狗脊、远志肉、白茯神、当归身各等份，为末，炼蜜丸梧子大。每酒服五十丸。（《集简方》）

病后足肿（节食以养胃气）：外用狗脊，煎汤渍洗。（《伤寒蕴要》）

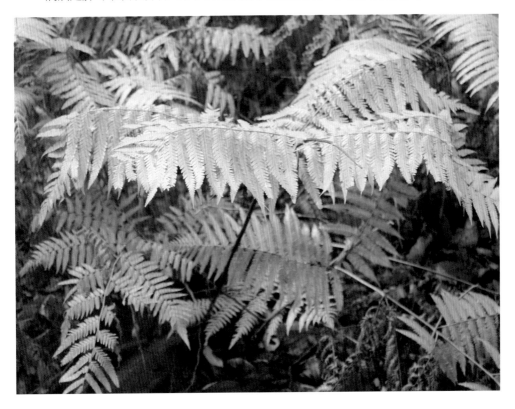

实用指南

单方验方

阳痿遗精：狗脊、黄精各15克，仙茅10克，金樱子30克。水煎服，每日1剂。

腰痛、脚膝痿软：狗脊、萆薢各100克，菟丝子500克。共研粉，炼蜜为丸，每服9克，每日2次。

肾虚腰痛：狗脊、刀豆壳、扶芳藤各15克，千斤拔30克。水煎服，每日1剂。

外伤出血：狗脊茸毛适量。消毒后敷贴创面。

食疗药膳

狗脊粥

原料：狗脊10克，大米100克，白糖适量。

制法：将狗脊择净，放入锅中，加清水适量，浸泡5～10分钟后水煎取汁，加大米煮粥，待粥熟时下入白糖，再煮一二沸即成。

用法：每日1剂，连服3～5日。

功效：补益肝肾，祛风除湿，固精缩尿。

适用：肝肾不足，风湿侵袭所致的腰脊酸痛、不能俯卧、筋骨无力、足膝软弱、小便频数、夜尿频多、带下等。

狗脊猪脊汤

原料：猪脊骨500克，金毛狗脊30克。

制法：将猪脊骨洗净斩件；金毛狗脊洗净，与猪脊骨一齐放入砂煲内，加清水适量，大火煮沸后改用小火煲2～3小时，调味供用。

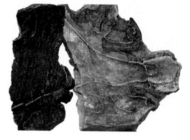

用法：佐餐食用，每日1剂。

功效：祛寒行湿，温经通络。

适用：寒湿腰痛。

贯众 《本经·下品》

释名 贯节（《本经》），贯渠（《本经》），黑狗脊（《纲目》），凤尾草（《图经》）。

根

气味 苦，微寒，有毒。

主治 腹中邪热气，诸毒，杀三虫。（《本经》）

去寸白，破癥瘕，除头风，止金疮。（《别录》）

为末，水服一钱，止鼻血有效。（苏颂）

治下血崩中带下，产后血气胀痛，斑疹毒，漆毒，骨哽。解猪病。（时珍）

附方 鼻衄不止：贯众根末，水服一钱。（《普济方》）

女人血崩：贯众半两，煎酒服之，立止。（《集简方》）

头疮白秃：贯众、白芷为末，油调涂之。又方，贯众烧末，油调涂。（《圣惠方》）

鸡鱼骨鲠：贯众、缩砂、甘草各等份，为粗末，绵包少许，含之咽汁，久则随痰自出。（《普济方》）

血痢不止：凤尾草根（即贯众）五钱，煎酒服。陈解元吉言所传。（《集简方》）

花

🈲治 恶疮，令人泄。（《别录》）

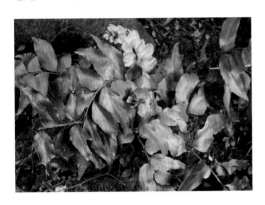
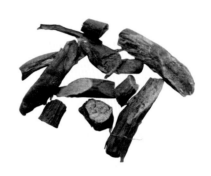

实用指南

单方验方

肺结核、支气管扩张之咳血、上消化道出血：贯众60克。水煎服，每日1剂，分3～4次服。

预防感冒、流行性感冒、流行性脑脊髓膜炎、流行性乙型脑炎：贯众、金银花各15克，黄芩6克，甘草3克。开水泡服当茶饮。

大吐血不止：贯众、黄连按2:1比例配伍。共研粉，以糯米饮调服6克。

预防感冒、流行性感冒、流行性脑脊髓膜炎、流行性乙型脑炎：贯众30克，大青叶20克，甘草6克。水煎服。

食疗药膳

贯众板蓝根茶

原料：贯众、板蓝根各30克，甘草15克。

制法：将以上3味药放入茶杯内，冲入开水，加盖闷泡15分钟，代茶饮用。

用法：每日1剂，频频冲泡饮服。连饮6～8次。

功效：祛风，清热，利咽。

适用：流行性感冒、发热、头痛、周身酸痛等。

凤尾草炖猪肠

原料：凤尾草20～30克，猪大肠100克。

制法：将凤尾草与猪大肠加水共炖，待大肠熟去渣即可。

用法：食肠及汤，每日1剂，连服5～7剂。

功效：清热解毒，凉血止血。

适用：大便秘结不下。

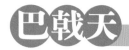

巴戟天

《本经·上品》

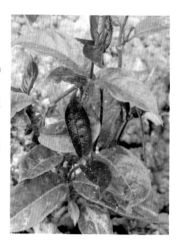

释名 不凋草（《日华》），三蔓草。

根

气味 辛、甘，微温，无毒。

主治 大风邪气，阴痿不起，强筋骨，安五脏，补中增老益气。（《本经》）

疗头面游风，小腹及阴中相引痛，补五劳，益精，利男子。（《别录》）

治男子夜梦鬼交精泄，强阴下气，治风癞。（甄权）

治一切风，疗水胀。（《日华》）

治脚气，去风疾，补血海。（时珍，出《仙经》）

实用指南

单方验方

阳痿：巴戟天30克，菟丝子20克。水煎服，每日1剂。

老人衰弱、足膝痿软：巴戟天、熟地黄各10克，人参4克（或党参10克），菟丝子、补骨脂各6克，小茴香2克。水煎服，每日1剂。

肾虚腰痛：巴戟天、牛尾菜、五加皮、当归藤各10克。水煎服，每日1剂。

风湿骨痛：巴戟天、鸡血藤各15克，千斤拔、五指毛桃各30克，六棱菊12克，牛膝10克。水煎服，每日1剂。

腰酸背痛、肢冷、腿膝无力：巴戟天15克，续断、补骨脂各10克，核桃仁30克。水煎服或研细粉，用淡盐汤送服。

食疗药膳

巴戟天酒

原料：巴戟天200克，黄芪、当归、鹿角、熟地黄、益母草各60克，白酒2000毫升。

制法：将上药加工捣碎，装入纱布袋，放入酒坛，倒入白酒，密封坛口，浸泡7日后即成。

用法：每日2次，每次20毫升。

功效：温肾调经。

适用：肾元虚寒所致的不孕症。

巴戟鹿肉

原料：巴戟天20克，鹿肉250克，肉桂6克，盐、料酒、味精各少许。

制法：将鹿肉洗净，切小块，与巴戟天、肉桂共入砂锅内，加盐、料酒、味精，小火煮炖，待鹿肉烂熟即可。

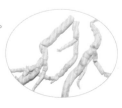

用法：每晚1次顿服，连服数日。

功效：补益精，壮阳固精。

适用：精血不足，阳虚不固之阳痿、遗精、早泄、体弱身倦等。

远志 《本经·上品》

释名 苗名小草（《本经》），细草（《本经》），棘苑（《本经》）。

根

气味 苦，温，无毒。

主治 咳逆伤中，补不足，除邪气，利九窍，益智慧，耳目聪明，不忘，强志倍力。久服轻身不老。（《本经》）

长肌肉，助筋骨，妇人血噤失音，小儿客忤。（《日华》）

肾积奔豚。（好古）

治一切痈疽。（时珍）

叶

主治 益精补阴气，止虚损梦泄。（《别录》）

附方 喉痹作痛：远志肉为末，吹之，涎出为度。（《直指方》）

吹乳肿痛：远志焙研，酒服二钱，以滓敷之。（《袖珍方》）

小便赤浊：远志、甘草水煮半斤，茯神、益智仁各二两，为末，酒糊丸梧子大，每空心枣汤下五十丸。（《普济方》）

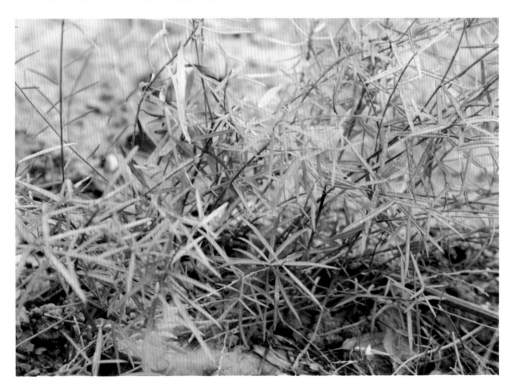

━━━━ 实用指南 ━━━━

单方验方 ·····································○

　　中风促然昏倒：远志、半夏、胆南星、菊花、橘红、菖蒲、郁金各5克，制天虫9克，钩藤、赤白、茯苓各10克。水煎服，每日1剂。

　　慢性哮喘：炒远志15克，冰糖少许。水煎服，连服5～6次。16岁以下儿童，可减成半量。

　　神经衰弱：远志6克，百合、酸枣仁各15克。水煎服，每日1剂。

　　经行心烦：远志10克，生地黄、炒枣仁各18克，朱砂0.5克。水煎服，每日1剂。

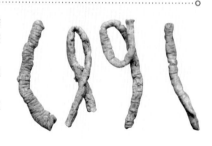

食疗药膳 ·····································○

远志枣仁粥

原料：远志肉、炒酸枣仁各10克，粳米50克。

制法：如常法煮粥，粥熟时加入远志、酸枣仁稍煮即可。

用法：此粥宜睡前做夜宵服。酸枣仁不能久炒，否则油枯而失去镇静之效。

功效：补肝，宁心，安神。

适用：心肝两虚所致的心悸。

远志酒

原料：远志500克，白酒2500毫升。

制法：将远志研末，放入酒坛，倒入白酒，密封坛口。每日摇晃1次，7日后即成。

用法：每日1次，每次10～20毫升。

功效：安神益智，消肿止痛。

适用：健忘、惊悸、失眠等。

淫羊藿 　《本经·中品》

释名 仙灵脾（《唐本》），放杖草（《日华》），三枝九叶草（《图经》）。

根叶

气味 辛，寒，无毒。

主治 阴痿绝伤，茎中痛，利小便，益气力，强志。（《本经》）

　　坚筋骨，消瘰疬赤痈，下部有疮，洗出虫。丈夫久服，令人无子。（《别录》）

　　丈夫绝阳无子，女人绝阴无子，老人昏耄，中年健忘，一切冷风劳气，筋骨挛急，四肢不仁，补腰膝，强心力。（大明）

附方 益丈夫兴阳、理腰膝冷：仙灵脾酒。用淫羊藿一斤，酒一斗，浸三日，逐时饮之。（《食医心镜》）

小儿雀目：仙灵脾根、晚蚕蛾各半两，炙甘草、射干各二钱半，为末。用羊子肝一枚，切开掺药二钱，扎定，以黑豆一合，米泔一盏，煮熟，分二次食，以汁送之。（《普济方》）

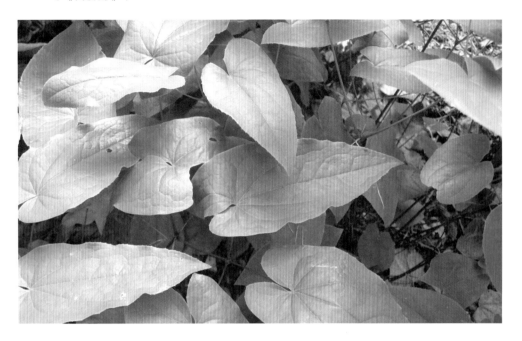

实用指南

单方验方

肺肾两虚，喘咳短气：淫羊藿15克，黄芪30克，五味子6克。煎汤饮。

前列腺增生：淫羊藿、肉苁蓉、锁阳、王不留行各15克，党参、黄芪、贝母各20克，枳实、炮山甲各10克，益母草30～50克。水煎服，每日1剂，每日2次。

更年期综合征：淫羊藿、知母、女贞子、旱莲草各12克，黄柏、当归、仙茅各10克。每日1剂，分2次煎服。

外阴白斑：淫羊藿100克。研为极细末，以鱼肝油软膏适量调匀，洗净外阴后，涂药于患处，每日2次，7日为1个疗程。

慢性支气管炎：淫羊藿、紫金牛按4:1比例配伍。研为细末，炼蜜为丸服之，每次9克，每日2次。

食疗药膳

淫羊藿酒

原料：淫羊藿60克，白酒500毫升。

制法：将淫羊藿加工研碎，用细纱布装好，扎紧口，置于干净瓶中。将白酒倒入瓶中，加盖密封，置放于阴凉干燥处。每日摇动数下，7日后即可开封取饮。

用法：每晚临睡前饮服10～15毫升。

功效：补肾阳，强筋骨，祛风湿。

适用：肾阳亏虚所致的男子阳痿不举、女子宫寒不孕、筋骨无力、腰膝软弱等。

兴阳酒

原料：淫羊藿、阳起石各30克，米酒500毫升。

制法：将淫羊藿、阳起石在米酒中浸泡15～25日。

用法：每次20～30毫升，每晚1次。

功效：补肾壮阳。

适用：阳虚所致的阳痿、遗精、早泄、腰胫酸软、畏寒等。

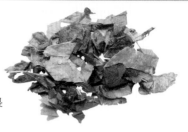

仙茅 （宋·《开宝》）

释名 独茅（《开宝》），茅爪子（《开宝》），婆罗门参。

根

气味 辛，温，有毒。

主治 心腹冷气不能食，腰脚风冷挛痹不能行，丈夫虚劳，老人失溺无子，益阳道。久服通神强记，助筋骨，益肌肤，长精神，明目。（《开宝》）

治一切风气，补暖腰脚，清安五脏。久服轻身，益颜色。丈夫五劳七伤，明耳目，填骨髓。（李珣）

开胃消食下气，益房事不倦。（大明）

附方 壮筋骨，益精神，明目，黑髭须：仙茅丸，仙茅二斤，糯米泔浸五日，去赤水，夏月浸三日，铜刀刮锉阴干，取一斤；苍术二斤，米泔浸五日，刮皮焙干，取一斤；枸杞子一斤；车前子十二两；白茯苓（去皮）、茴香（炒）、柏子仁（去壳）各八

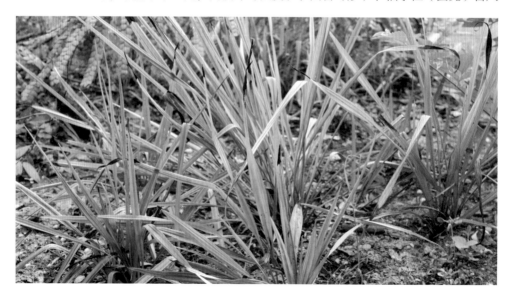

两；生地黄（焙）、熟地黄（焙）各四两。为末，酒煮糊丸如梧子大。每服五十丸，食前温酒下，日二服。（《圣济总录》）

定喘下气（补心肾）：神秘散，用白仙茅半两，米泔浸三宿，晒炒；团参二钱半；阿胶一两半，炒；鸡腽胫一两，烧。为末。每服二钱，糯米饮空心下，日二服。（《三因方》）

实用指南

单方验方

妇女更年期高血压：仙茅、淫羊藿、巴戟天、知母、黄柏、当归各10克。水煎取药汁，每日1剂，每日2次，20日为1个疗程。

阳痿、遗精：仙茅根、金樱子根及果实各15克。炖肉吃。

老人遗尿：仙茅30克。泡酒服，每日饮用适量。

月经过多：仙茅、艾叶各10克，仙鹤草15克。水煎服，每日1剂。

辅助治疗大肠癌：白花蛇舌草、仙茅各120克。水煎服。

食疗药膳

仙茅雀肉

原料：麻雀10只，仙茅15克，芡实60克，大枣5枚。

制法：将麻雀剖净，去内脏、脚爪；仙茅、芡实、大枣（去核）洗净，与雀肉一齐放入锅内，加清水适量，大火煮沸后，小火煲2小时，调味供用。

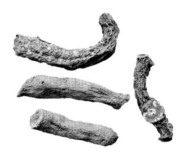

用法：每日1次。

功效：温肾壮阳。

适用：肾阳不足。

仙茅壮阳肾

原料：仙茅、巴戟天各15克，补骨脂10克，猪肾1对。

制法：将仙茅、巴戟天、补骨脂共研为细末。猪肾洗净、剖开，把上药末放入，用线扎固，放入砂锅内，加清水适量煮熟。

用法：温热食用。早、晚各1次，每次1肾，连服数日。

功效：补肾壮阳。

适用：阳虚之阳痿、遗精、早泄、五更泄等。

玄参　　《本经·中品》

释名　黑参（《纲目》），重台（《本经》），正马（《别录》），馥草（《开宝》）。

根

气味　苦，微寒，无毒。

主治　腹中寒热积聚，女子产乳余疾，补肾气，令人明目。（《本经》）

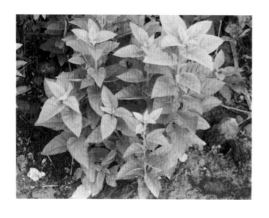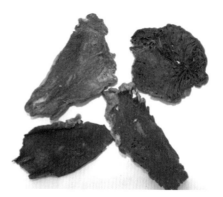

热风头痛，伤寒劳复，治暴结热，散瘤瘰瘰疬。（甄权）

治游风，补劳损，心惊烦躁，骨蒸传尸邪气，止健忘，消肿毒。（大明）

滋阴降火，解斑毒，利咽喉，通小便血滞。（时珍）

附方 赤脉贯瞳：玄参为末，以米泔煮猪肝，日日蘸食之。（《济急仙方》）

发斑咽痛：玄参升麻汤。用玄参、升麻、甘草各半两，水三盏，煎一盏半，温服。（《南阳活人书》）

急喉痹风（不拘大人小儿）：玄参、苍耳子半生半炒各一两，为末，新水服一盏，立瘥。（《圣惠方》）

鼻中生疮：玄参末涂之，或以水浸软塞之。（《卫生易简方》）

三焦积热：玄参、黄连、大黄各一两，为末，炼蜜丸梧子大。每服三四十丸，白汤下。小儿丸粟米大。（《丹溪方》）

实用指南

单方验方

肠燥便秘：麦冬、生地黄、玄参各15克。水煎服，每日1剂。

慢性咽喉肿痛：玄参、生地黄各15克，连翘、麦冬各10克。水煎服。

腮腺炎：玄参15克，板蓝根12克，夏枯草6克。水煎服。

热病伤津、口渴便秘：玄参30克，生地黄、麦冬各24克。水煎服。

急性扁桃体炎：玄参15克，连翘、射干、牛蒡子、黄芩、桔梗各10克，薄荷6克，甘草5克。水煎服。

食疗药膳

清肺止咳茶

原料：玄参、麦冬各60克，乌梅24克，桔梗30克，甘草15克。

制法：将以上几味药共制粗末，混匀分包，每包18克。

用法：每用1包，放入茶杯中，沸水冲泡代茶饮用。

功效：润肺止咳。

适用：感冒咳嗽、夏秋季预防上呼吸道感染。

地榆 《本经·中品》

释名 玉豉，酸赭。

根

气味 苦，微寒，无毒。

主治 妇人乳产，痓痛七伤，带下五漏，止痛止汗，除恶肉，疗金疮。（《本经》）

止脓血，诸瘘恶疮热疮，补绝伤，产后内塞，可作金疮膏，消酒，除渴，明目。（《别录》）

止冷热痢疳痢，极效。（《开宝》）

止吐血鼻衄肠风，月经不止，血崩，产前后诸血疾，并水泻。（大明）

治胆气不足。（李杲）

汁酿酒治风痹，补脑。捣汁涂虎犬蛇虫伤。（时珍）

酸赭：味酸。主内漏，止血不足。（《别录》）

附方 男女吐血：地榆三两，米醋一升，煮十余沸，去滓，食前稍热服一合。（《圣惠方》）

血痢不止：地榆晒研，每服二钱，掺在羊血上，炙熟食之，以捻头煎汤送下。一方，以地榆煮汁作饮，每服三合。（《圣济总录》）

下血不止（二十年者）：取地榆、鼠尾草各二两。水二升，煮一升，顿服。若不断，以水渍屋尘饮一小杯投之。（《肘后方》）

小儿疳痢：地榆煮汁，熬如饴糖，与服便已。（《肘后方》）

毒蛇螫人：新地榆根捣汁饮，兼以渍疮。（《肘后方》）

小儿湿疮：地榆煮浓汁，日洗二次。（《千金方》）

叶

主治 作饮代茶，甚解热。（苏恭）

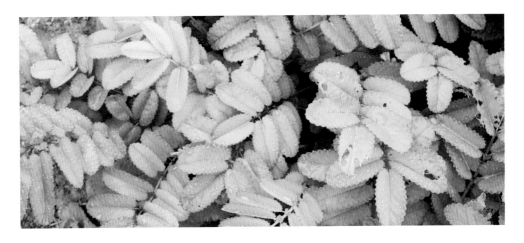

实用指南

 单方验方

湿疹：地榆50克。加水两碗，煎成半碗，用纱布沾药液湿敷。

原发性血小板减少性紫癜：生地榆、太子参各50克。水煎服，连服2月。

无名肿毒、疔肿、痈肿、深部脓肿：地榆500克，田基黄200克，田七粉5～15克。研末混匀，调入700克凡士林中拌成膏，外敷患处。

久病肠风，痛痒不止：地榆25克，苍术50克。水300毫升，煎150毫升，空腹服用，每日1次。

烧烫伤：地榆根适量。炒炭存性，磨粉，用麻油调成50%软膏，涂于创面，每日数次。

食疗药膳

地榆酒

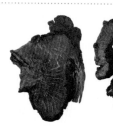

原料：地榆60克，甜酒适量。

制法：将地榆洗净切段，焙干研成细末，用甜酒煎服。

用法：每次6克，每日2次。

功效：调经止漏。

适用：崩漏。

地榆粥

原料：地榆20克，大米100克，白糖适量。

制法：将地榆择净，放入锅中，加清水适量，浸泡5～10分钟后水煎取汁，加大米煮粥，待粥熟时下白糖，再煮一二沸即成。

用法：每日1剂，连续3～5日。

功效：凉血止血，解毒敛疮。

适用：衄血、咯血、吐血、尿血、痔疮出血、崩漏、血痢不止及水火烫伤等。

 丹参 《本经·上品》

释名 赤参（《别录》），山参（《日华》），郄蝉草（《本经》），木羊乳（吴普）。

根

气味 苦，微寒，无毒。

主治 心腹邪气，肠鸣幽幽如走水，寒热积聚，破癥除瘕，止烦满，益气。（《本经》）

养血，去心腹痛疾结气，腰脊强脚痹，除风邪留热。久服利人。（《别录》）

活血，通心包络，治疝痛。（时珍）

附方 妇人经脉不调，或前或后，或多或少，产前胎不安，产后恶血不下，兼治冷热劳，腰脊痛，骨节烦疼：丹参散，用丹参洗净，切晒为末。每服二钱，温酒调下。（《妇人明理方》）

惊痫发热：丹参摩膏，用丹参、雷丸各半两，猪膏二两，同煎七上七下，滤去滓盛

之。每以摩儿身上，日三次。（《千金方》）

热油火灼（除痛生肌）：丹参八两锉，以水微调，取羊脂二斤，煎三上三下，以涂疮上。（《肘后方》）

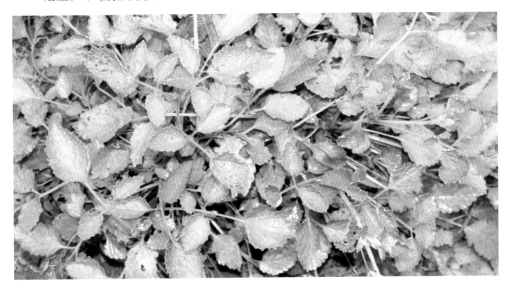

实用指南

单方验方

急性黄疸肝炎：丹参60克，茵陈30克。水煎服，每日1剂。

冠心病、心绞痛：丹参20克，川芎、降香各15克，赤芍10克。水煎服，每日1剂。

肝胆气郁、耳鸣耳聋：丹参、川芎、香附各30克，柴胡10克。研细末，每日3次，每次3克。

神经衰弱：丹参15克，五味子30克。水煎服。

食疗药膳

丹参蜜茶

原料：丹参15克，檀香9克，炙甘草、茶叶各3克，蜂蜜30毫升。

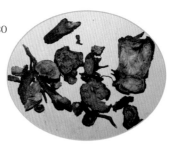

制法：将丹参、檀香、炙甘草加水煎煮后，去渣取汁，调入蜂蜜，再煎几沸。

用法：不拘时饮用。

功效：补益脾胃，行气活血。

适用：胃及十二指肠溃疡、胃脘隐痛、饥饿、劳倦等。

丹参砂仁粥

原料：丹参15克，砂仁3克，檀香、粳米各50克，白糖适量。

制法：先将粳米淘洗干净入锅，加入适量的清水煮粥；然后将丹参、砂仁、檀香煎取浓汁去渣；待粥熟后加入药汁、白糖，稍煮一二沸即成。

用法：每日2次，早、晚温服。

功效：行气化瘀，化病止痛。

适用：冠心病、心绞痛。

紫参 《本经·中品》

释名 牡蒙（《本经》），童肠（《别录》），五鸟花（《纲目》）。

根

气味 苦，寒，无毒。

主治 心腹积聚，寒热邪气，通九窍，利大小便。（《本经》）

疗肠胃大热，唾血衄血，肠中聚血，痈肿诸疮，止渴益精。（《别录》）

治心腹坚胀，散瘀血，治妇人血闭不通。（甄权）

主狂疟瘟疟，鼽血汗出。（好古）

牡蒙：治金疮，破血，生肌肉，止痛，赤白痢，补虚益气，除脚肿，发阴阳（苏恭）。

附方 痢下：紫参半斤，水五升，煎二升，入甘草二两，煎取半升，分三服。（张仲景《金匮玉函》）

吐血不止：紫参、人参、阿胶（炒）各等份，为末，乌梅汤服一钱。一方去人参，加甘草，以糯米汤服。（《圣惠方》）

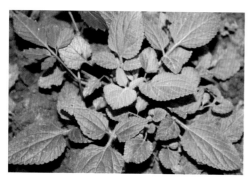
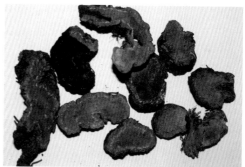

实用指南

单方验方

菌痢：紫参、陈皮各30克，甘草3~6克。水煎服。

痛经：紫参36克，生姜2片，大枣适量。水煎服。

食疗药膳

二紫通尿茶

原料：紫参、紫花地丁、车前草各15克，海金沙30克。

制法：先将以上几味药研为粗末，置保温瓶中，以沸水500毫升泡闷15分钟。

用法：代茶饮用，每日1剂，连服5~7日。

功效：消炎利尿。

适用：前列腺炎、排尿困难及尿频尿痛。

白头翁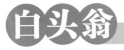

《本经·下品》

释名 野丈人（《本经》），胡王使者（《本经》），奈何草（《别录》）。

根

气味 苦，温，无毒。

主治 温疟狂易寒热，癥瘕积聚瘿气，逐血止腹痛，疗金疮。（《本经》）

治鼻衄。（《别录》）

止毒痢。（弘景）

赤痢腹痛，齿痛，百节骨痛，项下瘰疬。（甄权）

一切风气，暖腰膝，明目消赘。（大明）

附方 下痢咽痛：春夏病此，宜用白头翁、黄连各一两，木香二两，水五升，煎一升半，分三服。（《圣惠方》）

外痔肿痛：白头翁草，一名野丈人，以根捣涂之，逐血止痛。（《卫生易简方》）

小儿秃疮：白头翁根捣敷，一宿作疮，半月愈。（《肘后方》）

花

主治 疟疾寒热，白秃头疮。（时珍）

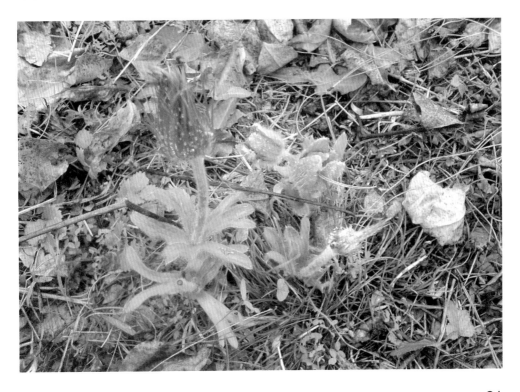

实用指南

单方验方

阴痒带下：白头翁、秦皮各适量。煎汤外洗。

气喘：白头翁10克。水煎服。

外痔：白头翁草适量。以根捣红贴用。

细菌性痢疾：白头翁15克，马齿苋30克，鸡冠花10克。水煎服。

伤寒：白头翁18克，紫苏叶10克。水煎服，每日2～3次。

非特异性阴道炎：白头翁20克，青皮15克，海藻10克。水煎服，每日2次。

食疗药膳

白头翁秦皮粥

原料：白头翁15克，秦皮12克，黄柏10克，黄连3克，粳米100克，白糖适量。

制法：先煎前4种，取汁去渣，以汁同淘净的粳米共煮粥，粥熟时调入白糖即可。

用法：每日早、晚各1次，温热服。

功效：清热利湿，杀菌止痢。

适用：细菌性痢疾、肠炎。

黄连白头翁粥

原料：白头翁50克，黄连10克，粳米30克。

制法：将黄连、白头翁入砂锅，水煎，去渣取汁。锅中加清水400毫升，煮至米开花，加入药汁，煮成粥，待食。

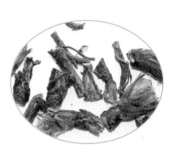

用法：每日3次，温热服食。

功效：清热，解毒，凉血。

适用：中毒性痢疾。

白及 《本经·下品》

释名 连及草（《本经》），甘根（《本经》），白给。

根

气味 苦，平，无毒。

主治 痈肿恶疮败疽，伤阴死肌，胃中邪气，贼风鬼击，痱缓不收。（《本经》）

止惊邪血邪血痢，痫疾风痹，赤眼癥结，温热疟疾，发背瘰疬，肠风痔瘘，扑损，刀箭疮，汤火疮，生肌止痛。（大明）

止肺血。（李杲）

白给：主伏虫白癣肿痛。（《别录》）

附方 鼻衄不止：津调白及末，涂山根上，仍以水服一钱，立止。（《经验方》）

疔疮肿毒：白及末半钱，以水澄之，去水，摊于厚纸上贴之。（《袖珍方》）

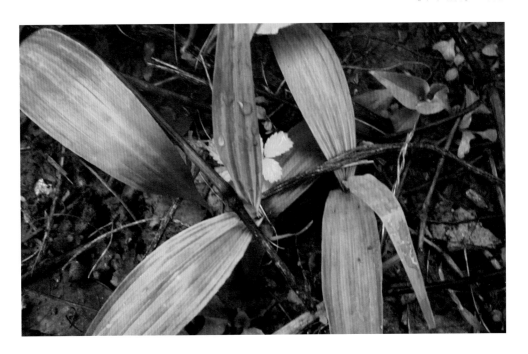

实用指南

单方验方

肺痨咯血：白及、乌贼骨各40克。研细粉，每次6克，每日2次。

咳嗽、咯血：白及、蔗糖各适量。制成粉剂，每次15克，每日2次，温开水送服。

上消化道出血：白及、生大黄各等量。共研为细末，每次5克，加云南白药0.5克，每日3次。

肺结核：白及、百合、薏苡仁、杏仁各150克，川贝母30克。共研为细末，每次10克，每日3次，21日为1个疗程。

食疗药膳

白及米蒜粥

原料：紫皮大蒜30克，大米60克，白及粉5克。

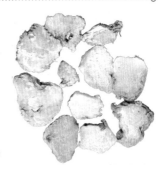

制法：先将紫皮大蒜去皮，放沸水中煮1分钟，捞出，再将大米、白及粉放水中煮成粥，放入大蒜共煮成粥。

用法：早、晚常服。

功效：补肺养阴。

适用：脾肺气虚型肺结核。

白及沙参粥

原料：白及粉6克，北沙参20克，百合25克，川贝母10克，粳米400克，白糖15克。

制法：将川贝母、百合、北沙参、粳米洗净，与白及粉同放炖锅内，加入清水，置大火上烧沸，再用小火炖煮35分钟，加入白糖即成。

用法：每日1次，每次吃粥200克。

功效：滋阴润肺。

适用：干咳、咳声短促、少痰或痰中带血等。

《纲目》

释名 山漆（《纲目》），金不换。

根

气味 甘、微苦，温，无毒。

主治 止血散血定痛，金刃箭伤、跌扑杖疮、血出不止者，嚼烂涂，或为末掺之，其血即止。亦主吐血衄血，下血血痢，崩中经水不止，产后恶血不下，血晕血痛，赤目痈肿，虎咬蛇伤诸病。（时珍）

附方 吐血衄血：山漆一钱，自嚼，米汤送下。或以五分，加入八核汤。（《濒湖集简方》）

赤痢血痢：三七三钱，研末，米泔水调服，即愈。（《濒湖集简方》）

大肠下血、妇人血崩：三七研末，同淡白酒调一二钱服，三服可愈。加五分入四物汤，亦可。（《圣济总录》）

叶

主治 折伤跌扑出血，敷之即止，青肿经夜即散，余功同根。（时珍）

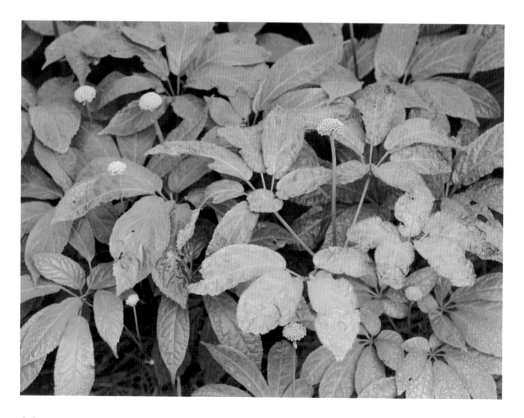

实用指南

单方验方

血瘀性心痛：三七粉适量。冲服0.5克，每日3次。

胆结石：三七250克，老陈醋2500毫升。放一起泡3个月，将三七捞出放阴凉处阴干，磨成粉面状，每日早、晚各服1小勺，温开水送服。

跌打损伤等各种出血症：三七粉适量。撒布伤口即可，伤口较大的，撒布三七粉后，再用消毒纱布加压包扎，可迅速止血。

急性咽喉炎：三七花3～5朵，青果适量。开水冲泡。

食疗药膳

三七粉粥

原料：三七粉6克，粳米100克，白糖适量。

制法：先将粳米洗净、放入砂锅；加水适量，煮至米烂汤稠时，调入三七粉和白糖，再煮一二沸即可。

用法：每日2次，温热服，30日为1个疗程。

功效：活血散瘀，止血定痛。

适用：高脂血症及冠心病、动脉硬化、各种出血症等。

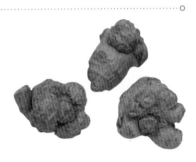

三七猪心

原料：三七粉4克，猪心200克，水发木耳2克，蛋清50克，生姜末、盐、胡椒粉、酱油、白糖、味精、香油、淀粉、绍酒、植物油各适量。

制法：将猪心切成薄片，用蛋清、盐、胡椒粉、淀粉上浆。再把三七粉、绍酒、酱油、白糖、味精、生姜末加水兑成卤汁。炒勺内放油适量，烧至四五成热，把猪心片放油中滑开，倒入漏勺内，在原炒勺内放姜末少许，待炒出味后，把滑好的猪心片和木耳倒入，翻炒几下，再加卤汁炒匀煮沸，淋入香油即成。

用法：佐餐食用，可常食。

功效：益气养血，活血化瘀。

适用：各种出血症。

黄连 《本经·上品》

释名 王连（《本经》），支连（《药性》）。

根

气味 苦，寒，无毒。

主治 热气，目痛眦伤泣出，明目，肠澼腹痛下痢，妇人阴中肿痛。久服令人不忘。（《本经》）

主五脏冷热，久下泄澼脓血，止消渴大惊，除水利骨，调胃厚肠益胆，疗口疮。（《别录》）

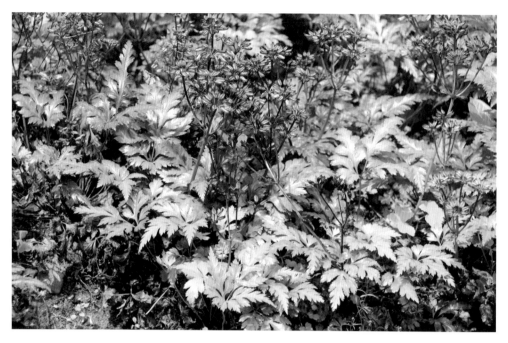

去心窍恶血，解服药过剂烦闷及巴豆、轻粉毒。（时珍）

附方 心经实热：泻心汤，用黄连七钱，水一盏半，煎一盏，食远温服。小儿减之。（《和剂局方》）

小便白淫（因心肾气不足，思想无穷所致）：黄连、白茯苓等份，为末，酒糊丸梧子大。每服三十丸，煎补骨脂汤下，日三服。（《普济方》）

赤白暴痢（如鹅鸭肝者，痛不可忍）：用黄连、黄芩各一两，水二升，煎一升，分三次热服。（《经验方》）

口舌生疮：用黄连煎酒，时含呷之。（《肘后方》）

小儿口疳：黄连、芦荟等份，为末，每蜜汤服五分。走马疳，入蟾灰等份，青黛减半，麝香少许。（《简便方》）

实用指南

单方验方

黄疸：黄连5克，茵陈15克，栀子10克。水煎服。

痈疮、湿疮、耳道流脓：黄连适量。研末，茶油调涂患处。

口舌生疮：黄连20克。以水、酒各半煎汁，时含吞吐。

痔疮：黄连100克，芒硝、冰片各5克。煎膏，敷痔疮上。

心肾不交失眠：黄连、肉桂各5克，半夏、炙甘草各20克。水煎服。

下痢、泄泻：黄连15克，独头蒜（大者）5枚。将黄连研细末，独头蒜煨至烂熟，去皮，合黄连末，于钵中杵烂，和匀为丸，每丸重5克，米汤送服，每日3次，每次1丸。

脾受湿困，泻痢不止，完谷不化，腹脐刺痛等：药用黄连、吴茱萸各10克，白芍20克。水煎取浓汁服用，每日3次，每日1剂。

食疗药膳

黄连鸡子炖阿胶

原料：黄连、生白芍各10克，阿胶50克，鲜鸡蛋（去蛋清）2个。

制法：先将黄连、生白芍加水煮取浓汁约150毫升，然后去药渣；再将阿胶加水50毫升，隔水炖化，把药汁倒入，用慢火煎膏，将成时放入蛋黄拌匀即可。

用法：每晚睡前服1次。

功效：滋阴养血，交通心肾。

适用：心肾不交之不寐。

黄连白头翁粥

原料：川黄连10克，粳米30克，白头翁50克。

制法：将黄连、白头翁放入砂锅，加清水300毫升，浸透，煎至150毫升，去渣取汁。粳米加水400毫升，煮至米开花时兑入药汁，煮成粥待食。

用法：每日3次，温热服食。

功效：清热，凉血，解毒。

适用：中毒性痢疾，症见起病暴急、痢下鲜紫脓血、腹痛里急后重尤甚、壮热烦躁等。

黄芩 《本经·中品》

释名 腐肠（《本经》），经芩（《别录》），条芩（《纲目》）。

根

气味 苦，平，无毒。

主治 诸热黄疸，肠澼泻痢，逐水，下血闭，恶疮疽蚀火疡。（《本经》）

疗痰热胃中热，小腹绞痛，消谷，利小肠，女子血闭淋露下血，小儿腹痛。（《别录》）

凉心，治肺中湿热，泻肺火上逆，疗上热，目中肿赤，瘀血壅盛，上部积血，补膀胱寒水，安胎，养阴退阳。（元素）

治风热湿热头疼，奔豚热痛，火咳肺痿喉腥，诸失血。（时珍）

子

主治 肠澼脓血。（《别录》）

附方 小儿惊啼：黄芩、人参等份，为末。每服一字，水饮下。（《普济方》）

血淋热痛：黄芩一两，水煎热服。（《千金方》）

崩中下血：黄芩为细末，每服一钱，霹雳酒下，以秤锤烧赤，淬酒中也。许学士云，崩中多用止血及补血药。此方乃治阳乘于阴，所谓天暑地热，经水沸溢者也。（《本事方》）

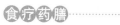

实用指南

单方验方

颈痛：黄芩、玄参各10克，陈皮、黄连、牛蒡子、柴胡各6克，连翘15克，板蓝根30克，马勃、僵蚕、桔梗、升麻、生甘草各3克。水煎取药汁，每日1剂，分2次服用。

慢性气管炎：黄芩、葶苈子各等份。共研为细末，糖衣为片，每片含生药0.8克，每日3次，每次5片。

疖腮：黄芩、连翘、夏枯草各10克，生石膏50克。水煎服，每日1剂，连服3～4次。

泄泻热痢：黄芩、白芍、葛根各10克，白头翁15克。水煎服。

灸疮血出：酒炒黄芩10克。研为细末，酒送服。

月经周期提前7日以上，甚至每月两潮之月经先期者：益母草、酒黄芩各15克，姜10克。水煎服，每日2次，月经来潮时连服3日。

食疗药膳

黄芩炖羊肾

原料：羊肾1双，远志（去心）、黄芩（去黑心）、防风（去叉）、白茯苓、人参、独活、炙甘草各15克，白芍、熟地黄（焙干）各30克。

制法：将羊肾去脂膜，切片，用水煮1小时。余药为末，入肾汤内继续煮半小时，去渣。

用法：温服，每次1小碗。

功效：健脾益肾，益气补血。

适用：产后血虚、心气不足、言语谬妄、眠卧不安。

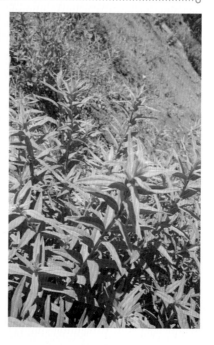

秦艽　《本经·中品》

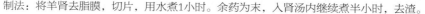

释名 秦纠（《唐本》），秦爪（萧炳）。

根

气味 苦，平，无毒。

主治 寒热邪气，寒湿风痹，肢节痛，下水利小便。（《本经》）

疗风无问久新，通身挛急。（《别录》）

传尸骨蒸，治疳及时气。（大明）

牛乳点服，利大小便，疗酒黄、黄疸，解酒毒，去头风。（甄权）

除阳明风湿，及手足不遂，口噤牙痛口疮，肠风泻血，养血荣筋。（元素）

泄热益胆气。（好古）

治胃热虚劳发热。（时珍）

附方 暴泻引饮：秦艽二两，甘草炙半两。每服三钱，水煎服。（《圣惠方》）

伤寒烦渴（心神燥热）：秦艽一两，牛乳一大盏，煎六分，分作二服。（《圣惠方》）

小便艰难（或转胞，腹满闷，不急疗，杀人）：用秦艽一两，水一盏，煎六分，分作二服。又方，加冬葵子等份，为末，酒服一匕。（《圣惠方》）

胎动不安：秦艽、甘草炙、鹿角胶炒各半两，为末。每服三钱，水一大盏，糯米五十粒，煎服。又方，秦艽、阿胶炒、艾叶各等份，如上煎服。（《圣惠方》）

疮口不合（一切皆治）：秦艽为末掺之。（《直指方》）

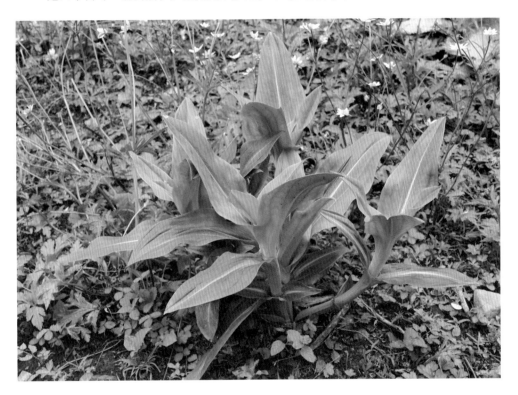

实用指南

单方验方 ....

头风痛：秦艽、川芎、白芷各6克。水煎服。

外感头痛：秦艽、独活、细辛、川芎、羌活、防风、生地黄各15克，甘草10克。水煎服。

牙龈肿痛：秦艽、大黄、防风、连翘、栀子、薄荷各10克。水煎服。

骨蒸潮热：秦艽、知母、当归各5克，鳖甲、地骨皮、柴胡各9克。水煎服。

损伤发热：秦艽15克，地骨皮、银柴胡各18克，白薇30克，知母、胡黄连各9克，青蒿（后下）、甘草各6克。水煎服。

食疗药膳

秦艽牛奶

原料：秦艽20克，牛奶500毫升。

制法：将秦艽与牛乳一同煮沸后去渣。

用法：温服，每日2次。

功效：补虚，解毒，燥湿，利胆。

适用：黄疸、心烦热、口干、尿黄少。

秦艽酒

原料：秦艽50克，黄酒300毫升。

制法：将秦艽捣碎后置于容器中，加入黄酒密封浸泡7日，过滤去渣即成。

用法：每日2次，每次10毫升。

功效：祛风湿，退黄疸。

适用：风湿。

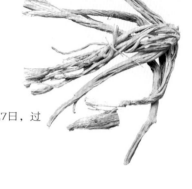

茈胡① 《本经·上品》

释名 地熏（《本经》），芸蒿（《别录》），山菜（吴普），茹草（吴普），柴胡。

根

气味 苦，平，无毒。

主治 心腹肠胃中结气，饮食积聚，寒热邪气，推陈致新。久服轻身，明目益精。（《本经》）

除伤寒心下烦热，诸痰热结实，胸中邪气，五脏间游气，大肠停积水胀，及湿痹拘挛，亦可作浴汤。（《别录》）

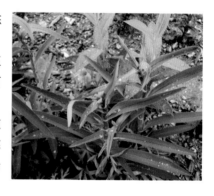

治阳气下陷，平肝胆三焦包络相火，及头痛眩晕，目昏赤痛障翳，耳聋鸣，诸疟，及肥气寒热，妇人热入血室，经水不调，小儿痘疹余热，五疳羸热。（时珍）

附方 虚劳发热：柴胡、人参等份，每服三钱，姜、枣同水煎服。（《澹寮方》）

湿热黄疸：柴胡一两，甘草二钱半，作一剂，以水一碗，白茅根一握，煎至十分，任意时时服，一日尽。（孙用和《秘宝方》）

眼目昏暗：柴胡六铢，决明子十八铢，治筛，人乳汁和敷目上，久久夜见五色。（《千金方》）

---

① 即柴胡。

积热下痢：柴胡、黄芩等份，半酒半水煎七分，浸冷，空心服之。（《济急方》）

苗

主治 卒聋，捣汁频滴之。（《千金方》）

实用指南

单方验方

风寒感冒诱发胸胁痛，如胸膜炎、胆囊炎痛：柴胡10克，黄芩12克，炙甘草6克，党参、半夏、生姜各9克，大枣4枚。水煎服。

黄褐斑：柴胡、白术各10克，生地黄、丹参、煨姜、茯苓各15克，香附12克，薄荷3克，蝉蜕6克。水煎服，每日1剂，15日为1个疗程。

过敏性鼻炎：柴胡10克，香附子、川芎、当归、赤芍、苍耳子、辛夷花、白术、白芷各9克，黄芪18克，生甘草3克。水煎服，每日1剂。

乳房胀痛、乳腺增生症：柴胡12克，白芍、川楝子、炒玄胡、制乳香、制没药、佛手、路路通各10克，炙甘草6克。水煎服，每日1剂，10日为1个疗程。

食疗药膳

柴胡青叶粥

原料：柴胡、大青叶各15克，粳米30克，白糖适量。

制法：先把大青叶、柴胡加水1500毫升，煎至约1000毫升时，去渣取汁，入粳米煮粥，待粥将成时，入白糖调味。

用法：早、晚分食，每日1剂，可连服数日。

功效：清泻肝火。

适用：慢性肝炎。

前胡 《别录·中品》

释名 时珍曰：按孙愐（《唐韵》作湔胡，名义未解。

根

气味 苦，微寒，无毒。

主治 痰满，胸胁中痞，心腹结气，风头痛，去痰，下气，治伤寒寒热，推陈致新，明目益精。（《别录》）

能去热实，及时气内外俱热，单煮服之。（甄权）

治一切气，破癥结，开胃下食，通五脏，主霍乱转筋，骨节烦闷，反胃呕逆，气喘咳嗽，安胎，小儿一切疳气。（大明）

清肺热，化痰热，散风邪。（时珍）

附方 小儿夜啼：前胡捣筛，蜜丸小豆大。日服一丸，熟水下，至五六丸，以瘥为度。（《普济方》）

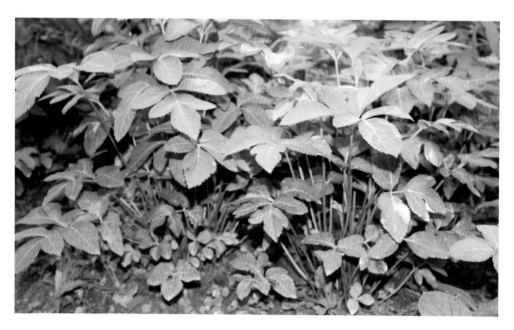

实用指南

单方验方

下肢慢性丹毒所致的象皮肿：前胡鲜根适量。捣烂外敷。

百日咳：前胡、车前子、款冬花、白前、百部、白及、紫菀各60克，川贝母、葶苈子各30克，射干、生甘草各15克。制成注射液，每次肌肉注射2毫升，每日2~3次。

支气管哮喘，痰火犯肺，瘀塞肺窍，肺失肃降：前胡、枇杷叶、知母、桑叶各12克，金银花15克，杏仁、麦冬、款冬花、桔梗、黄芩各9克，甘草6克。水煎服，每日1剂，分早、晚2次服。

风寒咳嗽：前胡、旋覆花、炙甘草、荆芥、法半夏各10克，细辛5克。水煎服，每日1剂。

麻疹合并肺炎：前胡、杏仁、天花粉、桑叶、知母、麦冬各3克，元胡6克，金银花、板蓝根各9克，甘草1.5克。水煎服，每日1剂，频饮。

湿痰、寒痰证：常与白前相须为用。

食疗药膳

前胡粥

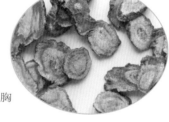

原料：前胡10克，大米100克。

制法：将前胡择净，放入锅中，加清水适量，浸泡5~10分钟后水煎取汁，加大米煮粥，服食。

用法：每日1剂，连续2~3日。

功效：降气祛痰，宣散风热。

适用：外感风热，或风热郁肺所致的咳嗽、气喘、痰稠、胸闷不舒等。

防风 《本经·上品》

释名 铜芸（《本经》），茴芸（吴普），百枝（《别录》），百蜚（吴普）。

气味 甘，温，无毒。

主治 大风，头眩痛恶风，风邪目盲无所见，风行周身，骨节疼痹。久服轻身。（《本经》）

烦满胁痛，风头面去来，四肢挛急，字乳金疮内痉。（《别录》）

治上焦风邪，泻肺实，散头目中滞气，经络中留湿，主上部见血。（元素）

搜肝气。（好古）

叶

主治 中风热汗出。（《别录》）

花

主治 四肢拘急，行履不得，经脉虚羸，骨节间痛，心腹痛。（甄权）

子

主治 疗风更优，调食之。（苏恭）

附方 自汗不止：防风去芦为末，每服二钱，浮麦煎汤服。一方，防风用麸炒，猪皮煎汤下。（《朱氏集验方》）

睡中盗汗：防风二两，川芎一两，人参半两，为末。每服三钱，临卧饮下。（《卫生易简方》）

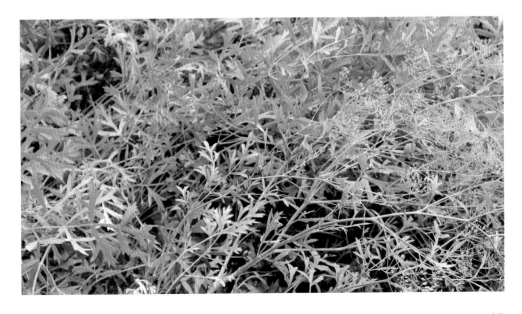

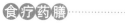

单方验方

辅助治疗酒糟鼻：荆芥穗4克，防风、杏仁、白僵蚕、白蒺藜、甘草各1克，黄芩6克，茶叶1撮。水煎服，每日1剂。

感冒头痛、风湿性关节炎、神经性头痛：羌活、独活、藁本、防风、川芎、蔓荆子各10克，甘草6克。水煎服，每日1剂。

少阴寒郁头痛：独活15克，防风6克。水煎服，每日1剂。

落枕：防风、羌活各9克，刀豆壳15克。水煎服，每日1剂。

破伤风：防风、黄芩、荆芥、制白附子各10克，蝉蜕12克，钩藤（后下）、僵蚕各20克，蜈蚣3条，炙全蝎3克，甘草6克。水煎服，每日1剂。

风湿性关节炎：防风6克，白术10克，薏苡仁12克，土茯苓15克。水煎服，每日1剂。

食疗药膳

防风苏叶猪瘦肉汤

原料：防风、白鲜皮各15克，紫苏叶10克，猪瘦肉30克，生姜5片。

制法：将前3味药用干净纱布包裹，和猪瘦肉、生姜一起煮汤，熟时去药包裹。

用法：饮汤吃猪瘦肉。

功效：祛风散寒。

适用：风寒型荨麻疹。

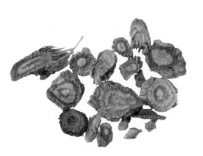

防风粥

原料：防风105克，葱白2段，粳米100克。

制法：先将防风择洗干净，放入锅中，加清水适量，浸泡10分钟后同葱白煎，去渣取汁。再将粳米洗净煮粥，待粥将熟时加入药汁，煮成稀饭。

用法：每日2次，趁热服食，连服2～3日。

功效：祛风解表，散寒止痛。

适用：感冒风寒、发热畏冷、恶风自汗、风寒痹痛、关节酸楚、肠鸣腹泻等。

独活 《本经·上品》

释名 羌活（《本经》），独摇草（《别录》），胡王使者（吴普）。

根

气味 苦、甘，平，无毒。

主治 风寒所击，金疮止痛，奔豚痫痉，女子疝瘕。久服轻身耐老。（《本经》）

疗诸贼风，百节痛风，无问久新。（《别录》）

治风寒湿痹，酸痛不仁，诸风掉眩，颈项难伸。（李杲）

去肾间风邪，搜肝风，泻肝气，治项强、腰脊痛。（好古）

散痈疽败血。（元素）

附方 中风口噤（通身冷，不知人）：独活四两，好酒一升，煎半升服。（《千金方》）

产后腹痛、产肠脱出：羌活二两，煎酒服。（《必效方》）

妊娠浮肿、风水浮肿：羌活、萝卜子同炒香，只取羌活为末。每服二钱，温酒调下，一日一服，二日二服，三日三服。乃嘉兴簿张昌明所传。（《许学士本事方》）

风牙肿痛：用独活煮酒热漱之。（《肘后方》）用独活、地黄各三两，为末。每服三钱，水一盏煎，和滓温服，卧时再服。（《文潞公药准》）

喉闭口噤：羌活三两，牛蒡子二两，水煎一钟，入白矾少许，灌之取效。（《圣济录》）

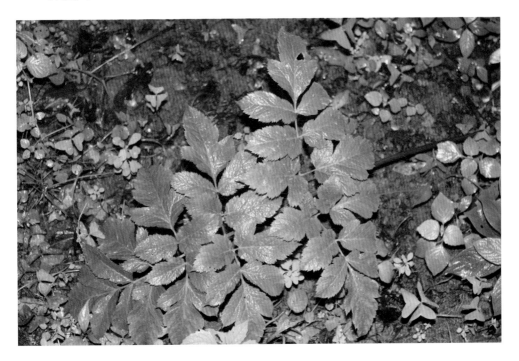

实用指南

单方验方

肩周炎：独活、甘草、木香、乳香、海风藤、桑枝、羌活、秦艽各10克，桂心1克，当归、川芎各15克。水煎取药汁，每日1剂，分2次服用。

青光眼：独活、羌活、五味子各6克，白芍12克。水煎服，每日1剂。

慢性气管炎：独活15克，红糖25克。加水煎成100毫升，分3～4次服。

风湿性腰腿痛：独活、防风、川芎、秦艽、赤芍、当归、牛膝、杜仲、茯苓、党参各9克，桑寄生12～30克，细辛3～6克，桂心3克，干地黄15克，炙甘草6克。水煎服，每日1剂。

伤风头痛：独活10克，白芷、川芎各6克，细辛3克。水煎服，每日1剂。

食疗药膳 ·····································○

独活当归酒

原料：独活、川芎、杜仲、丹参、熟地黄各30克，白酒1000毫升。

制法：将独活、杜仲、川芎、熟地黄、丹参细锉后置于容器中，加入白酒密封，用近火煨。

用法：每日候冷，即可饮用。

功效：祛风活血，壮腰通络。

适用：风湿性腰腿痛、腰痛等。

羌独活酒

原料：独活（去芦头）60克，五加皮90克，羌活（去芦头）180克，生地黄汁200毫升，黑豆（炒熟）700克，清酒5000毫升。

制法：先将生地黄汁煎10余沸后过滤；羌活、独活、五加皮均切如麻子大，放铛中，入清酒内煮熟，下黑豆及生地黄汁，再煮至如鱼眼沸，取出去渣候冷。

用法：每次任意服之，常令有酒力为佳。

功效：祛风止痛，通经络。

适用：腰痛强直、难以俯仰等。

升麻

《别录·上品》

释名 周麻。

根

气味 甘、苦，平、微寒，无毒。

主治 解百毒，杀百精老物殃鬼，辟瘟疫瘴气邪气，蛊毒入口皆吐出，中恶腹痛，时气毒疠，头痛寒热，风肿诸毒，喉痛口疮。久服不夭，轻身长年。（《本经》）

牙根浮烂恶臭，太阳鼽衄，为疮家圣药。（好古）

消斑疹，行瘀血，治阳陷眩晕，胸胁虚痛，久泄下痢，后重遗浊，带下崩中，血淋下血，阴痿足寒。（时珍）

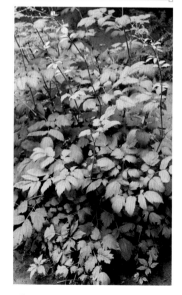

附方 卒肿毒起：升麻磨醋频涂之。（《肘后方》）

喉痹作痛：升麻片含咽。或以半两煎服取吐。（《直指方》）

胃热齿痛：升麻煎汤，热漱咽之，解毒。或加生地黄。（《直指方》）

口舌生疮：升麻一两，黄连三分，为末，绵裹含咽。（《本事方》）

实用指南

 单方验方 ·······················○

胃火牙痛、咽喉肿痛、口舌生疮：升麻5克，玄参、生地黄各10克，生石膏15克。水煎服，每日1剂。

牙周炎：升麻10克，黄连、知母各6克。水煎服，每日1剂。

脱肛：升麻6克，五倍子10克，黄芪12克。水煎服，每日1剂。

百日咳：升麻5克，鱼腥草、钩藤各6克，金银花10克。水煎服，每日1剂。

感冒头痛：升麻、菊花、桑叶、连翘各10克，薄荷6克。水煎服，每日1剂。

气虚型子宫脱垂：升麻、当归各15克，党参、枳壳各25克，牡蛎、黄芪各50克，益母草20克。水煎服，每日1剂，连服2周。

食疗药膳 ·······················○

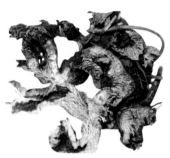

二麻鸡汤

原料：升麻10克，黑芝麻100克，小公鸡1只，盐适量。

制法：将黑芝麻捣烂，升麻用洁净纱布包。小雄鸡洗净后，与前2味小火炖烂，入盐调味即可。

用法：吃肉饮汤1次下，隔日1次。

功效：升举子宫。

适用：中气下陷所致的子宫脱垂。

升麻芝麻炖大肠

原料：猪大肠600克，升麻15克，黑芝麻100克，葱段10克，姜片8克，盐2克，黄酒5毫升。

制法：将升麻、黑芝麻装入洗净的猪大肠内，两头扎紧，放入砂锅内，加葱段、姜片、盐、黄酒、清水适量，小火炖3小时，至猪大肠熟透。

用法：佐餐食用。

功效：升提中气，补虚润肠。

适用：脱汗、子宫脱垂及便秘等。

 苦参　《本经·中品》

释名 苦骨（《纲目》），地槐（《别录》），菟槐（《别录》），野槐（《纲目》）。

根

气味 苦，寒，无毒。

主治 心腹结气，癥瘕积聚，黄疸，溺有余沥，遂水，除痈肿，补中，明目止泪。（《本经》）

漬酒饮，治疥杀虫。（弘景）

治恶虫、胫酸。（苏恭）

治热毒风，皮肌烦躁生疮，赤癞眉脱，除大热嗜睡，治腹中冷痛，中恶腹痛。（甄权）

杀疳虫。炒存性，米饮服，治肠风泻血并热痢。（时珍）

附方 伤寒结胸（天行病四五日，结胸满痛壮热）：苦参一两，以醋三升，煮取一升二合，饮之取吐即愈。天行毒病，非苦参、醋药不解，及温覆取汗良。（《外台秘要》）

小儿身热：苦参煎汤浴之良。（《外台秘要》）

毒热足肿（作痛欲脱者）：苦参煮酒渍之。（《姚僧坦集验方》）

大肠脱肛：苦参、五倍子、陈壁土各等份，煎汤洗之，以木贼末敷之。（《医方摘要》）

汤火伤灼：苦参末，油调敷之。（《卫生宝鉴》）

赤白带下：苦参二两，牡蛎粉一两五钱，为末。以雄猪肚一个，水三碗煮烂，捣泥和丸梧子大。每服百丸，温酒下。（《陆氏积德堂方》）

实（十月收采）

气味 苦，寒，无毒。

主治 久服轻身不老，明目。饵如槐子法，有验。（苏恭）

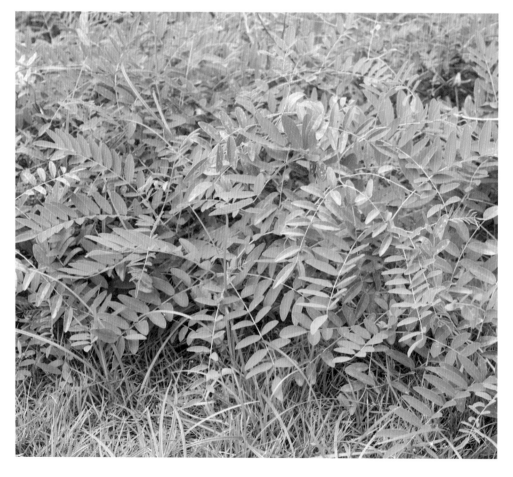

实用指南

单方验方

烫伤：苦参适量。研细粉，麻油调涂患处。

痔疮出血：苦参、槐花各10克，地榆20克。水煎服，每日1剂，每日2次。

婴儿湿疹：苦参30克。浓煎取汁，去渣，再将打散的1个鸡蛋及红糖30克同时加入，煮熟即可。饮汤，每日1次，连用6日。

心悸：苦参20克。水煎服，每日1剂，每日2次。

前列腺增生：贝母、苦参、党参各25克。水煎服，每日1剂，每日3次。

念珠菌性阴道炎：苦参、贯众各15克，白糖适量。将苦参、贯众加水煎煮，去渣取汁，服用时加入白糖，每日2次，连服5～10日为1个疗程。

食疗药膳

苦参菊花茶

原料：苦参15克，野菊花12克，生地黄10克。

制法：将苦参、野菊花、生地黄共研粗末，置保温瓶中，冲入沸水，闷20分钟。

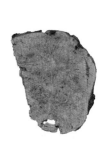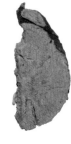

用法：代茶频频饮服，每日1剂。

功效：清热燥湿，凉血解毒。

适用：痒疹属湿热夹血热，症如痒疹红色（下肢、躯干为多）、遇热加重、皮肤瘙痒等。

苦参刺猬酒

原料：苦参100克，刺猬皮1具，露蜂房15克，黍米1000克，曲150克。

制法：先将苦参、刺猬皮、露蜂房捣成粗末，放入锅中，加水750毫升，煎取汁500毫升备用；再将黍米蒸成饭，与药汁、曲相拌，放容器中，密封瓶口，酿造7～10日，滤取汁，装瓶备用。

用法：每日3次，饭前温服10～15毫升，10日为1个疗程。

功效：清热解毒，通络止痒。

适用：各种疥疮。

白鲜

《本经·中品》

释名 白膻（弘景），地羊鲜（《图经》），金雀儿椒（《日华》）。

根皮

气味 苦，寒，无毒。

主治 头风黄疸，咳逆淋沥，女子阴中肿痛，湿痹死肌，不可屈伸起止行步。（《本经》）
疗四肢不安，时行腹中大热饮水，欲走大呼，小儿惊痫，妇人产后余痛。（《别录》）
通关节，利九窍及血脉，通小肠水气，天行时疾，头痛眼疼。其花同功。（大明）
治肺嗽。（苏颂）

附方 鼠瘘已破（出脓血者）：白鲜皮煮汁，服一升，当吐若鼠子也。（《肘后方》）

产后中风（人虚不可服他药者）：一物白鲜皮汤，用新汲水三升，煮取一升，温服。（《陈延之小品方》）

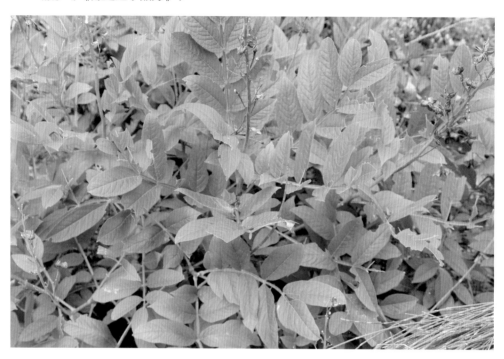

实用指南

单方验方

生殖器疱疹：白鲜皮、连翘、土茯苓各12克，牡丹皮、黄芪、赤芍、桑叶各10克，金银花15克，当归、苦参、生甘草、苍术各6克。水煎取药汁，每日1剂，分2次服用。

荨麻疹：白鲜皮、防风各25克，蝉蜕15克，金银花50克。水煎服。

神经性皮炎：白鲜皮、蛇床子、苦参、地肤子各30克。水煎，趁热熏洗患处。

急性肝炎：白鲜皮9克，茵陈15克，栀子9克，大黄9克。水煎服。

外伤出血：白鲜皮适量。研细末，外敷。

湿热黄疸：白鲜皮、茵陈各9克。水煎服。

食疗药膳

白鲜皮茶

原料：白鲜皮15～30克，丹参、赤芍各15克，防风、黄芩、蝉蜕、荆芥、苍术、当归各9克，甘草6克，茶叶3克。

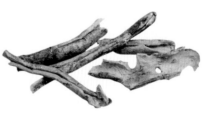

制法：将以上各种原料水煎取药汁200毫升。

用法：每日1剂，分2次服。

功效：清热祛风，凉血活血。

适用：神经性皮炎。

延胡索 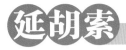（宋·《开宝》）

释名 玄胡索。

根

气味 辛，温，无毒。

主治 破血，妇人月经不调，腹中结块，崩中淋露，产后诸血病，血晕，暴血冲上，因损下血。煮酒或酒磨服。（《开宝》）

除风治气，暖腰膝，止暴腰痛，破癥瘕，扑损瘀血，落胎。（大明）

治心气小腹痛，有神。（好古）

散气，治肾气，通经络。（李珣）

活血利气，止痛，通小便。（时珍）

附方 鼻出衄血：玄胡索末，绵裹塞耳内，左衄塞右，右衄塞左。（《普济方》）

小便尿血：玄胡索一两，朴消七钱半，为末。每服四钱，水煎服。（《活人书》）

小儿盘肠（气痛）：玄胡索、茴香等份，炒研，空心米饮，量儿大小与服。（《卫生易简方》）

疝气危急：玄胡索盐炒，全蝎去毒生用，等份为末。每服半钱，空心盐酒下。（《直指方》）

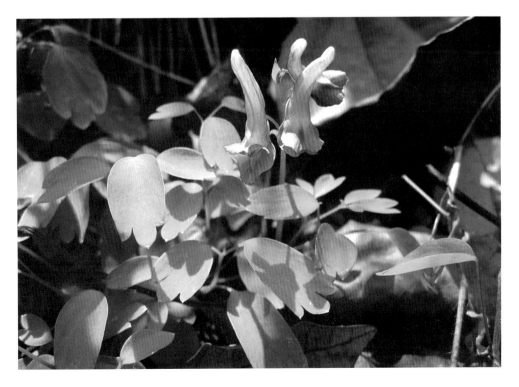

实用指南

单方验方

慢性胃炎：延胡索9克，香附子12克，焦山楂15克。水煎服，每日1剂，分2次服。

冠心病：延胡索、广郁金、檀香各等份。研为细末，每次2～3克，温开水送服，每日2～3次。

偏正头痛不可忍：延胡索、川芎、白芷、蔓荆子各15克，白芍20克。水煎服。

妇女痛经或经来不畅，并伴有瘀块：延胡索15克，蒲黄、五灵脂、川芎各10克，当归20克。水煎服。

妇女产后恶露不尽、小腹剧痛：延胡索、当归各15克，炒桃仁、川芎、甘草各10克，炮姜6克。水煎服。

疝气肿痛：延胡索15克，川楝子、乌药、小茴香各10克。水煎服。

食疗药膳

三七延胡索大蒜糊

原料：延胡索粉、三七粉各10克，紫皮大蒜50克。

制法：先将三七、延胡索分别除杂、洗净、晒干，研成细末后充分拌和均匀，备用；紫皮大蒜剥去外膜，洗净、切碎，剁成大蒜糊，盛入碗中，拌入三七、延胡索细末，加温开水适量，搅拌成糊状。

用法：早、晚2次分服。

功效：活血行气，抗癌止痛。

适用：气滞血瘀型胃癌、肺癌等引起的疼痛。

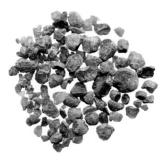

佛手延胡索山楂茶

原料：延胡索、佛手各6克，山楂10克。

制法：将以上3味药水煎，取汁。

用法：代茶频饮，每日1剂。

功效：行血逐瘀。

适用：血瘀气闭型产后血晕。

贝母 《本经·中品》

释名 勤母（《别录》），苦菜（《别录》），苦花（《别录》），空草（《别录》）。

根

气味 辛，平，无毒。

主治 伤寒烦热，淋沥邪气疝瘕，喉痹乳难，金疮风痉。（《本经》）

疗腹中结实，心下满，洗洗恶风寒，目眩项直，咳嗽上气，止烦热渴，出汗，安五脏，利骨髓。（《别录》）

服之不饥断谷。（弘景）

消痰，润心肺。末和砂糖丸含，止嗽。烧灰油调，敷人畜恶疮，敛疮口。（大明）

主胸胁逆气，时疾黄疸。研末点目，去肤翳。以七枚作末酒服，治产难及胞衣不出。与连翘同服，主项下瘤瘰疾。（甄权）

附方 便痈肿痛：贝母、白芷等份为末，酒调服或酒煎服，以滓贴之。（《永类钤方》）

孕妇咳嗽：贝母去心，麸炒黄为末，砂糖拌丸芡子大。每含咽一丸，神效。（《救急易方》）

妊娠尿难（饮食如故）：用贝母、苦参、当归各四两，为末，蜜丸小豆大，每饮服三丸至十丸。（《金匮要略》）

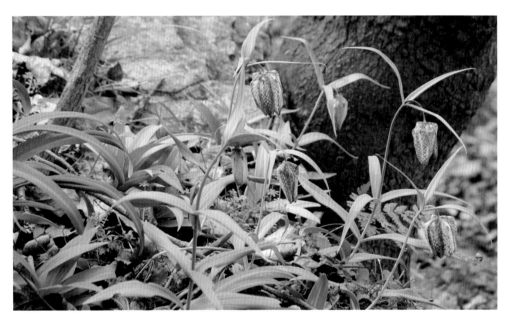

实用指南

单方验方

辅助治疗舌癌：贝母、茯苓、陈皮各9克，清半夏12克，生牡蛎、玄参各15克，制川乌、制草乌各4.5克。水煎服。

干咳：川贝末6克，柿饼1个。将柿饼挖开去核，加入贝母粉末蒸熟，1次服，每日2次。

乳头皲裂：川贝母10克，黑、白芝麻各20克。将川贝母研为细末，黑、白芝麻炒黄研细，混合过筛备用。用时以香油调成糊状，涂搽患处，每日2次。

食疗药膳

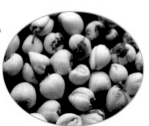

贝母粥

原料：贝母粉10克，粳米100克，砂糖适量。

制法：将粳米、砂糖放入砂锅，加水煮粥，待粥将成时调入贝母粉，再煮即可。

用法：每日1剂，分次服食。

功效：清热散结，润肺化痰，止咳宁嗽。

适用：痰热内蕴、肺气郁闭之咳嗽咯痰、痰黄黏稠、胸闷短气、口干咽燥、尿黄便秘等。

山慈姑①　（宋·《嘉祐》）

释名 金灯（《拾遗》），鬼灯檠（《纲目》），朱姑（《纲目》），鹿蹄草（《纲目》），
无义草。

根

气味 甘、微辛，有小毒。

主治 主疔肿，攻毒破皮，解诸毒蛊毒，蛇虫狂犬伤。（时珍）

附方 牙龈肿痛：红灯笼枝根，煎汤漱吐。（孙氏《集效方》）

叶

主治 疮肿，入蜜捣涂疮口，候清血出，效。（慎微）
　　　涂乳痈、便毒尤妙。（时珍）

附方 中溪毒生疮：朱姑叶捣烂涂之。生东间，叶如蒜叶。（《外台秘要》）

花

主治 小便血淋涩痛，同地檗花阴干，每用三钱，水煎服。（《圣惠方》）

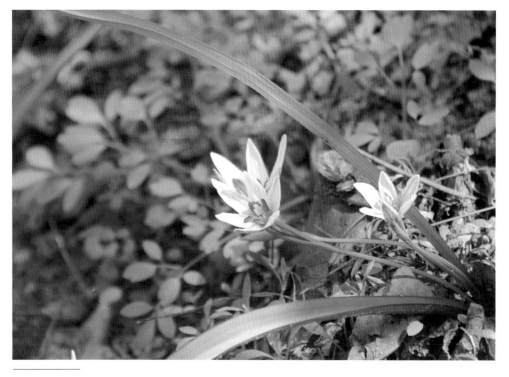

---

① 即山慈菇。

实用指南

单方验方

痛风：山慈菇、生大黄、水蛭各200克，玄明粉300克，甘遂100克。用上药研成细末，每次3~5克，以薄荷油调匀，外敷患处，隔日1次。

缓解痛风发作：山慈菇30克。水煎服。

乳腺癌：山慈菇200克，蟹爪（带爪尖）、蟹壳各100克。共研细末，以蜜为丸，每丸重10克，每日3次，每次1~2丸，饭后用。

脓性指头炎：鲜山慈菇25克。洗净捣烂，加米醋3毫升和匀稍蒸温，用塑料薄膜包敷患处，每日换药1次。

乳腺增生：山慈菇、半枝莲、鹿角霜各等份。共研细末，蜜制为丸如梧桐子大，每次4克，每日2次，温开水送服，2周为1个疗程。

食疗药膳

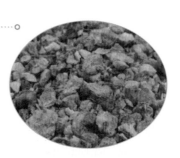

蒸慈菇

原料：生山慈菇数枚，蜂蜜、米泔各适量。

制法：将生慈菇去皮捣烂，与蜂蜜、米泔同拌匀，饭上蒸熟。

用法：趁热服用。

功效：行血，止嗽，补虚。

适用：肺虚咳血。

二山芪归汤

原料：山慈菇、山甲珠、黄连、藕节、枸杞子、菟丝子、鸡内金各10克，连翘、蒲公英、川芎各12克，党参、金银花、陈皮、半枝莲、当归各15克，丹参20克，黄芪30克，砂仁、三七各6克，甘草3克。

制法：水煎取药汁。

用法：每日1剂，分2次服。

功效：益气养血，解毒散结。

适用：色素基底细胞舌癌。

 白茅 　　**《本经·中品》**

释名 根名茹根（《本经》），兰根（《本经》），地筋（《别录》）。

茅根

气味 甘，寒，无毒。

主治 劳伤虚羸，补中益气，除瘀血血闭寒热，利小便。（《本经》）

下五淋，除客热在肠胃，止渴坚筋，妇人崩中。久服利人。（《别录》）

主妇人月经不匀，通血脉淋沥。（大明）

止吐衄诸血，伤寒哕逆，肺热喘急，水肿黄疸，解酒毒。（时珍）

附方 反胃上气（食入即吐）：茅根、芦根二两，水四升，煮二升，顿服得下，良。（《圣济总录》）

虚后水肿（因饮水多，小便不利）：用白茅根一大把，小豆三升，水三升，煮干，去茅食豆，水随小便下也。（《肘后方》）

解中酒毒（恐烂五脏）：茅根汁，饮一升。（《千金方》）

小便出血：茅根煎汤，频饮为佳。（《谈野翁方》）

鼻衄不止：茅根为末，米泔水服二钱。（《圣惠方》）

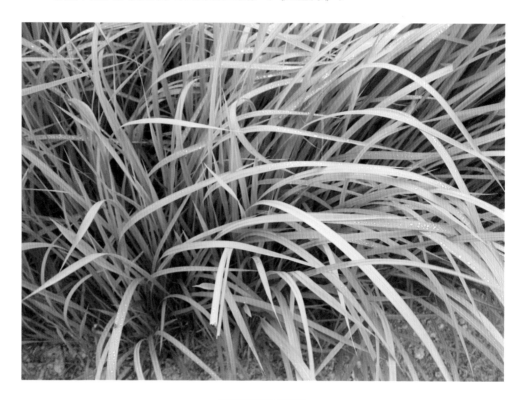

实用指南

单方验方 ···o

关格有尿血：鲜白茅根120克，侧柏叶30克。水煎服。

急性肾炎：鲜白茅根40克，白花蛇舌草、一枝黄花各30克，葫芦壳15克。水煎服，每日1剂。

出血性出血热：白茅根50～100克，丹参20～30克，芦根30～40克，黄柏、牡丹皮各10～15克，佩兰15～30克。每日1～3剂，水煎，分多次频服。

鼻衄：栀子18克，鲜白茅根120克（或白干茅根36克）。水煎，饭后微温服下，睡前服更佳。

肺炎：白茅根、鱼腥草各50克，金银花25克，连翘15克。水煎服，每日1剂，连用3～5日。

糖尿病：白茅根30克，太子参、生地黄、黄精各20克，天花粉、麦冬各15克，葛根10克。水煎服。

食疗药膳

白茅根雪梨猪肺汤

原料：鲜白茅根200克，猪瘦肉250克，陈皮5克，雪梨4个，猪肺1个。

制法：将猪肺洗净，放入开水中煮5分钟；雪梨切块，白茅根切段；陈皮用水浸软。再将用料一齐放入汤煲，先大火煲滚后，改用小火煲约2小时即可。

用法：佐餐食用，每日1剂。

功效：清热生津，化痰止咳。

适用：秋季身体燥热、流鼻血、咳嗽，或痰中带血。

茅根茶

原料：白茅根10克，茶叶5克。

制法：将白茅根摘根须，洗净，同茶叶一起加水，煎服。

用法：每日1次。

功效：清热利尿，凉血解毒。

适用：急性肾炎、血尿、急性传染性肝炎。

龙胆　　《本经·中品》

释名 陵游。

根

气味 苦、涩，大寒，无毒。

主治 骨间寒热，惊痫邪气，续绝伤，定五脏，杀蛊毒。（《本经》）

除胃中伏热，时气温热，热泄下痢，去肠中小虫，益肝胆气，止惊惕。久服益智不忘，轻身耐老。（《别录》）

客忤疳气，热狂，明目止烦，治疮疥。（大明）

去目中黄及睛赤肿胀，瘀肉高起，痛不可忍。（元素）

退肝经邪热，除下焦湿热之肿，泻膀胱火。（李杲）

疗咽喉痛，风热盗汗。（时珍）

附方 伤寒发狂：草龙胆为末，入鸡子清、白蜜，化凉水服二钱。（《伤寒蕴要》）

四肢疼痛：山龙胆根细切，用生姜自然汁浸一宿，去其性，焙干捣末，水煎一钱匕，温服之。此与龙胆同类别种，经霜不凋。（《图经》）

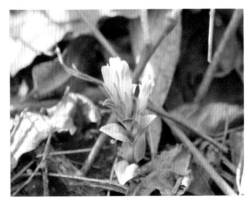

咽喉热痛：龙胆擂水服之。（《集简方》）

暑行目涩：生龙胆捣汁一合，黄连浸汁一匙，和点之。（危氏《得效方》）

卒然尿血不止：龙胆一虎口，水五升，煮取二升半，分为五服。（《姚僧坦集验方》）

--- 实用指南 ---

 单方验方

肝胆热上扰致多眠：龙胆草、泽泻、黄芩、柴胡各10克，栀子6克，薏苡仁20克，生地黄、车前子各15克。包煎，水煎服。

肛门尖锐湿疣：龙胆草、黄芩、炒栀子、生地黄、泽泻、车前子、当归各10克，柴胡、木通各6克，甘草3克。水煎取药汁，每日1剂，每日2次。

流行性乙型脑炎：对轻症能口服者给予20％龙胆草糖浆，每次10～15毫升，每日3次。

带状疱疹：龙胆草30克，丹参15克，川芎10克。水煎服，每日1剂，分早、晚2次服；大便秘结者加大黄12克。

 食疗药膳

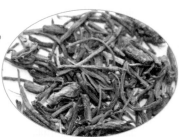

龙胆草粥

原料：龙胆草10克，淡竹叶20克，大米100克。

制法：先用水煎龙胆草、淡竹叶，取汁加入大米煮成粥。

用法：早餐食用。

功效：泻肝降火，清心除烦。

适用：失眠兼急躁易怒、目赤口苦、小便黄、大便秘结，属于肝郁化火。

细辛　　《本经·上品》

释名 小辛（《本经》），少辛。

根

气味 辛，温，无毒。

主治 咳逆上气，头痛脑动，百节拘挛，风湿痹痛死肌。久服明目利九窍，轻身长年。（《本经》）

润肝燥，治督脉为病，脊强而厥。（好古）

治口舌生疮，大便燥结，起目中倒睫。（时珍）

附方 暗风卒倒，不省人事：细辛末，吹入鼻中。（危氏《得效方》）

小儿口疮：细辛末，醋调，贴脐上。（《卫生家宝方》）

口舌生疮：细辛、黄连等份，为末掺之，漱涎甚效，名兼金散。一方用细辛、黄柏。（《三因方》）

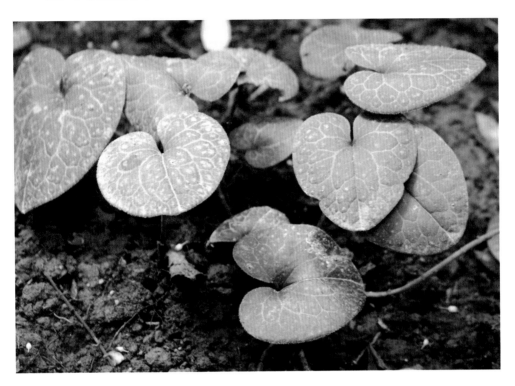

实用指南

单方验方

风火牙痛：细辛4.5克，生石膏45克。水煎2次，药液混匀，一半漱口，一半分二次服下，每日1剂。

阳虚感冒：细辛、麻黄各3克，附子10克。水煎温服。

偏头痛：细辛5克，川芎、当归各30克，辛夷、蔓荆子各10克。水煎服，每日1剂。

鼻塞不通：细辛末少许。吹入鼻中。

外感风寒、头痛咳嗽：细辛1～3克。水煎服。

食疗药膳

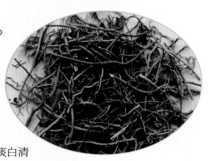

细辛粥

原料：细辛3克，大米100克。

制法：将细辛择净，放入锅中，加清水适量，浸泡5～10分钟后水煎取汁，加大米煮为稀粥。

用法：每日1～2剂，连续2～3日。

功效：祛风散寒，温肺化饮，宣通鼻窍。

适用：外感风寒头痛、身痛、牙痛、痰饮咳嗽、痰白清稀、鼻塞等。

徐长卿 《本经·上品》

释名 鬼督邮（《本经》），别仙踪（苏颂）。

根

气味 辛，温，无毒。

主治 鬼物百精蛊毒，疫疾邪恶气，温疟。久服强悍轻身。（《本经》）

益气延年。又曰，石下长卿：主鬼疰精物邪恶气，杀百精蛊毒，老魅注易，亡走啼哭，悲伤恍惚。（《别录》）

附方 小便关格（徐长卿汤，治气壅关格不通，小便淋结，脐下烦闷）：徐长卿炙半两，茅根三分，木通、冬葵子一两，滑石二两，槟榔一分，瞿麦穗半两，每服五钱，水煎，入朴消一钱，温服，日二服。（《圣惠方》）

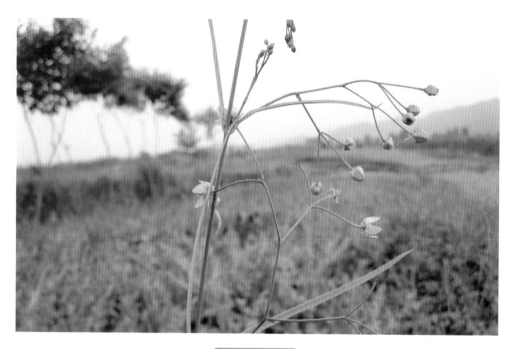

实用指南

单方验方

慢性气管炎：徐长卿30克。水煎分2次服，10日为1个疗程。

皮肤病：徐长卿6~12克。水煎服，余汤外洗。

跌打损伤、腰腿疼痛：徐长卿根适量。研末，每次5~10克，早、晚各1次，水酒送服。

中暑：鲜徐长卿根10克，白酒60毫升。将徐长卿根洗净切碎，擂汁服；若不饮酒者，以水酒或冷开水代酒擂取汁亦可。或徐长卿末5克，用冷开水冲服。

食疗药膳

徐长卿猪肉酒

原料：徐长卿根24～30克，猪瘦肉200克，老酒100毫升。

制法：将上3味酌加水煎成半碗。

用法：饭前服，每日2次。

功效：祛风除湿，活血镇痛。

适用：风湿痛。

徐长卿茶

原料：徐长卿10克，炙甘草3克，茶叶2克。

制法：将徐长卿、炙甘草洗净，用水煎煮，入茶叶取汁200毫升。

用法：代茶饮用，每日1剂。

功效：祛风通络，止痛。

适用：风湿痹痛、肩周炎等。

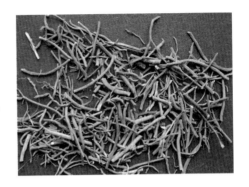

白微①　《本经·中品》

释名 薇草（《别录》），白幕（《别录》），春草（《本经》），骨美。

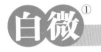

气味 苦、咸，平，无毒。

主治 暴中风身热肢满，忽忽不知人，狂惑邪气，寒热酸疼，温疟洗洗，发作有时。（《本经》）

疗伤中淋露，下水气，利阴气，益精。久服利人。（《别录》）

治惊邪风狂痓病，百邪鬼魅。（弘景）

风温灼热多眠，及热淋遗尿，金疮出血。（时珍）

附方 肺实鼻塞（不知香臭）：白微、贝母、款冬花各一两，百部二两，为末。每服一钱，米饮下。（《普济方》）

妇人遗尿（不拘胎前产后）、血淋热淋：白微、芍药各一两，为末。酒服方寸匕，日三服。（《千金方》）

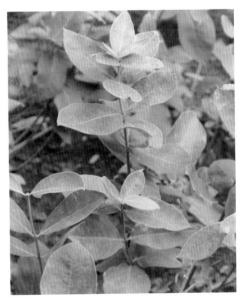

---

① 即白薇。

实用指南

单方验方

偏头痛：白薇、当归、党参各10克，生石决明25克。水煎服，每日1剂，分2次服。

泪囊炎：白薇、羌活、防风、白蒺藜、石榴皮各10克，金银花、蒲公英各12克。水煎服，每日1剂，每日2次。

血管抑制性晕厥：白薇30克，当归、党参各15克，炙甘草6克。水煎服，每日1剂，可随症加减。

肺结核发热：白薇、葎草果实各9克，地骨皮12克。水煎服，每日1剂。

颈淋巴结核：鲜白薇、鲜天冬各等份。捣烂敷患处。

风湿关节炎：白薇、臭山羊、大鹅儿肠根各15克。泡酒服，每日2次，每次10毫升。

食疗药膳

丹参桃仁白薇粥

原料：白薇、桃仁（去皮、尖）各10克，丹参15克，粳米50克。

制法：将桃仁研碎，与白薇、丹参同煎，取汁去渣，与粳米同煮为粥。

用法：温服适量。

功效：清热凉血，化瘀。

适用：损伤后瘀血发热、大便干结等。

白薇冬茶

原料：白薇5克，桔梗、天冬、绿茶、甘草各3克。

制法：用200毫升开水冲泡10分钟后饮用，也可直接冲饮。

用法：代茶频饮。

功效：清热消核。

适用：瘰疬痰核、皮肤肿块等。

白前　《别录·中品》

释名 石蓝（《唐本》），嗽药（《唐本》）。

根

气味 甘，微温，无毒。

主治 胸胁逆气，咳嗽上气，呼吸欲绝。（《别录》）

主一切气，肺气烦闷，贲豚肾气。（大明）

降气下痰。（时珍）

附方 久嗽唾血：白前、桔梗、桑白皮（炒）三两，甘草（炙）一两，水六升，煮一升，分三服。忌猪肉、菘菜。（《外台秘要》）

久患呀呷（咳嗽，喉中作声，不得眠）：取白前（焙）捣为末，每温酒服二钱。（《深师方》）

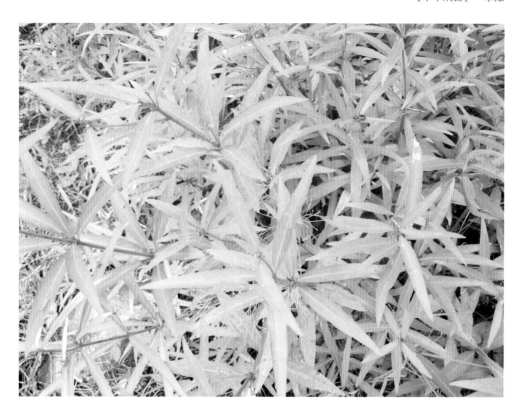

实用指南

单方验方

尿路感染及肾炎：白前30克。水煎服，早、晚各1次，连服15日。

小儿肺炎：白前、桔梗、紫菀、百部各9克，甘草、陈皮各3克，荆芥4.5克，随症加减。水煎服，每日1剂，连用3日，药量依患儿年龄酌减。

烧伤：白前、白芷、紫草、冰片、忍冬藤（金银花藤）各适量。共研细粉，香油调敷患处。

跌打胁痛：白前15克，香附9克，青皮3克。水煎服。

小儿急性上呼吸道感染：白前、杏仁各12克，玄参、金银花各15克，薄荷、荆芥、甘草各6克。水煎服。

小儿慢性支气管炎：白前、杏仁、桃仁、前胡各4.5克，莱菔子、紫苏子、玉蝴蝶各6克，冬瓜子、薏苡仁各12克，鲜芦根30克，胆南星3克。水煎服。

食疗药膳

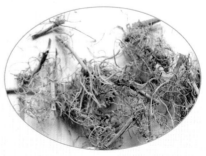

白前粥

原料：白前10克，大米100克。

制法：将白前择净，放入锅中，加清水适量，浸泡5～10分钟后，水煎取汁，加大米煮粥，服食。

用法：每日1剂，连续2～3日。

功效：祛痰，降气，止咳。

适用：肺气壅实、痰多而咳嗽不爽、气逆喘促等。

当归 《本经·中品》

释名 乾归（《本经》），山蕲（《尔雅》），白蕲（《尔雅》），文无（《纲目》）。

根

气味 苦，温，无毒。

主治 咳逆上气，温疟寒热，洗洗在皮肤中，妇人漏下绝子，诸恶疮疡金疮，煮汁饮之。（《本经》）

温中止痛，除客血内塞，中风痉汗不出，湿痹中恶，客气虚冷，补五脏，生肌肉。（《别录》）

止呕逆，虚劳寒热，下痢腹痛齿痛，女人沥血腰痛，崩中，补诸不足。（甄权）

治头痛，心腹诸痛，润肠胃筋骨皮肤，治痈疽，排脓止痛，和血补血。（时珍）

主痿癖嗜卧，足下热而痛。冲脉为病，气逆里急。带脉为病，腹痛，腰溶溶如坐水中。（好古）

附方 衄血不止：当归（焙）研末，每服一钱，米饮调下。（《圣济总录》）

小便出血：当归四两，锉，酒三升，煮取一升，顿服。（《肘后方》）

头痛欲裂：当归二两，酒一升，煮取六合，饮之，日再服。（《外台秘要》）

心下痛刺：当归为末，酒服方寸匕。（《必效方》）

大便不通：当归、白芷等份，为末。每服二钱，米汤下。（《圣济总录》）

室女经闭：当归尾、没药各一钱，为末，红花浸酒，面北饮之，一日一服。（《普济方》）

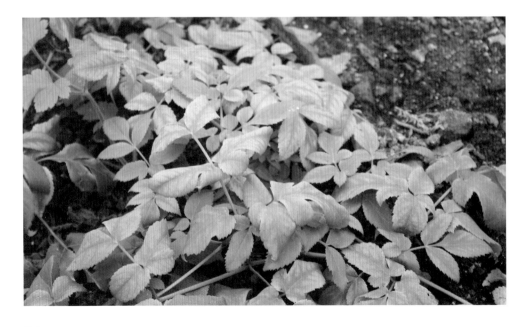

单方验方

痛证：当归150克，天麻72克，全虫、炙甘草各60克，胆南星21克。共研为细末，每日2～3次，每次3克，轻者1～2次，开水送服。

老年性便秘：当归15克，郁李仁、麻仁、冬瓜仁、黑芝麻、炒枳壳、桃仁、杏仁各9克，瓜蒌仁12克，制大黄6克，焦谷芽、松子仁各10克。水煎服。

气滞血瘀呃逆：当归、红花、柴胡、元胡、桃仁、枳壳各10克，赤芍、瓜蒌各15克，丁香6克。水煎服。

食疗药膳

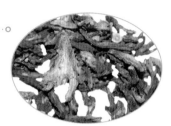

当归酒

原料：当归60克，白酒500毫升。

制法：将当归和白酒一起放入锅内煎煮20分钟，待药液晾温后装入瓶中密封，一周后即可饮用。

用法：每次10～20毫升，每日2～3次。

功效：补血活血，温经止痛。

适用：血虚夹瘀所致的头痛、心悸怔忡、失眠健忘、头晕目眩、面色萎黄、痛经以及更年期综合征等。

当归首乌鸡肉汤

原料：当归、何首乌各20克，枸杞子15克，鸡肉200克，生姜、葱花、盐、味精各适量。

制法：将鸡肉洗净、切块，与当归、何首乌、枸杞子同放入锅内，加清水适量，煮至鸡肉烂熟时放入生姜、葱花、盐、味精调味。

用法：饮汤食肉。

功效：补肝肾，益气血。

适用：肝血不足所致的身体虚弱、头晕目眩、倦怠乏力、心悸怔忡、失眠健忘、食欲不佳等。

川芎　《本经·上品》

释名 香果（《别录》），山鞠穷（《纲目》）。

根

气味 辛，温，无毒。

主治 中风入脑头痛，寒痹筋挛缓急，金疮，妇人血闭无子。（《本经》）

除脑中冷动，面上游风去来，目泪出，多涕唾，忽忽如醉，诸寒冷气，心腹坚痛，中恶卒急肿痛，胁风痛，温中内寒。（《别录》）

搜肝气，补肝血，润肝燥，补风虚。（好古）

燥湿，止泻痢，行气开郁。（时珍）

蜜和大丸，夜服，治风痰殊效。（苏颂）

齿根出血，含之多瘥。（弘景）

附方 气虚头痛：真川芎为末，腊茶调服二钱，甚捷。曾有妇人产后头痛，一服即愈。（《集简方》）

风热头痛：川芎一钱，茶叶二钱，水一钟，煎五分，食前热服。（《简便方》）

头风化痰：川芎洗切，晒干为末，炼蜜丸如小弹子大。不拘时嚼一丸，茶清下。（《经验后方》）

偏头风痛：川芎细锉，浸酒日饮之。（《斗门方》）

小儿脑热（好闭目，或太阳痛，或目赤肿）：川芎、薄荷、朴消各二钱，为末，以少许吹鼻中。（《全幼心鉴》）

诸疮肿痛：川芎煅研，入轻粉，麻油调涂。（《普济方》）

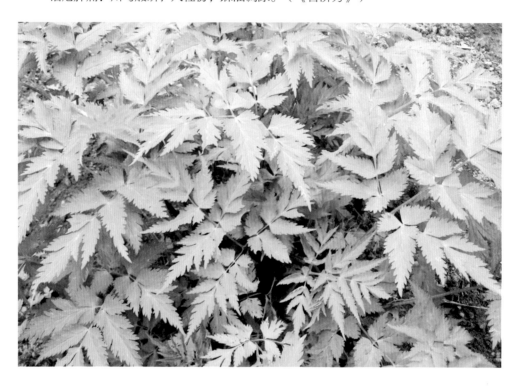

实用指南

单方验方

风热头痛：川芎、菊花各15克。水煎服。

风寒头痛：川芎15克，细辛3克。水煎服。

阳亢头痛：川芎15克，天麻10克。水煎服。

血虚头痛：川芎15克，当归10克。水煎服。

头风头痛，痛连项背，遇风尤剧：川芎、白芷各3克，大葱15克。将川芎、白芷研为细末，加入大葱共捣如泥，外敷贴太阳穴。

川芎调经茶

原料：川芎、红茶各6克。

制法：将以上2味药共置盖杯中，冲入沸水适量，泡闷15分钟后，分2～3次温饮。

用法：每日1剂。

功效：理气开郁，活血止痛。

适用：经前腹痛、经行不畅、经闭不行、胁腹胀痛等。

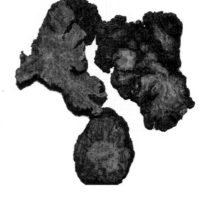

芎芷辛夷猪脑汤

原料：川芎、白芷各10克，辛夷花15克，猪脑2副（牛、羊脑亦可），盐、味精各适量。

制法：先将猪脑洗净，剔去红筋备用；把川芎、白芷、辛夷花同放入砂锅内，加清水1000毫升，煎取500毫升，复将药汁倒入炖盅内，加入猪脑，隔水炖熟，再加盐、味精调味即成。

用法：每2日1剂，饮汤吃猪脑。

功效：祛风利窍。

适用：慢性鼻炎、鼻塞不通等。

蛇床 《本经·上品》

释名 蛇粟（《本经》），蛇米（《本经》），虺床（《尔雅》），墙蘼（《别录》）。

子

气味 苦，平，无毒。

主治 男子阳痿湿痒，妇人阴中肿痛，除痹气，利关节，癫痫恶疮。久服轻身。好颜色。（《本经》）

温中下气，令妇人子脏热，男子阴强。久服令人有子。（《别录》）

暖丈夫阳气，助女人阴气，治腰胯酸疼，四肢顽痹，缩小便，去阴汗湿癣齿痛，赤白带下，小儿惊痫，扑损瘀血，煎汤浴大风身痒。（大明）

附方 阳事不起：蛇床子、五味子、菟丝子各等份，为末，蜜丸梧子大。每服三十丸，温酒下，日三服。（《千金方》）

妇人阴痒：蛇床子一两，白矾二钱，煎汤频洗。（《集简方》）

产后阴脱、妇人阴痛：绢盛蛇床子，蒸热熨之。又法：蛇床子五两，乌梅十四个，煎水，日洗五六次。（《千金方》）

痔疮肿痛（不可忍）：蛇床子煎汤熏洗。（《简便方》）

小儿癣疮：蛇床子杵末，和猪脂涂之。（《千金方》）

风虫牙痛：用蛇床子、烛烬，同研，涂之。（《千金方》）用蛇床子煎汤，乘热漱数次，立止。（《集简方》）

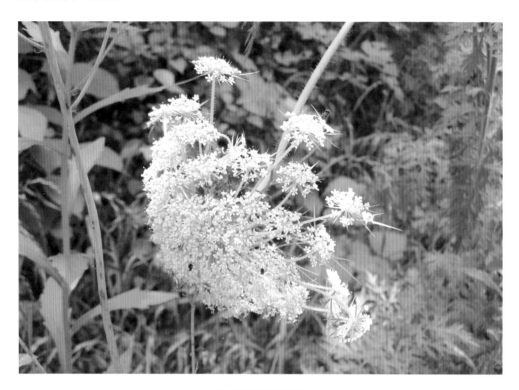

实用指南

单方验方

更年期阴道瘙痒或外阴湿疹：蛇床子15克，白矾3克。煎汤熏洗，每日1次。

滴虫性阴道炎、宫颈糜烂：蛇床子、苦参各15克。煎汤熏洗，每日1次。

绣球风：蛇床子、吴茱萸、艾叶各30克，水1500～2000毫升。煎煮至沸，再煮10分钟，加芒硝15克，先熏后洗。

婴儿湿疹、慢性湿疹急性发作期、汗疱疹糜烂期：蛇床子18克。研为细末，加凡士林75克，调为软膏，涂抹患处。

周围神经炎：蛇床子、地肤子、没药、黄柏、苦参各6克。煎水后待温热适中浸泡患处，每日1剂。

食疗药膳

蛇床子炖麻雀

原料：蛇床子15克，生姜12克，大蒜6克，麻雀5只，花椒、酱油、味精、盐、油、葱各适量。

制法：将麻雀去毛及肠杂，洗净备用；生姜切片；蛇床子去净灰尘装入麻雀腹内，放入碗内，并加入生姜、葱、大蒜、酱油、花椒等，隔水炖熟，至熟后去掉药渣，锅中放油，加入盐、味精略炖煮即成。

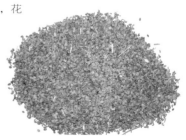

用法：食肉饮汤，每日1次。

功效：补肾壮阳，生精补髓。

适用：肾阳虚型畸形精子过多。

藁本 《本经·中品》

释名 藁茇（《纲目》），鬼卿（《本经》），鬼新（《本经》），微茎（《别录》）。

根

气味 辛，温，无毒。

主治 妇人疝瘕，阴中寒肿痛，腹中急，除风头痛，长肌肤，悦颜色。（《本经》）

治太阳头痛巅顶痛，大寒犯脑，痛连齿颊。（元素）

头面身体皮肤风湿。（李杲）

督脉为病，脊强而厥。（好古）

治痈疽，排脓内塞。（时珍）

附方 实心痛（已用利药，用此彻其毒）：藁本半两，苍术一两，作二服。水二钟，煎一钟，温服。（《活法机要》）

干洗头屑：藁本、白芷等份，为末，夜擦旦梳，垢自去也。（《便民图纂》）

小儿疥癣：藁本煎汤浴之，并以浣衣。（《保幼大全》）

实

主治 风邪流入四肢。（《别录》）

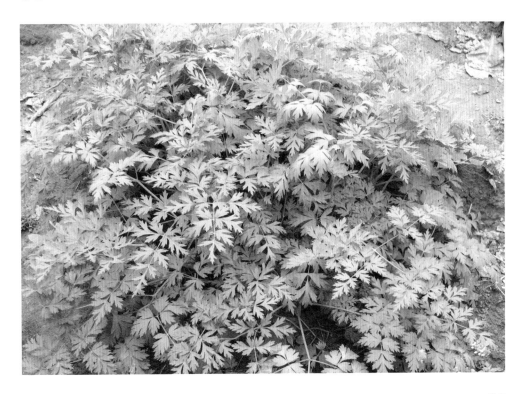

实用指南

单方验方

鼻上面上赤：藁本适量。研细末，先以皂角水擦动赤处，拭干，以冷水或蜜水调涂，干再用。

破伤风：藁本、菊花、石斛、赤芍、白芷各9克，川芎、防风、红花、荆芥各6克，薄荷、蝉衣、制乳香各3克。水煎服。

头屑多：藁本、白芷各等份。研为细末，夜间干擦头发，清晨梳去，头屑自除。

头痛、偏头痛：藁本、白芷各10克，川芎6克，细辛3克。水煎服。

食疗药膳

藁本蒸猪脑髓

原料：藁本、天麻、红木子、决明子、夏枯草各15克，猪脑髓250克。

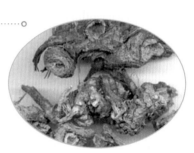

制法：将原料一起蒸熟即可。

用法：食猪脑髓。

功效：平肝，健脑。

适用：头闷、健忘等。

白芷 《本经·上品》

释名 芳香（《本经》），泽芬（《别录》）。

根

气味 辛，温，无毒。

主治 女人漏下赤白，血闭阴肿，寒热，头风侵目泪出，长肌肤，润泽颜色，可做面脂。（《本经》）

疗风邪，久渴吐呕，两胁满，头眩目痒。可作膏药。（《别录》）

解利手阳明头痛，中风寒热，及肺经风热，头面皮肤风痹燥痒。（元素）

治鼻渊鼻衄，齿痛，眉棱骨痛，大肠风秘，小便去血，妇人血风眩晕，翻胃吐食，解砒毒蛇伤，刀箭金疮。（时珍）

附方 鼻衄不止：就以所出血调白芷末，涂山根，立止。（《简便方》）

小便出血：白芷、当归等份，为末，米饮每服二钱。（《经验方》）

痔疮肿痛：先以皂角烟熏之，后以鹅胆汁调白芷末涂之，即消。（《医方摘要》）

疔疮初起：白芷一钱，生姜一两，擂酒一盏，温服取汗，即散。此陈指挥方也。（《袖珍方》）

痈疽赤肿：白芷、大黄等份，为末，米饮服二钱。（《经验方》）

诸骨哽咽：白芷、半夏等份，为末。水服一钱，即呕出。（《普济方》）

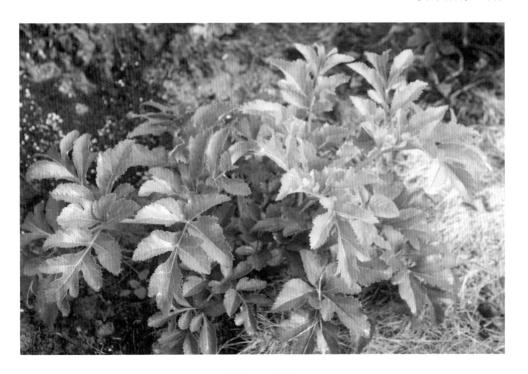

实用指南

单方验方

外感风寒、风热头痛：白芷、菊花各9克。水煎服，每日1剂，分2次服。

胃脘痛：白芷、黄芪、白及、甘草各等份。研细末，每次8克，每日2次，加蜂蜜2匙，冲服。

跌打损伤、肌肉劳损、风湿性肌炎、肩周炎、肋间神经痛：白芷、三七、桃仁、红花、乳香、没药各等份。研末，用50%～70%的乙醇或白酒调匀，外敷于疼痛部位或穴位，再外包塑料膜，干后再换。

膝关节肿痛积水：白芷适量。研细粉，黄酒冲服。

疮疡肿痛初期：白芷60克。水煎服，分3次。

妇女湿热带下：白芷15克，海螵蛸、苍术、黄柏各12克。水煎服，连服3日。

食疗药膳

白芷茯苓薏苡仁粥

原料：白芷、陈皮各10克，茯苓30克，薏苡仁50克，盐3克。

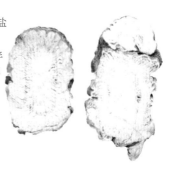

制法：将白芷、茯苓、陈皮洗净，薏苡仁洗净后清水浸半小时。把白芷、茯苓、陈皮放入锅内，加清水适量，大火煮半小时，去渣，放入薏苡仁，小火煮至粥成，加盐调味或淡食。

用法：随量食用。

功效：祛风化痰，降浊止痛。

适用：神经衰弱属脾湿痰浊上犯，症见头痛、头晕，时有恶心、胸脘痞闷等。

芍药

《本经·中品》

释名 将离（《纲目》），犁食（《别录》），白术（《别录》），余容（《别录》）。

根

气味 苦，平，无毒。

主治 邪气腹痛，除血痹，破坚积，寒热疝瘕，止痛，利小便，益气。（《本经》）

通顺血脉，缓中，散恶血，逐贼血，去水气，利膀胱大小肠，消痈肿，时行寒热，中恶腹痛腰痛。（《别录》）

理中气，治脾虚中满，心下痞，胁下痛，善噫，肺急胀逆喘咳，太阳鼽衄目涩，肝血不足，阳维病苦寒热，带脉病苦腹痛满，腰溶溶如坐水中。（好古）

止下痢腹痛后重。（时珍）

附方 衄血咯血：白芍药一两，犀角末二钱半，为末。新水服一钱匕，血止为限。（《古今录验》）

崩中下血（小腹痛甚者）：芍药一两，炒黄色，柏叶六四，微炒。每服二两，水一升，煎六合，入酒五合，再煎七合，空心分为两服。亦可为末，酒服二钱。（《圣惠方》）

痘疮胀痛：白芍药为末，酒服半钱匕。（《痘疹方》）

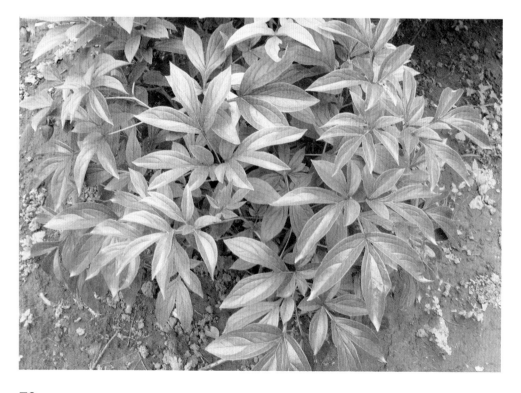

实用指南

单方验方

肾气虚致沙淋腰痛：白芍30克，黄芪120克。水煎服。

肝郁气眩晕：白芍、枳壳各12克，甘草、柴胡各10克。水煎服。

习惯性便秘：生白芍24～40克，生甘草10～15克。水煎服。

哮喘：白芍30克，甘草15克。共研为细末，每次30克，加开水100～150毫升，煮沸3～5分钟，澄清温服，一般药后30～120分钟即可显效。

肌肉痉挛：杭白芍30～60克，炙甘草10～15克。每日1剂，水煎服，每日3次。

高血压：白芍20克，钩藤、生地黄各15克，牛膝9克。每日1剂，水煎服。

胃、十二指肠溃疡：芍药、甘草各10克，陈皮6克，蜂蜜60毫升。将芍药、甘草、陈皮放入锅中，加水煎汤，去渣后加入蜂蜜调匀即成，每日2次。

食疗药膳

芍药浸酒方

原料：芍药、黄芪、生地黄各15克，艾叶5克，白酒250毫升。

制法：将以上4味药除去杂质，放容器中，倒入白酒，密封容器口，浸泡3～5日，滤取药汁即可。

用法：每食前随量温饮用。

功效：益气血，温经脉，理冲任，止带浊。

适用：气血双亏、冲任失调之妇女血伤，赤白带下及面部蝴蝶斑。

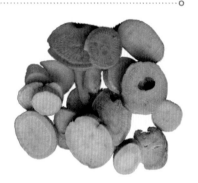

牡丹

《本经·中品》

释名 鼠姑（《本经》），百两金（《唐本》），木芍药（《纲目》），花王。

根皮

主治 久服轻身益寿。（吴普）

治冷气，散诸痛，女子经脉不通，血沥腰痛。（甄权）

通关腠血脉，排脓，消扑损瘀血，续筋骨，除风痹，落胎下胞，产后一切冷热血气。（大明）

治神志不足，无汗之骨蒸，衄血吐血。（元素）

和血生血凉血，治血中伏火，除烦热。（时珍）

附方 妇人恶血，攻聚上面多怒：牡丹皮半两，干漆烧烟尽半两，水二钟，煎一钟服。（《诸证辨疑》）

伤损瘀血：牡丹皮二两，虻虫二十一枚，熬过同捣末。每旦温酒服方寸匕，血当化为水下。（《广利方》）

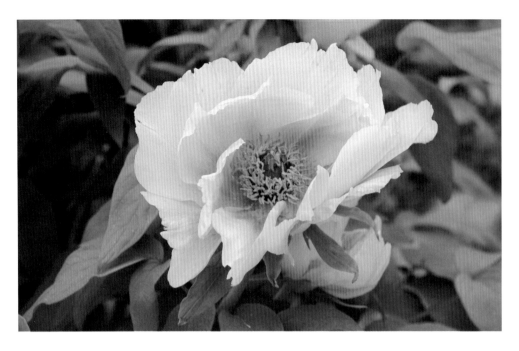

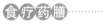 实用指南

单方验方

腹有积块：牡丹皮、桂枝、赤芍、茯苓、桃仁各9克。水煎服，每日1剂。

通经：牡丹皮6～9克，六月雪、仙鹤草、槐花各9～12克。水煎，冲黄酒、红糖，经行时早、晚空腹服。

变应性鼻炎：牡丹皮9克。水煎服，连服10日为1个疗程。

牙痛：牡丹皮、防风、生地黄、当归各20克，升麻15克，青皮12克，细辛5克。水煎服。

食疗药膳

牡丹银耳汤

原料：白牡丹花2朵，银耳30克，料酒、味精、清汤、白胡椒粉、盐各适量。

制法：将白牡丹花瓣洗净；银耳用开水浸泡膨胀后，择洗干净、控干。将清汤倒入净锅内，加入盐、料酒、味精、白胡椒粉，烧沸，撇去浮沫。把银耳放入大碗内，倒进调好的清汤，上笼蒸至银耳发软入味时取出，撒上白牡丹花瓣即可食用。

用法：饮汤食银耳。

功效：清肺热，益脾胃，滋阴生津。

适用：肺热咳嗽。

牡丹粥

原料：牡丹叶、决明子、漏芦（去芦头）各10克，雄猪肝100克，粳米50～100克。

制法：将猪肝洗净切片；先煎以上前3味药，去渣取汁，后入肝、米，煮粥即可。

用法：每日2次，空腹服食。

功效：活血消积。

适用：小儿癖瘕，症见两胁下出现结块，时痛时止或平时摸不到，痛时才触及。

木香 《本经·上品》

释名 蜜香（《别录》），青木香（弘景），五木香（《图经》），南木香（《纲目》）。

根

气味 辛，温，无毒。

主治 邪气，辟毒疫温鬼，强志，主淋露。久服不梦寤魇寐。（《本经》）

消毒，杀鬼精物，温疟蛊毒，气劣气不足，肌中偏寒，引药之精。（《别录》）

治心腹一切气，膀胱冷痛，呕逆反胃，霍乱泄泻痢疾，健脾消食，安胎。（大明）

散滞气，调诸气，和胃气，泄肺气。（元素）

行肝经气。煨熟，实大肠。（震亨）

治冲脉为病，逆气里急，主脬渗小便秘。（好古）

附方 气滞腰痛：青木香、乳香各二钱，酒浸，饭上蒸，均以酒调服。（《圣惠方》）

耳卒聋闭：昆仑真青木香一两切，以苦酒浸一夜，入胡麻油一合，微火煎，三上三下，以绵滤去滓，日滴三四次，以愈为度。（《外台秘要》）

耳内作痛：木香末，以葱黄染鹅脂，蘸末深纳入耳中。（《圣济总录》）

小儿天行壮热头痛：木香六分，白檀香三分，为末，清水和服。乃温水调涂囟顶上取瘥。（《圣惠方》）

天行发斑赤黑色：青木香一两，水二升，煮一升服。（《外台秘要》）

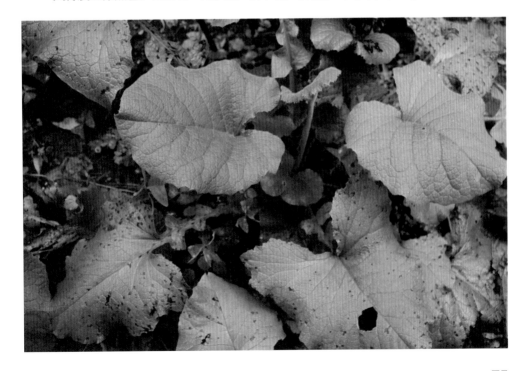

实用指南

单方验方

肝炎：木香适量。研细末，每日9～18克，分3～4次服用。

痢疾腹痛：木香6克，黄连12克。水煎服。

预防脚气冲心症：干姜、木香各4克，陈酒4毫升，李子2克。加水400毫升，煎至200毫升，此汁为1日量，分3次饮用。

糖尿病血瘀症：木香10克，当归、川芎各15克，葛根、丹参、黄芪、益母草、山药各30克，赤芍、苍术各12克。水煎服。

便秘：广木香、番泻叶、厚朴各10克。用开水冲泡，当茶频饮。

食疗药膳

香砂藕粉

原料：木香2克，砂仁3克，藕粉30克，糖适量。

制法：先将砂仁、木香研粉，和藕粉用温水调糊，再用滚开水冲熟，入糖调匀即可。

用法：做早餐食用。

功效：理气开胃，和中止呕。

适用：食气相结，或气郁所致的呕吐。

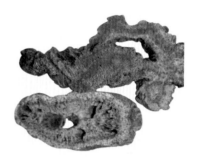

木香酒

原料：木香25克，巴戟天、莲实肉、附子、茴香各52克，蛇床子2克，白酒2500毫升。

制法：将上药研碎，装入纱布袋，放入酒坛，倒入白酒，密封坛口，浸泡15日即成。

用法：每日2次，每次15～30毫升。

功效：补肾壮阳。

适用：元阳虚衰之阳痿不举、早泄遗精、宫冷不孕、小腹冷痛、小便频数不禁等。

山柰 《纲目》

释名 山辣（《纲目》），三柰。

根

气味 辛，温，无毒。

主治 暖中，辟瘴疠恶气，治心腹冷气痛，寒湿霍乱，风虫牙痛。入合诸香用。（时珍）

附方 风虫牙痛：用山柰为末，铺纸上卷作筒，烧灯吹灭，乘热和药吹入鼻内，痛即止。（《仁存方》）

面上雀斑：三柰子、鹰粪、密陀僧、蓖麻子各等份，研匀，以乳汁调之，夜涂且洗去。

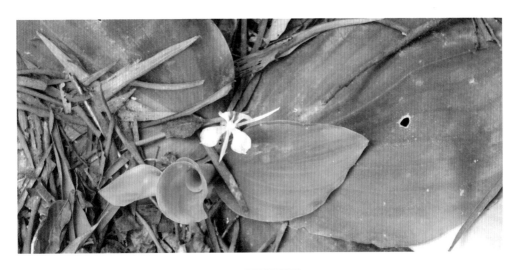

实用指南

单方验方 ⟡

心腹冷痛：山柰、当归、丁香、甘草各等份。研细末，醋糊丸如梧桐子大，每服30丸，酒下。

风火牙痛：肥皂荚（去穰）1个。内入山柰、甘松各0.9克，花椒、盐不拘多少，以塞满为度，用面包裹，炼红，研末，每日擦牙。

雀斑：山柰、白附子、僵蚕、白芷、硼砂各10克，冰片2克。研成极细粉，每晚睡前用水或牛乳调匀，擦面部。

食疗药膳 ⟡

山柰炒鸡

原料：山柰数块，土鸡半只，黄酒、蚝油、味精、盐、料酒、植物油各适量。

制法：将鸡斩成小块，用盐和料酒腌制；将山柰拍碎或切小块，待锅油热，放入山柰爆炒，把鸡块倒进去，大火炒2～3分钟，稍焖，加盐、味精调味后起锅。

用法：佐餐食用。

功效：提高免疫力，预防流感。

适用：免疫力低下者。

高良姜 《别录·中品》

释名 蛮姜（《纲目》），子名红豆蔻。

根

气味 辛，大温，无毒。

主治 暴冷，胃中冷逆，霍乱腹痛。（《别录》）

下气益声，好颜色。煮饮服之，止痢。（藏器）

治风破气，腹内久冷气痛，去风冷痹弱。（甄权）

转筋泻痢，反胃，解酒毒，消宿食。（大明）

含块咽津，治忽然恶心，呕清水，逡巡即瘥。若口臭者，同草豆蔻为末，煎饮。（苏颂）

健脾胃，宽噎膈，破冷癖，除瘴疟。（时珍）

附方 霍乱吐痢（火炙高良姜令焦香）：每用五两，以酒一升，煮三四沸，顿服。亦治腹痛中恶。（《外台秘要》）

霍乱腹痛：高良姜一两锉，以水三大盏，煎二盏半，去滓，入粳米一合，煮粥食之，便止。（《圣惠方》）

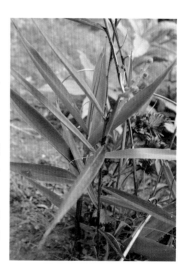

实用指南

单方验方

脾寒疟疾：高良姜、干姜各等量。研末，每次6克，水冲服。

急性风湿性关节炎：高良姜、淮牛膝、甘草、防风各15克。以温火炒（勿炒焦）后研成细粉，分2次温水送服，3日后再服1次。

慢性胃炎：高良姜、制香附各6～10克，丹参、百合各30克，乌药9～12克，檀香6克，砂仁3克。用上药浓煎取汁250毫升，每日1剂，分3次内服，连续服药2周。

咳嗽、失音、气喘、喉炎：高良姜适量。研细，与蜂蜜同服。

胃寒呕吐：高良姜、半夏、生姜各等量。水煎服。

食疗药膳

良姜陈皮粥

原料：高良姜、陈皮各10克，粳米60克。

制法：将良姜切片，与陈皮、粳米一起熬粥。

用法：温热食用。

功效：温中止痛，行气健脾，燥湿化痰。

适用：脘腹冷痛、呕吐、泄泻、胀满以及痰湿壅滞的咳嗽痰多等。

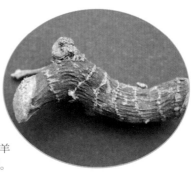

高良姜羊肉汤

原料：高良姜、赤芍药、桂心、当归各5克，羊肉500克，盐、葱、姜、椒各适量。

制法：将以上前4味药，捣碎包裹，以水1500毫升，与羊肉一同煮取300毫升，去滓，加盐、葱、姜、椒调味即可食用。

用法：不计时候，吃肉喝汤。

功效：温肾散寒，止痛。

适用：寒疝、心腹痛及胁肋里急、不下饮食等。

白豆蔻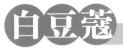

（宋·《开宝》）

释名 多骨。

仁

气味 辛，大温，无毒。

主治 积冷气，止吐逆反胃，消谷下气。（《开宝》）

散肺中滞气，宽膈进食，去白睛翳膜。（李杲）

补肺气，益脾胃，理元气，收脱气。（好古）

治噎膈，除疟疾寒热，解酒毒。（时珍）

附方 胃冷恶心（凡食即欲吐）：用白豆蔻子三枚，捣细，好酒一盏，温服，并饮数服佳。（张文仲《备急方》）

小儿吐乳（胃寒者）：白豆蔻仁十四个，缩砂仁十四个，生甘草二钱，炙甘草二钱。为末，常掺入儿口中。（危氏《得效方》）

脾虚反胃：白豆蔻、缩砂仁各二两，丁香一两，陈廪米一升，黄土炒焦，去土研细，姜汁和丸梧子大。每服百丸，姜汤下。名太仓丸。（《济生方》）

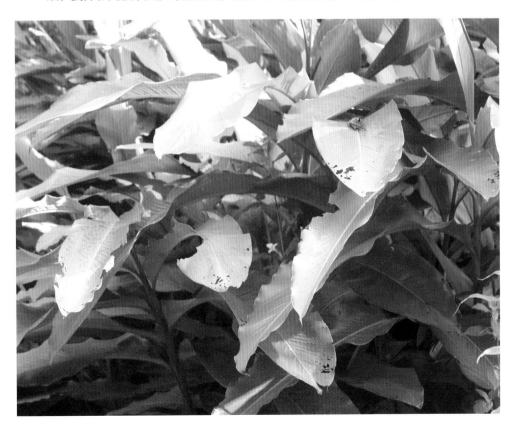

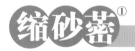

实用指南

单方验方

小儿胃寒，吐乳不食：白豆蔻、砂仁、甘草各等量。研细末，每日1剂，水冲服。

湿邪侵下肢，足痿：白豆蔻、杏仁各15克，木通、半夏、川朴各10克，薏苡仁30克，滑石20克。水煎服，每日1剂。

慢性胃炎之胃寒胀痛：白豆蔻、荜澄茄各等份。研末，每服1.5～3克，水冲服。

慢性胃炎之恶心吐酸：白豆蔻、诃子、藿香各6克。共研末，每服3克，姜汤送下。

食疗药膳

白豆蔻粥

原料：白豆蔻3克，生姜3片，大米50克。

制法：将白豆蔻、生姜择净，放入锅中，加清水适量，浸泡5～10分钟后水煎取汁，加大米煮为稀粥；或将豆蔻、生姜研细，待粥熟时调入粥中，再煮一二沸即成。

用法：每日1剂，连续5～7日。

功效：温中散寒，健脾止泻。

适用：湿阻中焦、脘腹疼痛、纳食不香、肠鸣泻泄、恶心欲呕、肢体重困等。

豆蔻馒头

原料：白豆蔻15克，酵面50克，面粉1000克，碱粉（或苏打粉）适量。

制法：将白豆蔻研为细末；酵面加入面粉，待面粉发酵，与再加入碱粉（或苏打粉）、白豆蔻末，制作馒头。

用法：每食适量。

功效：行气，化湿，健胃。

适用：气滞腹胀、食欲不振，或胃脘冷痛、恶心呕吐、舌苔白腻等。

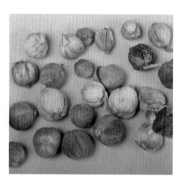

缩砂蔤[1] （宋·《开宝》）

释名 时珍曰：名义未详。藕下白蔤多蔤，取其密藏之意。此物实在根下，仁藏壳内，亦或此意欤。

仁

气味 辛，温，涩，无毒。

主治 虚劳冷泻，宿食不消，赤白泻痢，腹中虚痛下气。（《开宝》）

主冷气腹痛，止休息气痢劳损，消化水谷，温暖肝胃。（甄权）

补肺醒脾，养胃益肾，理元气，通滞气，散寒饮胀痞，噎膈呕吐，止女子崩中，除咽喉口齿浮热，化铜铁骨鲠。（时珍）

---

[1] 即砂仁。

附方 大便泻血（三代相传者）：缩砂仁为末，米饮热服二钱，以愈为度。（《十便良方》）

上气咳逆：砂仁（洗净，炒研）、生姜（连皮）等份。捣烂，热酒食远泡服。（《简便方》）

痰气膈胀：砂仁捣碎，以萝卜汁浸透，焙干为末。每服一二钱，食远沸汤服。（《简便方》）

妇人血崩：新缩砂仁，新瓦焙研末，米饮服三钱。（《妇人良方》）

牙齿疼痛：缩砂常嚼之良。（《直指方》）

口吻生疮：缩砂壳煅研，擦之即愈。此蔡医博秘方也。（黎居士《简易方》）

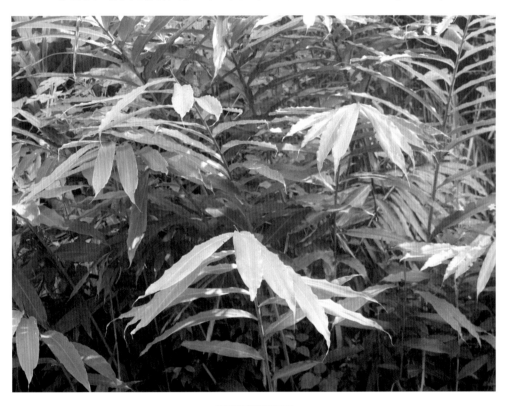

实用指南

单方验方

浮肿：砂仁、蝼蛄各等份。焙燥研细末，每次3克，以温黄酒和水各半送服，每日2次。

牙齿疼痛：砂仁适量。常嚼良。

妇女胎动不安：砂仁5克，紫苏梗9克，莲子60克。先将莲子以净水浸泡半日，再入锅中加水煮炖至九成熟，加入紫苏梗、砂仁，用小火煮至莲子熟透即可，吃莲子喝汤，隔日1剂，连用5～7日。

气滞血瘀型痛经：缩砂仁10克，益母草15克，米醋15毫升，红砂糖30克。将益母草、砂仁共煎，去渣取汁，再加入米醋、红糖炖至成羹，每日2次，连用3～5日。

食疗药膳 .... ○

砂仁粥

原料：砂仁细末3～5克，粳米100克。

制法：先将粳米煮粥，待粥煮成后调入砂仁末，再煮一二沸即可。

用法：早餐食用。

功能：暖脾胃，助消化，调中气。

适用：消化不良、脘腹肿满、食欲不振、气逆呕吐、脾胃虚寒性腹痛泻痢等。

砂仁肚条

原料：砂仁10克，猪肚1000克，胡椒末、花椒、葱白、生姜、盐、味精各适量。

制法：将砂仁洗净后入锅，煮八成熟后捞出，沥干水分；猪肚洗净入锅，煮熟后出锅切丝，再将二者入锅同炒5分钟，入胡椒末、花椒、葱白、生姜、盐、味精拌匀即可。

用法：佐餐食用。

功效：温中化湿，行气止痛。

适用：脘腹冷痛、胀闷不舒、不思饮食、呕吐泄泻等。

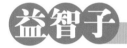

益智子 （宋·《开宝》）

仁

气味 辛，温，无毒

主治 遗精虚漏，小便余沥，益气安神，补不足，利三焦，调诸气。夜多小便者，治二十四枚碎，入盐同煎服，有奇验。（藏器）

治客寒犯胃，和中益气，及人多唾。（李杲）

益脾胃，理元气，补肾虚滑沥。（好古）

冷气腹痛，及心气不足，梦泄赤浊，热伤心系，吐血血崩诸证。（时珍）

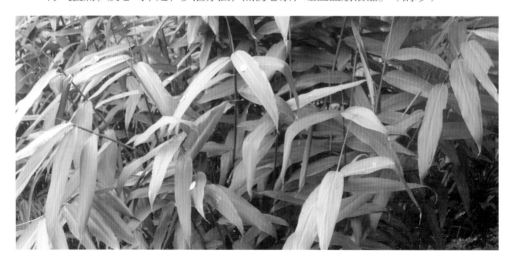

附方 小便频数（脬气不足也）：雷州益智子盐炒，去盐，天台乌药等份，为末，酒煮山药粉为糊，丸如梧子大，每服七十丸，空心盐汤下。名缩泉丸。（《朱氏集验方》）

腹胀忽泻（日夜不止，诸药不效，此气脱也）：用益智子仁二两，浓煎饮之，立愈。（危氏《得效方》）

妇人崩中：益智子炒碾细，米饮入盐，服一钱。（《产宝》）

香口辟臭：益智子仁一两，甘草二钱，碾粉舐之。（《经验良方》）

实用指南

单方验方

老人尿频失禁：山茱萸10克，益智仁6克，五味子5克。水煎服。

遗尿症：益智仁、桑螵蛸各30克。水煎服，每日1剂。

小儿遗尿：益智仁9克。醋炒研细末，分3次开水冲服，连服6～7日。

脑卒中后阿尔茨海默症：益智仁、石菖蒲、郁金、川芎、骨碎补、补骨脂、天竺黄各10克，何首乌20克，枸杞子、丹参各30克，陈醋15毫升，冲服。水煎服，每日1剂。

食疗药膳

益智仁粥

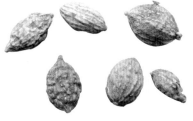

原料：益智仁5克，糯米50克，盐少许。

制法：先将益智仁焙干，研为细末，过100目筛备用；再将糯米洗净，放入砂罐，加水如常法煮至粥熟，下益智仁末，搅匀，加盐稍煮片刻即可。

用法：每日1剂，于空腹时顿服。

功效：补肾益肾，暖脾温中，固精缩尿，止泻摄涎。

适用：肾虚脾寒，下关失约之腰腹冷痛、神疲倦怠、食欲不振、泄泻遗精、阳痿早泄等。

荜茇 （宋·《开宝》）

释名 荜拨。

气味 辛，大温，无毒。

主治 温中下气，补腰脚，杀腥气，消食，除胃冷，阴疝痃癖。（藏器）

霍乱冷气，心痛血气。（大明）

水泻虚痢，呕逆醋心，产后泻痢，与阿魏和合良。得诃子、人参、桂心、干姜，治脏腑虚冷肠鸣泻痢，神效。（李珣）

治头痛、鼻渊、牙痛。（时珍）

附方 胃冷口酸（流清水，心下连脐痛）：用荜茇半两，厚朴姜汁浸炙一两，为末，入热鲫鱼肉，和丸绿豆大。每米饮下二十丸，立效。（《余居士选奇方》）

瘕气成块，在腹不散：用荜茇一两，大黄一两，并生为末，入麝香少许，炼蜜丸梧子大，每冷酒服三十丸。（《永类钤方》）

妇人血气（作痛，及下血无时，月水不调）：用荜茇盐炒，蒲黄炒，等份为末，炼蜜丸梧子大。每空心温酒服三十丸，两服即止。名二神丸。（《陈氏方》）

偏头风痛：荜茇为末，令患者口含温水，随左右痛，以左右鼻吸一字，有效。（《经验良方》）

鼻流清涕：荜茇末吹之，有效。（《卫生易简方》）

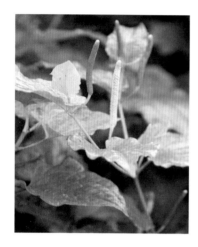 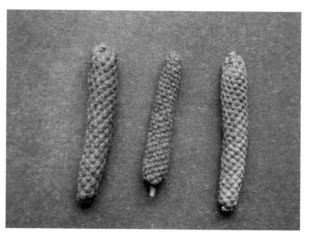

实用指南

单方验方

龋齿疼痛：荜茇、胡椒各适量。研细末，填塞龋齿孔中。

痢疾：荜茇9克，牛奶500毫升。同煎至250毫升，去荜茇，服牛奶，空腹顿服。

牙痛：荜茇5克，高良姜3克，川椒25克，生川乌、草乌各0.5克，洋金花0.2克。将上药置瓶中，加入75％乙醇100毫升，浸泡一周后加入樟脑2克，密封备用，用时可将干棉球蘸取药液适量，抹齿周围并咬住棉球，吐出口中唾液。

牙痛：荜茇10克，细辛6克。每日1剂，水煎漱口，每日3～5次，不宜内服。

乳腺炎：荜茇、樟脑、白芷各适量。研末混合，放于阳和膏中，外贴患外。

头痛、鼻渊、流清涕：荜茇适量。研细末吹鼻。

食疗药膳

荜茇粥

原料：荜茇、桂心、胡椒各1克，粳米50克，盐少许。

制法：前3味为末。如常法煮米做粥，将熟时入荜茇、胡椒、桂心末等调匀，可入盐调味。

用法：宜晨起空腹食用。

功效：温胃散寒，下气止痛。

适用：脾胃虚弱、胃脘疼痛、胀满、呕吐稀涎、肠鸣泄泻等。

肉豆蔻 （宋·《开宝》）

释名 肉果（《纲目》），迦拘勒。

实

气味 辛，温，无毒。

主治 温中，消食止泄，治积冷心腹胀痛，霍乱中恶，鬼气冷疰，呕沫冷气，小儿乳霍。（《开宝》）

调中下气，开胃，解酒毒，消皮外络下气。（大明）

治宿食痰饮，止小儿吐逆，不下乳，腹痛。（甄权）

主心腹虫痛，脾胃虚冷，气并冷热，虚泄赤白痢，研末粥饮服之。（李珣）

暖脾胃，固大肠。（时珍）

附方 暖胃除痰（进食消食）：肉豆蔻二个，半夏姜汁炒五钱，木香二钱半，为末，蒸饼丸芥子大，每食后津液下五丸、十丸。（《普济方》）

霍乱吐痢：肉豆蔻为末，姜汤服一钱。（《普济方》）

老人虚泻：肉豆蔻三钱，面裹煨熟，去面研，乳香一两，为末，陈米粉糊丸梧子大。每服五七十丸，米饮下。此乃常州侯教授所传方。（《瑞竹堂方》）

小儿泄泻：肉豆蔻五钱，乳香二钱半，生姜五片，同炒黑色，去姜，研为膏收，旋丸绿豆大。每量大小，米饮下。（《全幼心鉴》）

冷痢腹痛（不能食者）：肉豆蔻一两去皮，醋和面裹煨，捣末。每服一钱，粥饮调下。（《圣惠方》）

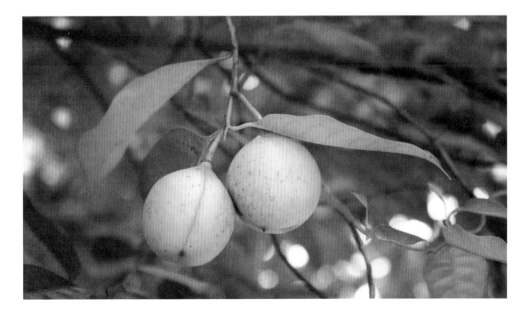

实用指南

单方验方

结肠炎：煨肉豆蔻、炒五味子各60克，煨广木香、诃子肉、炒吴茱萸各12克。共研细末，每服6克，每日2次。

慢性腹泻：煨肉豆蔻、炒五味子各60克，炒吴茱萸15克，煨木香、诃子肉各12克。共研末，每次6克，每日2次，开水调服。

胸闷疼痛、心神不安、心跳气短、失眠健忘：肉豆蔻、沉香、木香、丁香、枫香脂、牛心粉各1克，广枣5克。共研细粉，每剂量分3次，每次3克，开水送服。

脾肾虚寒，五更泄泻：肉豆蔻、五味子各6克，吴茱萸3克，补骨脂10克。水煎服。

食疗药膳

豆蔻粥

原料：肉豆蔻1枚，粳米100克。

制法：肉豆蔻研末；粳米如常法煮稀粥，粥熟后入肉豆蔻末，搅匀即可。

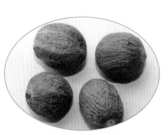

用法：温热顿服。

功效：温中健脾。

适用：伤寒后脾胃虚冷、呕逆不下食等。

肉豆蔻莲子粥

原料：莲子60克，肉豆蔻5克，米、盐各少许。

制法：莲子用开水烫过，备用。将米洗净后加水，与肉豆蔻、莲子一同用小火煮，至粥熟，加盐即可。

用法：早餐食用。

功效：温中健胃，行气止痛。

适用：食欲不振、脾胃虚寒、胃寒呕吐、虚寒性胃痛等。

补骨脂 （宋·《开宝》）

释名 破故纸（《开宝》），婆固脂（《药性论》），胡韭子（《日华》）。

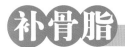

气味 辛，大温，无毒。

主治 五劳七伤，风虚冷，骨髓伤败，肾冷精流，及妇人血气堕胎。（《开宝》）

男子腰疼，膝冷囊湿，逐诸冷痹顽，止小便、腹中冷。（甄权）

兴阳事，明耳目。（大明）

治肾泄，通命门，暖丹田，敛精神。（时珍）

附方 妊娠腰痛：通气散，用破故纸二两，炒香为末。先嚼胡桃肉半个，空心温酒调下二钱。此药神妙。（《妇人良方》）

精气不固：破故纸、青盐各等份，同炒为末。每服二钱，米饮下。（《三因方》）

小便无度（肾气虚寒）：破故纸十两酒蒸，茴香十两盐炒，为末，酒糊丸梧子大。每服百丸，盐酒下。或以末掺猪肾煨食之。（《普济方》）

小儿遗尿（膀胱冷也。夜属阴，故小便不禁）：破故纸炒为末，每夜热汤服五分。（《婴童百问》）

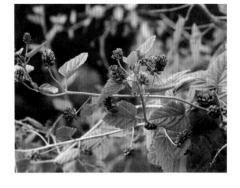

打坠腰痛（瘀血凝滞）：破故纸（炒）、茴香（炒）、辣桂各等份，为末，每热酒服二钱。故纸主腰痛行血。（《直指方》）

实用指南

单方验方

肾虚遗精：补骨脂、青盐各等份。研末，每服6克，每日2次。

五更（黎明）泄泻：补骨脂12克，五味子、肉豆蔻各10克，吴茱萸、生姜各5克，大枣5枚。水煎服，每日1剂。

阳痿：补骨脂50克，杜仲、核桃仁各30克。共研细末，每服9克，每日2次。

关节炎：制附片12克，路路通、补骨脂、白术、狗脊各15克，桑寄生、党参、穿山龙、车前子各20克，甘草10克。水煎服，每日1剂，每日2次。

胎动不安：补骨脂70克，猪肚5个。二者共同煮熟，食肉喝汤，用量酌定，每月2剂。

青少年白发：补骨脂、旱莲草、仙茅、桑椹、枸杞子、覆盆子、菟丝子各10克，熟地黄30克，莲须5克。每日1剂，每剂加水煎3次，每次加蜂蜜适量，餐前温服。

食疗药膳

补骨脂白果煮猪腰

原料：补骨脂10克，白果20克，猪腰子2个，鸡精、料酒、姜、葱、盐各适量。

制法：将白果去壳，浸泡软，去心；补骨脂洗净，去杂质；猪腰子一切两半，除去白色臊腺，切成腰花；姜切片，葱切段。将白果仁、补骨脂、猪腰子、姜片、葱段、料酒同放炖锅内，加入清水，置大火上烧沸，再用小火煮50分钟，加入盐、鸡精即成。

用法：每日1次，每次吃猪腰1个。

功效：敛肺补肾，纳气平喘。

适用：喘促日久、动则喘甚、气不得续、汗出肢冷、面浮胫肿等。

菟丝补骨瘦肉汤

原料：补骨脂10克，猪瘦肉60克，菟丝子15克，大枣4枚。

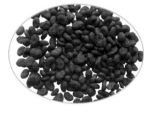

制法：将补骨脂、菟丝子、大枣（去核）洗净；猪瘦肉洗净、切件。把全部用料放入锅内，加清水适量，大火煮沸后小火煲1小时，调味供用。

用法：佐餐食用。

功效：补肾延寿，美发养颜。

适用：早衰发白属肾阳虚者，症见未老先衰、须发花白、形态虚弱、头晕耳鸣、腰膝酸软、小便频数，或小便余沥、遗精早泄、皮肤色斑等。

藿香　（宋·《嘉祐》）

释名 兜娄婆香。

枝叶

气味 辛，微温，无毒。

主治 风水毒肿，去恶气，止霍乱心腹痛。（《别录》）

脾胃吐逆为要药。（苏颂）

助胃气，开胃口，进饮食。（元素）

温中快气，肺虚有寒，上焦壅热，饮酒口臭，煎汤漱。（好古）

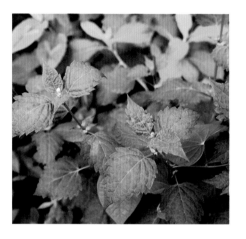

附方 暑月吐泻：滑石（炒）二两，藿香二钱半，丁香五分，为末。每服一二钱，浙米泔调服。（《禹讲师经验方》）

胎气不安（气不升降，呕吐酸水）：香附、藿香、甘草各二钱，为末。每服二钱，入盐少许，沸汤服之。（《圣惠方》）

香口去臭：藿香洗净，煎汤，时时噙漱。（《摘玄方》）

冷露疮烂：藿香叶、细茶等份，烧灰，油调涂叶上贴之。（《应验方》）

实用指南

单方验方

过敏性鼻炎：藿香、辛夷、连翘、苍耳子各10克，升麻6克。将药材浸泡于水中约30分钟，用大火煮开，代茶饮用，每日1～2次。

乙型脑炎：藿香、佩兰、连翘、金银花、淡竹叶各10克，六一散12克，生石膏30克。水煎服，每日1剂。

流感：藿香、艾叶、防风、葛根各15克，槟榔3克。水煎服。

寒湿泻：藿香、炮姜各10克，车前子20克。水煎服。

食疗药膳

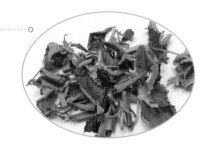

藿香茶

原料：鲜藿香叶10克，砂糖适量。

制法：将藿香叶加糖和水煎服。

用法：每日1剂，不拘时代茶饮。

功效：祛暑化湿，疏风解表。

适用：暑湿型感冒。

藿香粥

原料：藿香15克（鲜者30克），粳米30克。

制法：先将藿香煎汤取汁，去滓，待用。再将粳米煮粥，将熟时加入藿香汁，再煮一二沸即可。

用法：早餐食用。

功效：解暑祛湿，开胃止呕。

适用：感受暑热、恶寒发热、头痛胸闷、痞满呕吐、精神不振、食欲不佳等。

泽兰 《本经·中品》

释名 虎兰（《本经》），虎蒲（《别录》），孩儿菊（《纲目》），风药（《纲目》）。

叶

气味 苦，微温，无毒。

主治 金疮，痈肿疮脓。（《本经》）

产后金疮内塞。（《别录》）

产后腹痛，频产血气衰冷，成劳瘦羸，妇人血沥腰痛。（甄权）

产前产后百病，通九窍，利关节，养血气，破宿血，消癥瘕，通小肠，长肌肉，消扑损瘀血，治鼻血吐血，头风目痛，妇人劳瘦，丈夫面黄。（大明）

附方 产后水肿（血虚浮肿）：泽兰、防己等份，为末。每服二钱，醋汤下。（张文仲《备急方》）

疮肿初起：泽兰捣封之良。（《集简方》）

产后阴翻（产后阴户燥热，遂成翻花）：泽兰四两，煎汤熏洗二三次，再入枯矾煎洗之，即安。（《集简方》）

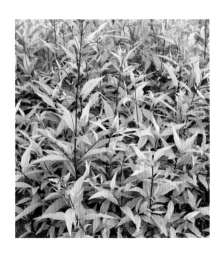

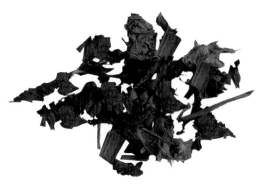

实用指南

单方验方

痛经：泽兰、续断各14克，香附、赤芍、柏子仁各12克，当归、元胡各10克，牛膝3克，红花2克。水煎服，每日1剂，分2次服。

腹水身肿：泽兰、白术、茯苓、防己、车前子各等量。水煎服，每日1剂。

产后腹痛：泽兰叶30～60克。水煎服，加红糖适量，每日1剂，分2次服。

食疗药膳

泽泻泽兰茶

原料：泽兰、泽泻各12克，绿茶1克，大枣7枚。

制法：将上药一同放入茶杯中，以刚烧沸的开水沏泡，盖闷10分钟后饮。

用法：早、中、晚饭后随意喝，不宜空腹服用此茶。

功效：泄热利水，活血散瘀。

适用：产后发热。

 香薷

《别录·中品》

释名 香菜（《食疗》），香菜（《千金》），蜜蜂草（《纲目》）。

气味 辛，微温，无毒。

主治 霍乱腹痛吐下，散水肿。（《别录》）

去热风。卒转筋者，煮汁顿服半升，即止。为末水服，止鼻衄。（孟诜）

下气，除烦热，疗呕逆冷气。（大明）

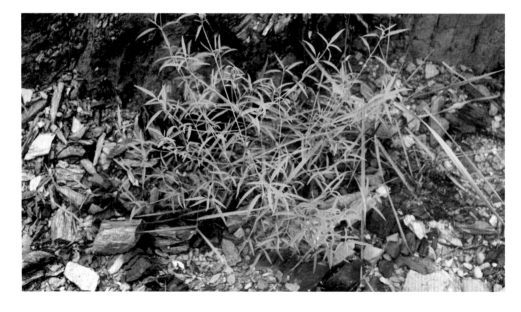

春月煮饮代茶，可无热病，调中温胃。含汁漱口，去臭气。（汪颖）

主脚气寒热。（时珍）

附方 通身水肿：薷术丸，治暴水风水气水，通身皆肿，服至小便利为效。（《深师方》）

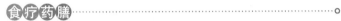

实用指南

单方验方

暑天感冒，发热无汗：香薷、青蒿、金银花各10克，甘草3克。水煎服。

急性胃炎：香薷8克，黄连3克，厚朴6克，白扁豆15克。水煎2次，分上、下午服，每日1剂。

防治流感：香薷、麻黄、虎杖、生甘草各3克，黄芩、金银花各5克。开水浸泡代茶，随时可饮。

食疗药膳

豌豆香薷粥

原料：豌豆200克，香薷90克，大米50克。

制法：将前2味药入砂锅内，加水适量煮沸后，再加大米煮为粥。

用法：分2次食用。

功效：和中下气，利水，解毒。

适用：霍乱吐痢、转筋、心膈烦闷等。

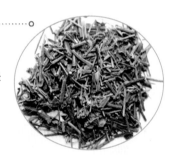

薄荷 《唐本》

释名 蕃荷菜，南薄荷（《衍义》），金钱薄荷。

茎叶

气味 辛，温，无毒。

主治 贼风伤寒发汗，恶气心腹胀满，霍乱，宿食不消，下气，煮汁服之，发汗，大解劳乏，亦堪生食。（《唐本》）

作菜久食，却肾气，辟邪毒，除劳气，令人口气香洁。煎汤洗漆疮。（思邈）

通利关节，发毒汗，去愤气，破血止痢。（甄权）

疗阴阳毒，伤寒头痛，四季宜食。（士良）

治中风失音吐痰。（《日华》）

主伤风头脑风，通关格及小儿风涎，为要药。（苏颂）

杵汁服，去心脏风热。（孟诜）

清头目，除风热。（李杲）

利咽喉口齿诸病，治瘰疬疮疥，风瘙瘾疹。捣汁含漱，去舌胎语涩。涂蜂螫蛇伤。（时珍）

附方 舌胎语謇：薄荷自然汁，和白蜜、姜汁擦之。（《医学集成》）

眼弦赤烂：薄荷，以生姜汁浸一宿，晒干为末。每用一钱，沸汤炮洗。（《明目经验方》）。

瘰疬结核（或破未破）：以新薄荷二斤，取汁，皂荚一挺，水浸去皮，捣取汁，同于银石器内熬膏。入连翘末半两，连白青皮、陈皮，黑牵牛半生半炒，各一两，皂荚仁一两半，同捣和丸梧子大。每服三十丸，煎连翘汤下。（《济生方》）

血痢不止：薄荷叶煎汤常服。（《普济方》）

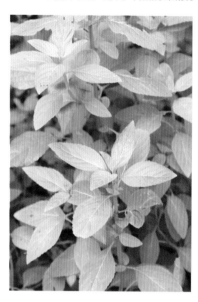 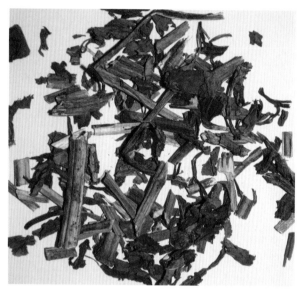

实用指南

单方验方

一切牙痛、风热肿痛：薄荷、樟脑、花椒各等份。研为细末，擦患处。

眼弦赤烂：薄荷适量。以生姜汁浸一宿，晒干研为末，每次5克，沸汤炮洗。

小儿感冒：鲜薄荷5克，钩藤、贝母各3克。水煎服。

外感发热、咽痛：薄荷3克，桑叶、菊花各9克。水煎服。

目赤、咽痛：薄荷、桔梗各6克，牛蒡子、板蓝根、菊花各10克。水煎服。

眼睛红肿：薄荷、夏枯草、鱼腥草、菊花各10克，黄连5克。水煎服。

食疗药膳

薄荷粥

原料：薄荷30克，粳米100克，冰糖适量。

制法：将薄荷煎汤候冷；再用粳米煮粥，待粥将成时，加入冰糖及薄荷汤，再煮一二沸即可。

用法：早餐食用。

功效：疏散风热，清利咽喉。

适用：中老年人风热感冒、头痛目赤、咽喉肿痛等。

积雪草 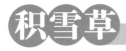 《本经·中品》

释名 胡薄荷（《天宝方》），地钱草（《唐本》），连钱草（《药图》）。

茎叶

气味 苦，寒，无毒。

主治 大热，恶疮痈疽，浸淫赤熛，皮肤赤，身热。（《本经》）

捣敷热肿丹毒。（苏恭）

主暴热，小儿寒热，腹内热结，捣汁服之。（藏器）

单用治瘰疬鼠漏，寒热时节来往。（甄权）

附方 热毒痈肿：秋后收连钱草，阴干为末，水调敷之。生捣亦可。（寇氏《衍义》）

牙痛塞耳：用连钱草即积雪草，和水沟污泥同捣烂，随左右塞耳内。（《摘玄方》）

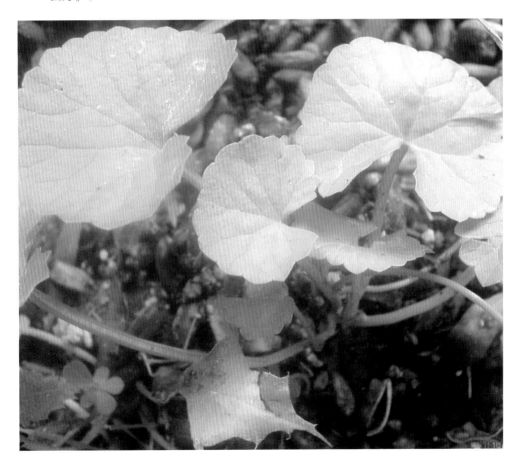

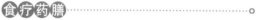

实用指南

单方验方

百日咳：鲜全草适量。捣烂，绞取自然汁15毫升，酌加蜂蜜调服，每日2～3次。

各种出血：旱莲草30克，檵木花12克。水煎服。

带状疱疹：鲜积雪草适量。捣烂，绞取自然汁，和适量生糯米擂如糊状，涂搽患处。

跌打损伤：鲜积雪草120克。捣烂取汁，兑酒服，药渣揉敷患处。

肠胃炎：鲜积雪草120克。煎水，冲蜜糖30克，冷服。

预防麻疹：鲜积雪草30～60克。水煎，分2次服。

睑腺炎：鲜积雪草适量。洗净捣烂，掺红糖敷之。

食疗药膳

积雪草煮猪肉

原料：积雪草90克，猪瘦肉50克，盐、味精各适量。

制法：将以上2味同煎1小时，煮熟，加盐、味精调味即可。

用法：分2次服，连服数日。

功效：祛风清热。

适用：肺热咳嗽、百日咳等。

苏 《别录·中品》

释名 紫苏（《食疗》），赤苏（《肘后方》），桂荏。

茎叶

气味 辛，温，无毒。

主治 下气，除寒中，其子尤良。（《别录》）

除寒热，治一切冷气。（孟诜）

补中益气，治心腹胀满，止霍乱转筋，开胃下食，止脚气，通大小肠。（《日华》）

通心经，益脾胃，煮饮尤胜，与橘皮相宜。（苏颂）

解肌发表，散风寒，行气宽中，消痰利肺，和血温中止痛，定喘安胎，解鱼蟹毒，治蛇犬伤。（时珍）

以叶生食作羹，杀一切鱼肉毒。（甄权）

附方 感寒上气：苏叶三两，橘皮四两，酒四升，煮一升半，分再服。（《肘后方》）

伤寒气喘不止：用赤苏一把，水三升，煮一升，稍稍饮之。（《肘后方》）

霍乱胀满（未得吐下）：用生苏捣汁饮之，佳。干苏煮汁亦可。（《肘后方》）

疯狗咬伤：紫苏叶嚼敷之。（《千金方》）

蛇虺伤人：紫苏叶捣饮之。（《千金方》）

食蟹中毒：紫苏煮汁饮二升。（《金匮要略》）

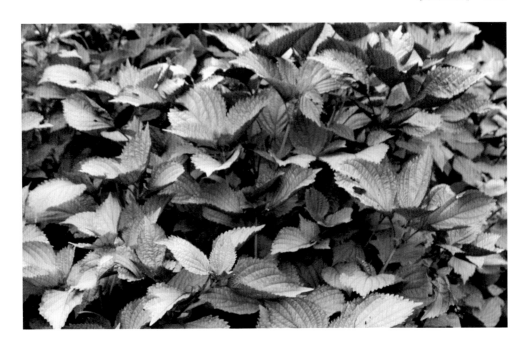

实用指南

单方验方 ○

寒咳嗽：紫苏叶少许，冰糖1匙。加清水2碗，煎汤服用。

孕妇呕吐不止：紫苏梗20克，竹茹30克，生姜15克。煎水加红糖服。

胃痛：紫苏老梗30克，生姜15克，花椒20粒。将以上3味药放入一猪肚内炖熟服用。

风热感冒：紫苏叶、荆芥各15克，大青叶、四季青、鸭跖草各30克。加清水500毫升，浓煎，每日3～4次。

流行性腮腺炎：干紫苏叶适量。研细末，以醋调敷。

食疗药膳 ○

紫苏大枣茶

原料：紫苏叶15克，大枣10克，姜3块。

制法：将紫苏叶洗净，大枣去核，姜切片。将原料一起放入砂锅中，开锅后用小火煮30分钟，之后将大枣挑出，再用小火煮15分钟，代茶饮。

用法：不拘时饮用。

功效：暖胃顺气。

适用：胃寒。

紫苏叶木瓜茶

原料：鲜紫苏叶、木瓜各500克，白糖100克。

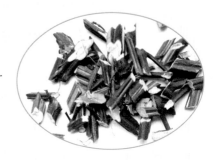

制法：将紫苏叶洗净，木瓜切条。将2味同白糖一起入锅内，加适量水煮沸15分钟，过滤，去药渣即成。

用法：每次50克，每日2～3次。

功效：去湿解暑。

适用：夏季感冒、中暑等。

菊 《本经·上品》

释名 节华（《本经》），女节（《别录》），女华（《别录》），日精（《别录》）。

花（叶、根、茎、实并同）

气味 苦，平，无毒。

主治 诸风头眩肿痛，目欲脱，泪出，皮肤死肌，恶风湿痹。久服利血气，轻身耐老延年。（《本经》）

疗腰痛去来陶陶，除胸中烦热，安肠胃，利五脉，调四肢。（《别录》）

陶陶，纵缓貌。治头目风热，风旋倒地，脑骨疼痛，身上一切游风令消散，利血脉，并无所忌。（甄权）

作枕明目，叶亦明目，生熟并可食。（大明）

养目血，去翳膜。（元素）

主肝气不足。（好古）

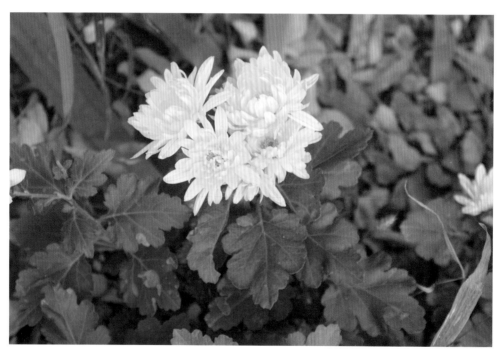

白菊

气味 苦、辛，平，无毒。

主治 风眩，能令头不白。（弘景）

染髭发令黑。和巨胜、茯苓蜜丸服之，去风眩，变白不老，益颜色。（藏器）

附方 风热头痛：菊花、石膏、川芎各三钱，为末。每服一钱半，茶调下。（《简便方》）

疔肿垂死：菊花一握，捣汁一升，入口即活。冬月采根。（《肘后方》）

女人阴肿：甘菊苗捣烂煎汤，先熏后洗。（危氏《得效方》）

酒醉不醒：九月九日真菊花为末，饮服方寸匕。（《外台秘要》）

眼目昏花：双美丸，用甘菊花一斤，红椒去目六两，为末，用新地黄汁和丸梧子大。每服五十丸，临卧茶清下。（《瑞竹堂方》）

实用指南

单方验方

糖尿病并发视物模糊：白菊花、枸杞子各10克，黄连3克。水煎服，每日1剂。

肝火亢盛、肝阳上亢之早期高血压：白菊花15克。将白菊花揉碎，放入茶杯中，加沸水冲泡，盖闷10分钟，代茶饮，可冲泡3～5次，每日1剂。

高血压：菊花、葛粉各25克，蜂蜜适量。将菊花焙干研末；葛粉加水熬成糊状，加入菊花末和蜂蜜，经常服用。

小儿痱子、疮肿：菊花、金银花各6克。水煎取液，内服外洗。

眼睑炎：白菊花9～15克。水煎洗、服用或加白矾1.5克同煎洗眼。

鼻出血：菊花叶适量。揉烂塞鼻。

风寒感冒：菊花、枸杞子各6克，绍兴酒200毫升，蜂蜜适量。将绍兴酒浸泡菊花、枸杞子10～20日，去渣后加入蜂蜜，每日早、晚各饮1小杯。

口腔溃疡：菊花叶5～7片，冰片末0.3～0.6克。将菊花捣烂绞汁，加冰片拌匀，用棉花蘸药涂患处。

齿龈炎：鲜菊花叶1把。捣细绞汁，加水代茶饮用。

声音嘶哑、失声：绿茶、菊花、木蝴蝶各3克，蜂蜜1汤勺。将上药前3味以水煎，加入蜂蜜，代茶饮。

食疗药膳

白菊煮猪肝

原料：白菊花、沙苑子、决明子各10克，猪肝60克，盐、味精各适量。

制法：将白菊花、沙苑子、决明子用新纱布包好，与猪肝同入砂锅内，加适量清水，小火煎煮半小时。

用法：将猪肝切片，加少许盐、味精调味即可。喝汤，每日内服完。连服数剂。

功效：清肝明目，养血补虚。

适用：肝虚血少及肝热所致的头晕、目昏、目暗等。

菊花粥

原料：菊花适量，粳米100克。

制法：秋季霜降前，将菊花采摘去蒂，烘干或蒸后晒干，亦可置通风处阴干，然后磨粉备用。先用粳米煮粥，待粥将成时，调入菊花末10～15克，稍煮一二沸即可。

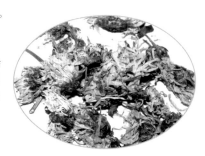

用法：早餐食用。

功效：散风热，清肝火，降血压。

适用：高血压病、冠心病、肝火头痛、眩晕目暗、风热目赤等。

艾 《别录·中品》

释名 冰台（《尔雅》），医草（《别录》），黄草（《埤雅》），艾蒿。

叶

气味 苦，微温，无毒。

主治 主衄血下血，脓血痢，水煮及丸散任用。（苏恭）

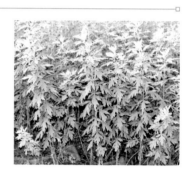

止崩血、肠痔血，搨金疮，止腹痛，安胎。苦酒作煎，治癣甚良。捣汁饮，治心腹一切冷气鬼气。（甄权）

治带下，止霍乱转筋，痢后寒热。（大明）

治带脉为病，腹胀满，腰溶溶如坐水中。（好古）

温中逐冷除湿。（时珍）

附方 妊娠伤寒（壮热，赤斑变为黑斑，溺血）：用艾叶如鸡子大，酒三升，煮二升半，分为二服。（《伤寒类要》）

妊娠风寒（卒中，不省人事，状如中风）：用熟艾三两，米醋炒极热，以绢包熨脐下，良久即苏。（《妇人良方》）

舌缩口噤：以生艾捣敷之。干艾浸湿亦可。（《圣济总录》）

心腹恶气：艾叶捣汁饮之。（《药性论》）

蛔虫心痛（如刺，口吐清水）：白熟艾一升，水三升，煮一升服，吐虫出。或取生艾捣汁，五更食香脯一片，乃饮一升，当下虫出。（《肘后方》）

霍乱吐下（不止）：以艾一把，水三升，煮一升，顿服。（《外台秘要》）

妊娠胎动（或腰痛，或抢心，或下血不止，或倒产子死腹中）：艾叶一鸡子大，酒四升，煮二升，分二服。（《肘后方》）

白癞风疮：干艾随多少，以浸曲酿酒如常法，日饮之，觉痹即瘥。（《肘后方》）

痈疽不合，疮口冷滞：北艾煎汤洗后，以白胶熏之。（《直指方》）

诸虫蛇伤：艾灸数壮甚良。（《集简方》）

实用指南

单方验方

皮肤瘙痒：艾叶、千里光各30克。加水浓煎后温洗患处10～15分钟，每日1次，10日为一个疗程。

风寒湿型产后身痛：艾叶15克，肉桂2克，木瓜10克，生姜9克。同放入锅中，加水煎取浓汁，代茶饮，每日1次，连服3日。

大便下脓血：艾叶10克，黑豆60克。将艾叶用纱布包裹，与黑豆同煮，待豆熟烂，入生姜汁3大匙，待稍热空腹服，连服数日。

食疗药膳 ···○

艾叶粳米粥

原料：鲜艾叶40克（干品减半），粳米50克，红糖适量。

制法：先将艾叶加水适量，煎取药汁500毫升，再将粳米淘洗干净，放入锅中，兑入药汁，以大火煮沸，加红糖搅匀，改用小火煮至米烂汤稠为度。

用法：从月经过后3日开始服，约在下次来月经前3日停服，每日2次，早、晚空腹温热服食。

功效：温经散寒，调经止血。

适用：虚寒性痛经、月经不调、小腹冷痛、崩漏下血不止等。

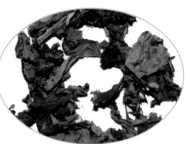

艾叶粥

原料：干艾叶10克（鲜者20克），粳米50克，红糖适量。

制法：先将艾叶煎汤，取汁去渣，再加入洗净的粳米及红糖熬煮成粥，即可食用。

用法：每日2次。

功效：温经止血，散寒止痛。

适用：下焦虚寒、腹中冷痛、月经不调、经行腹痛，或妇女崩漏下血以及带下等。

茵陈蒿[①] 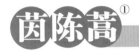 **《本经·上品》**

释名 藏器曰：此虽蒿类，经冬不死，更因旧苗而生，故名茵陈，后加蒿字耳。

茎叶

气味 苦，平、微寒，无毒。

主治 风湿寒热邪气，热结黄疸。久服轻身益气耐老。面白悦长年。白兔食之仙。（《本经》）

治通身发黄，小便不利，除头热，去伏瘕。（《别录》）

通关节，去滞热，伤寒用之。（藏器）

石茵陈：治天行时疾热狂，头痛头旋，风眼疼，瘴疟。女人癥瘕，并闪损乏绝。（大明）

附方 遍身风痒，生疮疥：用茵陈煮浓汁洗之，立瘥。（《千金方》）

风疾挛急：茵陈蒿一斤，秫米一石，曲三斤，和匀，如常法酿酒服之。（《圣济总录》）

痫黄如金，好眠吐涎：茵陈蒿、白鲜皮等份，水二钟，煎服，日二服。（《三十六黄方》）

男子酒疸：用茵陈蒿四根，栀子七个，大田螺一个，连壳捣烂，以百沸白酒一大

---

① 即茵陈。

盏，冲汁饮之，秘方也。

眼热赤肿：山茵陈、车前子等份。煎汤调"茶调散"服数服。（《直指方》）

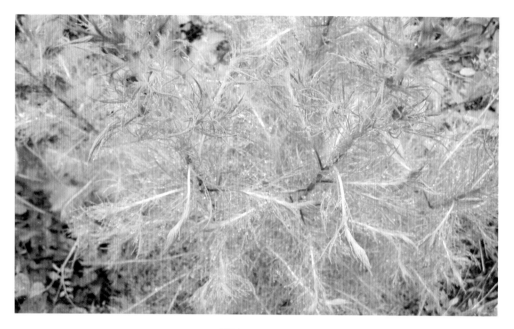

实用指南

单方验方

阴黄：茵陈15克，生姜60克，大枣12克。水煎服。

黄疸：茵陈20克，郁金、佩兰各10克，板蓝根30克。水煎服。

黄疸肋痛：茵陈30克，大黄、栀子、川朴各15克，川楝子10克。水煎服，每日1剂。

湿邪致久泻、慢性结肠炎：茵陈蒿、白芷、秦皮各15克，茯苓25克，黄柏、藿香各10克。水煎服。

脂血症：茵陈蒿15克。沸水泡服，代茶饮，1个月为一个疗程，一般1～2个疗程奏效。

胆道蛔虫：茵陈蒿30～60克。加水250毫升煎煮至100毫升，每日1剂，连服5～7日。

溃疡性结肠炎：茵陈30克，白芷、茯苓皮、秦皮各15克，藿香、黄柏各10克。水煎取药汁，每日1剂，分2次服，15日为一个疗程。

食疗药膳

茵陈蒿粥

原料：茵陈蒿30克，大米50克，白糖适量。

制法：将茵陈蒿择净，放入锅中，加水浸泡5～10分钟后，水煎取汁，加大米煮粥，待煮至粥熟时，调入白糖，再煮一二沸即成。

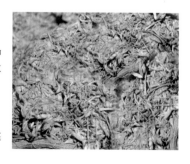

用法：每日1剂。

功效：清热利湿，利胆退黄。

适用：湿热黄疸，身黄、目黄、小便黄、小便不利、脘腹胀满、食欲不振等。

青蒿 《本经·下品》

释名 草蒿（《本经》），方溃（《本经》），香蒿（《衍义》）。

叶、茎、根、子

气味 苦，寒，无毒。

主治 疥瘙痂痒恶疮，杀虱，治留热在骨节间，明目。（《本经》）

鬼气尸疰伏留，妇人血气，腹内满，及冷热久痢。秋冬用子，春夏用苗，并捣汁服。亦暴干为末，小便入酒和服。（藏器）

治疟疾寒热。（时珍）

生捣敷金疮，止血止疼良。（苏恭）

烧灰隔纸淋汁，和石灰煎，治恶疮息肉㿉瘢。（孟诜）

附方 骨蒸烦热：青蒿一握，猪胆汁一枚，杏仁四十个，去皮尖炒，以童子小便一大盏，煎五分，空心温服。（《十便良方》）

疟疾寒热：用青蒿一握，水二升，捣汁服之。（《肘后方》）五月五日天未明时采青蒿阴干四两，桂心一两，为末。未发前，酒服二钱。（《仁存方》）端午日采青蒿叶阴干，桂心等份，为末。每服一钱，先寒用热酒，先热用冷酒，发日五更服之。切忌发物。（《经验方》）

赤白痢下：五月五日采青蒿、艾叶等份，同豆豉捣作饼，日干，名蒿豉丹。每用一饼，以水一盏半煎服。（《圣济总录》）

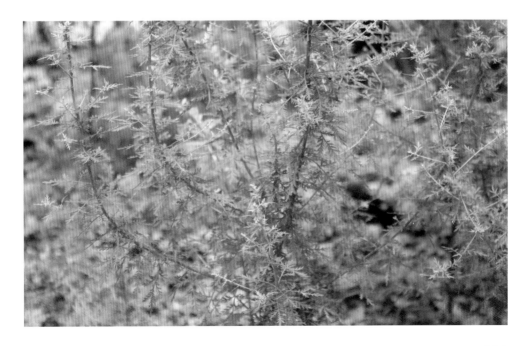

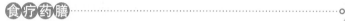

实用指南

单方验方 ··· ○

鼻中衄血：青蒿适量。捣汁服，并塞入鼻中，极验。

牙齿肿痛：青蒿1握。煎水漱口。

疖疮：青蒿、苦参各50克，夜交藤100克。水煎外洗，每日2次。

头痛：青蒿、白萝卜叶各30克，山楂10克。水煎服，每日2～3次。

食疗药膳 ······································· ○

青蒿酒

原料：青蒿2500克，糯米、酒曲各适量。

制法：将青蒿洗净切碎，水煎取浓汁；糯米作饭，酒曲研细。将以上3味共入缸中，用柳枝搅拌均匀，密封，置保温处；14日后开取，去渣装瓶备用。

用法：口服。不拘量服，勿醉。

功效：清热凉血，解暑，退虚热。

适用：骨蒸潮热、无汗、夜热早凉、鼻衄、夏日感冒、黄疸、胸痞呕恶、小便不利等。

青蒿粥

原料：鲜青蒿100克，粳米50克，白糖适量。

制法：将鲜青蒿洗净后绞取药汁30～60毫升；粳米煮粥，待粥熟后，倒入青蒿汁，加糖搅拌，煮沸即可服食。

用法：每日2次，温热食用。

功效：清热退烧，除瘴杀疟。

适用：表证、里证所致的外感发热，阴虚发热、恶性疟疾的发热等。

茺蔚[1] 《本经·上品》

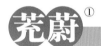

释名 益母（《本经》），益明（《本经》），猪麻（《纲目》），土质汗（《纲目》）。

子

气味 辛、甘，微温，无毒。

主治 明目益精，除水气，久服轻身。（《本经》）

疗血逆大热，头痛心烦。（《别录》）

产后血胀。（大明）

春仁生食，补中益气，通血脉，填精髓，止渴润肺。（吴瑞）

治风解热，顺气活血，养肝益心，安魂定魄，调女人经脉，崩中带下，产后胎前诸病。久服令人有子。（时珍）

---

[1] 即益母草。

茎

气味 藏器曰：寒。时珍曰：茎、叶味辛、微苦。花味微苦、甘。根味甘，并无毒。

主治 瘾疹痒，可作浴汤。（《本经》）

捣汁服，主浮肿，下水，消恶毒疔肿、乳痈丹游等毒，并敷之。又服汁，主子死腹中，及产后血胀闷。滴汁入耳中，主聤耳。捣敷蛇虺毒。（苏恭）

入面药，令人光泽，治粉刺。（藏器）

活血破血，调经解毒，治胎漏产难，胎衣不下，血晕血风血痛，崩中漏下，尿血泻血，疳痢痔疾，打扑内损瘀血，大便小便不通。（时珍）

附方 产后血闭（不下者）：益母草汁一小盏，入酒一合，温服。（《圣惠方》）

带下赤白：益母草花开时采，捣为末。每服二钱，食前温汤下。（《集验方》）

小便尿血：益母草捣汁，服一升立瘥。此苏澄方也。（《外台秘要》）

痔疾下血：益母草叶，捣汁饮之。（《食医心镜》）

勒乳成痈：益母为末，水调涂乳上，一宿自瘥。生捣亦得。（《圣惠方》）

喉闭肿痛：益母草捣烂，新汲水一碗，绞浓汁顿饮，随吐愈。冬月用根。（《卫生易简方》）

聤耳出汁：茺蔚茎叶汁滴之。（《圣惠方》）

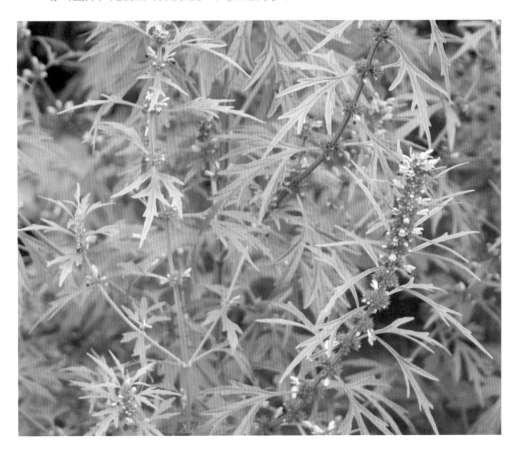

实用指南

单方验方

血淋：益母草、白茅根各30克。水煎服。

阴水水肿、尿蛋白：益母草60克。水煎服。

痛经：益母草30～60克，延胡索20克，鸡蛋2个。加水同煮，鸡蛋熟后去壳再煮10分钟，去药渣，吃蛋饮汤，经前一周每日1次。

功能性子宫出血：益母草50克，香附15克，鸡蛋2个。加水同煮，鸡蛋熟后去壳再煮10分钟，去药渣，吃蛋饮汤，每日1次。

产后腹痛：益母草50克，生姜30克，大枣20克，红糖15克。水煎服。

恶露不绝：益母草、白糖各50克，黑木耳10克。水煎服。

食疗药膳

益母羊肉汤

原料：益母草50克，生姜20克，羊肉300克，绍酒10毫升，葱10克，盐8克，味精6克，花生油15毫升。

制法：将羊肉洗净斩块，益母草洗净，生姜切片，葱切段。烧锅下油，将羊肉放入锅中炒至干身，铲起待用。再烧锅下油，下姜片、羊肉，放入绍酒爆香，加入清水、益母草，用慢火煮40分钟，放入盐、味精、葱段即成。

用法：在经前、经后各食2次。每日1次。

功效：温中散寒，健脾益气，活血祛瘀。

适用：月经不调、痛经、产后恶露不尽等。

益母草粳米粥

原料：新鲜益母草叶120克（干品减半），粳米60克，红糖30克。

制法：将新鲜益母草叶洗净、切碎，置锅中，加水1000毫升，煎取汁700毫升。再将粳米淘洗干净，放锅中，兑入药汁，置大火上煮沸，倒入红糖，搅匀，改用小火炖至粥成。

用法：每日2次，供餐，温热服食，连用5～7日。

功效：活血祛瘀。

适用：妇女气滞血瘀所致的月经不调、痛经、崩中漏下、瘀血腹痛等。

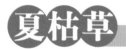 夏枯草 《本经·下品》

释名 夕句（《本经》），乃东（《本经》），燕面（《别录》），铁色草。

茎叶

气味 苦、辛，寒，无毒。

主治 寒热瘰疬鼠瘘头疮，破癥，散瘿结气，脚肿湿痹，轻身。（《本经》）

附方 明目补肝（肝虚目睛痛，冷泪不止，筋脉痛，羞明怕日）：夏枯草半两，香附子一两，为末。每服一钱，腊茶汤调下。（《简要济众》）

赤白带下：夏枯草，花开时采，阴干为末。每服二钱，米饮下，食前。（《徐氏家传方》）

血崩不止：夏枯草为末，每服方寸匕，米饮调下。（《圣惠方》）

汗斑白点：夏枯草煎浓汁，日日洗之。（《乾坤生意》）

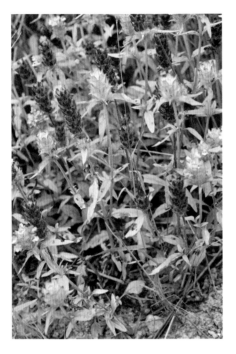
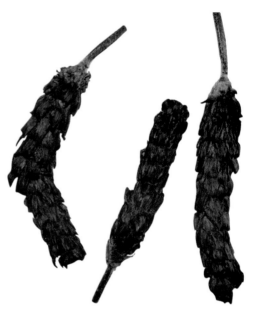

实用指南

单方验方

高血压病（肝肾阴虚、肝阳上亢）：夏枯草、女贞子各15克，黄芩、白芍、白蒺藜、黄菊花各10克，山楂12克，车前子、丹参各30克。水煎取药汁，每日1剂，分2次服用，连服2周，血压稳定后隔日1剂，连服4周。

甲状腺肿瘤：夏枯草、莪术、三棱各30克，昆布、海藻各40克，半夏、牡蛎各20克，黄芩、白芷各15克，穿山甲10克。把以上药物放入植物油中煎至药物为炭后，过滤，去掉药渣，重新加热药油，然后再加入樟丹调匀成膏，每4日敷1次，30日为一个疗程，一般1～2个疗程即可有效。

巩膜炎：夏枯草、野菊花各30克。水煎，分2～3次服，以愈为度。

黄疸型肝炎：夏枯草、金钱草各30克，丹参18克。水煎服，分3次服，连服7～15日；未愈，再服7日。

颈淋巴结核：夏枯草30克，百部24克，浙贝母12克，牡蛎18克。水煎服，分3次服，连服7剂，即见成效。

丹毒、扁平疣：夏枯草120克。煎汤熏洗患处，每日1～2次，连用2周。

高血压瘫：夏枯草茎叶24克，丹参18克，黄芩12克，川牛膝9克。水煎服，早、晚2次分服。

肝热崩漏：夏枯草适量。研末，每服6克，米汤送下，每日2～3次。

痈疽肿痛：夏枯草、紫花地丁、蒲公英各30克。水煎服，分3次服，连服4～8剂。

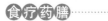 食疗药膳 ···○

夏枯草猪肉汤

原料：夏枯草6～10克，猪瘦肉30～60克，盐、味精各适量。

制法：将以上2味加水适量，煮至肉熟，加盐、味精调味即可。

用法：喝汤吃肉，每日2次。

功效：清肝火，散郁结，降血压。

适用：肝火上炎、目赤肿痛、高血压头痛、眩晕等。

夏枯草粥

原料：夏枯草10克，粳米50克，冰糖少许。

制法：将夏枯草洗净入砂锅内煎煮，去渣取汁。粳米洗净，入药汁中煮粥，粥将熟时放入冰糖调味。

用法：每日2次，温热食用。

功效：清肝，散结，降血压。

适用：瘰疬、乳痈、头目眩晕、肺结核、急性黄疸型肝炎等。

刘寄奴草 《唐本》

释名 金寄奴（大明），乌藤菜（《纲目》）。

子（苗同）

气味 苦，温，无毒。

主治 破血下胀。多服令人下痢。（苏恭）

下血止痛，治产后余疾，止金疮血，极效。（《别录》）

心腹痛，下气，水胀血气，通妇人经脉癥结，止霍乱水泻。（大明）

小儿尿血，新者研末服。（时珍）

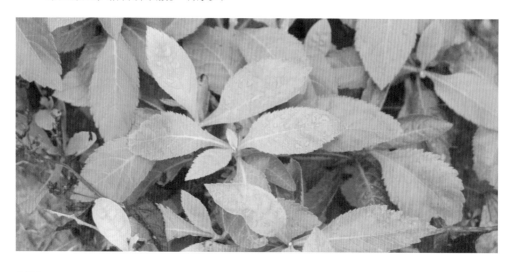

附方 大小便血：刘寄奴为末，茶调空心服二钱，即止。（《集简方》）

折伤瘀血（在腹内者）：刘寄奴、骨碎补、延胡索各一两，水二升，煎七合，入酒及童子小便各一合，顿温服之。（《千金方》）

霍乱成痢：刘寄奴草煎汁饮。（《圣济总录》）

汤火伤灼：刘寄奴捣末，先以糯米浆鸡翎扫上，后乃掺末。并不痛，亦无痕，大验之方。凡汤火伤，先以盐末掺之，护肉不坏，后乃掺药为妙。（《本事方》）

风入疮口肿痛：刘寄奴为末，掺之即止。（《圣惠方》）

单方验方

跌打损伤：刘寄奴15～24克。酌加黄酒或酒、水各半，炖1小时，温服，每日2次。

月经不调：刘寄奴、益母草各15克，桃仁、千斤拔、佩兰各10克。水煎服。

烫火伤：刘寄奴适量。捣烂取汁，涂患处。

外伤出血：鲜刘寄奴适量。捣烂敷患处。

黄疸：刘寄奴15克，茵陈10克。水煎服。

慢性肝炎：刘寄奴、地耳草各15克。水煎服。

白带：鲜刘寄奴60克。水煎服。

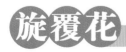

寄奴酒

原料：刘寄奴、骨碎补、玄胡索各150克，白酒2500毫升。

制法：将上药切成小块，与白酒同置入容器中，密封浸泡10日即成。

用法：每日2次，每次10～15毫升。

功效：消肿定痛，止血续筋。

适用：跌打挫伤、瘀血肿痛等。

旋覆花　《本经·下品》

释名 金沸草（《本经》），金钱花（《纲目》），夏菊（《纲目》），戴椹（《别录》）。

花

气味 咸，温，有小毒。

主治 结气胁下满，惊悸，除水，去五脏间寒热，补中下气。（《本经》）

主水肿，逐大腹，开胃，止呕逆不下食。（甄权）

行痰水，去头目风。（宗奭）

消坚软痞，治噫气。（好古）

附方 中风壅滞：旋覆花洗净焙研，炼蜜丸梧子大。夜卧以茶汤下五丸至七丸、十丸。（《经验方》）

月蚀耳疮：旋覆花烧研，羊脂和涂之。（《集简方》）

小儿眉癣（小儿眉毛眼睫，因癣退不生）：旋覆花、赤箭（即天麻苗）、防风等份，为末。洗净，以油调涂之。（《总微论》）

半产漏下，虚寒相抟，其脉弦芤：旋覆花汤。用旋覆花三两，葱十四茎，新绛少许，水三升，煮一升，顿服。（《金匮要略》）

叶

主治 敷金疮，止血。（大明）

治疗疮肿毒。（时珍）

根

主治 风湿。（《别录》）

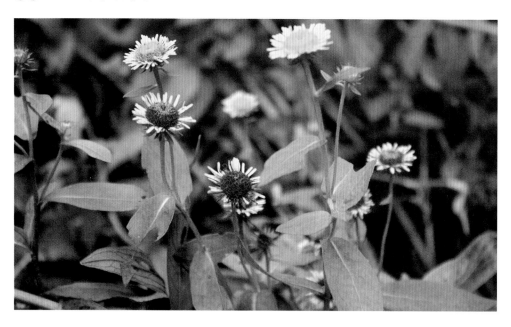

实用指南

单方验方

小便不行，因痰饮留闭者：旋覆花1握。捣汁，和生白酒服。

风火牙痛：旋覆花适量。研为细末，搽牙根上，良久，去其痰涎，疼止。

胃癌胸胁胀满、食欲不振、胃痛：旋覆花、柴胡、枳壳各12克，白芍、黄药子各15克，丹参、白花蛇舌草、半枝莲各30克。水煎服，每日1剂。

慢性支气管炎兼气喘：旋覆花、百部各10克，黄芪24克，地龙6克。水煎服，每日1剂，分2次服。

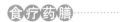**食疗药膳**

旋覆花鲤鱼

原料：旋覆花适量，鲤鱼1条，盐、味精各适量。

制法：将鱼肠去净，旋覆花放入鱼肚内，煎煮至鱼熟，加盐、味精调味。

用法：食鱼饮汤，小便利，肿胀即消。

功效：消痰下气，软坚行水。

适用：腹胀。

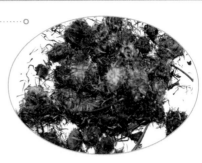

旋覆花粥

原料：旋覆花、郁金各10克，葱白5段，粳米100克，丹参15克。

制法：先将旋覆花用布包扎，与丹参、郁金同入砂锅中，加适量水煎煮，取药液约1000毫升，用药液与粳米同煮成粥，待粥熟时，加入葱白，搅和即可。

用法：早、晚空腹服食。

功效：活血通络，下气散结。

适用：慢性肝炎气滞血瘀、两胁胀痛、纳差食少等。

青葙 《本经·下品》

释名 草蒿（《本经》），萋蒿（《本经》），野鸡冠（《纲目》），子名草决明（《本经》）。

茎叶

气味 苦，微寒，无毒。

主治 邪气，皮肤中热，风瘙身痒，杀三虫。（《本经》）

捣汁服，大疗温疠。（苏恭）

止金疮血。（大明）

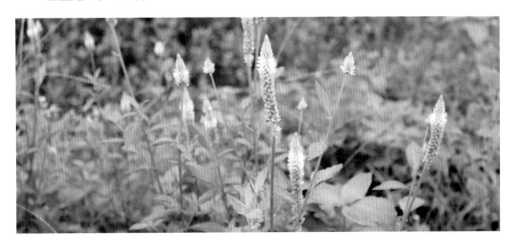

子

气味 苦，微寒，无毒。

主治 唇口青。（《本经》）

治五脏邪气，益脑髓，镇肝，明耳目，坚筋骨，去风寒湿痹。（大明）

治肝脏热毒冲眼，赤障青盲翳肿，恶疮疥疮。（甄权）

附方 鼻衄不止（眩晕欲死）：青葙子汁三合，灌入鼻中。（《广利方》）

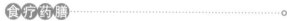

实用指南

单方验方

高血压：草决明10克，山楂片12克。泡水代茶饮用。

目赤肿痛，眼生翳膜，视物昏花，属肝火上炎：青葙子9克，菊花、龙胆草各6克。水煎服。

湿疹、皮肤瘙痒：青葙子15克。水煎服。

眼睛生翳，视物不清：青葙子50克，谷精草25克。水煎服。

视物不清：青葙子6克，夜明砂60克。蒸鸡肝或猪肝服。

慢性结膜炎：青葙子、白扁豆各15克，玄明粉（冲）4.5克，酸枣仁、茯苓各12克，密蒙花、决明子各9克。水煎服。

食疗药膳

草决明海带汤

原料：海带20克，草决明10克。

制法：将海带、草决明入锅，加清水2碗，煎至1碗。

用法：去渣饮汤。

功效：清肝明目。

适用：肝火头痛及高血压、眼结膜炎等。

鸡冠 （宋·《嘉祐》）

释名 时珍曰：以花状命名。

苗

气味 甘，凉，无毒。

主治 疮痔及血病。（时珍）

子

气味 甘，凉，无毒。

主治 止肠风泻血，赤白痢。（藏器）

崩中带下，入药炒用。（大明）

花

气味 同上。

主治 痔漏下血，赤白下痢，崩中赤白带下，分赤白用。（时珍）

附方 吐血不止：白鸡冠花，醋浸煮七次，为末。每服二钱，热酒下。（《经验方》）

经水不止：红鸡冠花一味，晒干为末。每服二钱，空心酒调下。忌鱼腥猪肉。（孙氏《集效方》）

产后血痛：白鸡冠花，酒煎服之。（《李楼奇方》）

白带沙淋：白鸡冠花、苦壶芦等份，烧存性，空心火酒服之。（《摘玄方》）

赤白下痢：鸡冠花煎酒服。赤用红，白用白。（《集简方》）

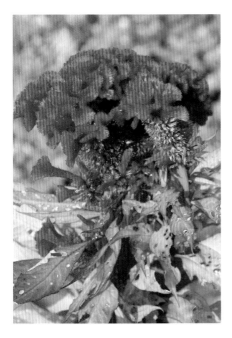
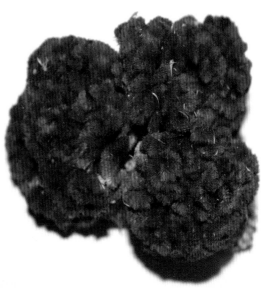

实用指南

单方验方

鼻衄：白鸡冠花（干品）6～15克，猪肉60～120克。酌加水炖服。

痢疾：鸡冠花10克，凤尾草15克。水煎冲蜜服。

青光眼：鸡冠花、艾头、埔姜根各15克。水煎服。

血淋、大便下血、妇女赤带、月经过多：红鸡冠花适量。炒焦，研细末，每服6～10克，米汤送服。

阴道滴虫：鸡冠花（连鸡冠子）60克，蛇床子15克。水煎熏洗，每日1～2次。

功能性子宫出血、白带过多：鸡冠花15克，海螵蛸12克，白扁豆6克。水煎服。

白带：鸡冠花（去种子）10克，白牡丹15克。水煎服，每日2～3次。

血热漏下：鸡冠花24克。水煎服。

咯血、吐血：红鸡冠花、白茅根各30克。水煎服。

食疗药膳 ···○

鸡冠花粥

原料：鲜鸡冠花15克，糯米60克。

制法：先将鲜鸡冠花洗净，水煎，去渣取汁，加水与糯米同煮为粥，先用大火煮，后用小火熬。待粥稠便可食用。

用法：每日早、晚温热食服。3～5日为1个疗程。

功效：凉血止血。

适用：咳血、衄血、吐血、便血、痔疮出血、高血压、妇人赤白带下等。

白鸡冠花炖猪肺

原料：鲜白鸡冠花15～24克，猪肺250克。

制法：将鸡冠花与猪肺冲开水，共炖1小时许。

用法：饭后分2～3次服。

功效：凉血，止血，补肺。

适用：咳血、吐血等。

红蓝花 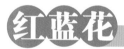 （宋·《开宝》）

释名 红花（《开宝》），黄蓝。

花

气味 辛，温，无毒。

主治 产后血晕口噤，腹内恶血不尽绞痛，胎死腹中，并酒煮服。亦主蛊毒。（《开宝》）

多用破留血，少用养血。（震亨）

活血润燥，止痛散肿，通经。（时珍）

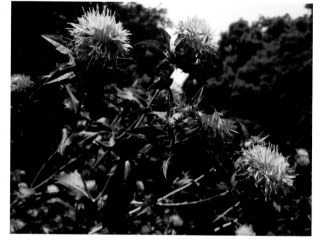

附方 一切肿疾：红花熟，捣取汁服，不过三服便瘥。（《外台秘要》）

喉痹壅塞（不通者）：红蓝花捣，绞取汁一小升服之，以瘥为度。如冬月无生花，似干者浸湿绞汁煎服，极验。（《广利方》）

热病胎死：红花酒煮汁，饮二三盏。（《熊氏补遗》）

产后血晕、心闷气绝：红花一两，为末，分作二服，酒二盏，煎一盏，连服。如口噤，斡开灌之。或入小便尤妙。（《子母秘录》）

实用指南

单方验方

月经不调：红花、香附子、益母草各12克，月月红9克。水煎服，每日1剂，每日2次。

痛经：红花15克，当归30克。水煎服，每日1剂，每日2次。

卵巢囊肿：红花、桃仁、当归尾、赤芍各9克，川芎12克，丹参18克。水煎服，每日1剂，每日2次。

食疗药膳

红花川芎粥

原料：红花、川芎各6克，粳米100克，白糖适量。

制法：先将川芎、红花煎汁、去渣，加入淘净的粳米和白糖共煮成粥。

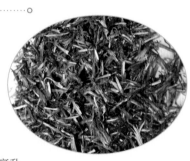

用法：每日2次，温热服食。

功效：行气活血止痛。

适用：冠心病、心绞痛，以及头痛、身痛。

红花木瓜酒

原料：红花75克，木瓜、桑寄生各150克，白酒2500毫升。

制法：将以上3味药捣碎，装入纱布袋扎口，放入酒坛，倒入白酒，密封坛口，浸泡10日后即成。

用法：每日2次，每次10～20毫升。

功效：活血化瘀通经，消肿止痛。

适用：腰肌劳损所致的腰痛。

大蓟

《别录·中品》

释名 虎蓟（弘景），山牛蒡（《日华》），鸡项草（《图经》），千针草（《图经》），野红花（《纲目》）。

大蓟根叶

气味 甘，温，无毒。

主治 女子赤白沃，安胎，止吐血鼻衄，令人肥健。（《别录》）

捣根绞汁服半升，主崩中血下立瘥。（甄权）

叶：治肠痈，腹脏瘀血，生研，酒并小便任服。（大明）

附方 小便热淋：马蓟根捣汁服。（《圣惠方》）

诸瘘不合：虎蓟根、猫蓟根、酸枣根、枳根、杜衡各一把，斑蝥三分，炒为末，蜜丸枣大。日一服，并以小丸纳疮中。（《肘后方》）

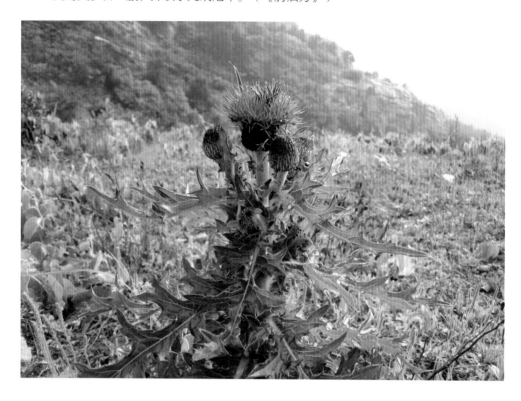

实用指南

单方验方

肺热咳嗽：大蓟30克，桑白皮、岗梅根、丝瓜络、枇杷叶各15克。水煎服。

乳糜尿：大蓟根30克。水煎服。

肺脓肿：鲜大蓟根、鲜鱼腥草各30克。水煎服。

肾炎水肿，阴、阳水肿：大蓟、小蓟各150克。水煎，服汤吃菜。

带状疱疹：大蓟、小蓟、鲜牛奶各适量。将大蓟、小蓟放在鲜牛奶中泡软后，捣成膏，外敷。

鼻衄：大蓟10克，侧柏叶、鸡冠花各15克。水煎服。

妇女月经过多、倒经：大蓟根、生地黄、栀子炭、黄芩、白芍各10克。水煎服。

食疗药膳

大小蓟薄荷蜜

原料：大蓟、小蓟各18克，薄荷9克，蜂蜜适量。

制法：将大蓟、小蓟、薄荷洗净，入锅，加水适量，煎煮2次，合并滤汁即成。

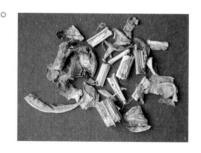

用法：上、下午分别服用，或佐餐食用。

功效：清热化湿，凉血止血，散瘀抗癌。

适用：湿热瘀毒型子宫颈癌等。

小蓟

气味 甘，温，无毒。

主治 养精保血。（《别录》）

破宿血、生新血、暴下血血崩、金疮出血、呕血等，绞取汁温服。作煎和糖，合金疮，及蜘蛛蛇蝎毒，服之亦佳。（藏器）

治热毒风，并胸膈烦闷，开胃下食，退热，补虚损。苗：去烦热，生研汁服。（大明）

作菜食，除风热。夏月热烦不止，捣汁半升服，立瘥。（孟诜）

附方 心热吐血（口干）：用小蓟叶及根，捣绞取汁，每顿服二小盏。（《圣惠方》）

卒泻鲜血：小蓟叶捣汁，温服一升。（《梅师方》）

堕胎下血：小蓟根叶、益母草五两，水二大碗，煮汁一碗，再煎至一盏，分二服，一日服尽。（《圣济总录》）

鼻塞不通：小蓟一把，水二升，煮取一升，分服。（《外台秘要》）

癣疮作痒：刺蓟叶捣汁服之。（《千金方》）

妇人阴痒：小蓟煮汤，日洗三次。（《广济方》）

疔疮恶肿：千针草四两，乳香一两，明矾五钱，为末。酒服二钱，出汗为度。（《普济方》）

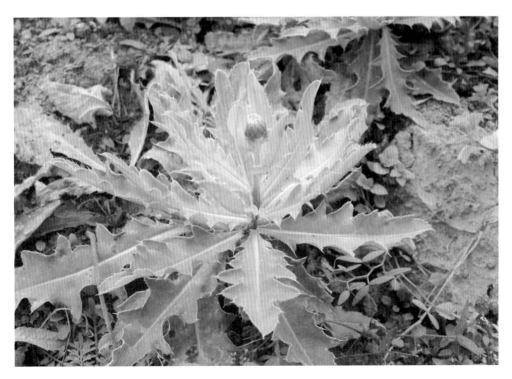

实用指南

单方验方

吐血：小蓟、侧柏叶、大蓟各10克，仙鹤草、栀子（炒焦）各15克。水煎服。

血尿、小便不利：鲜小蓟根30克，海金沙藤20克。水煎服，每日1剂，连服3～5日。

食疗药膳

小蓟伏龙肝茶

原料：小蓟80克，伏龙肝30克。

制法：将小蓟与伏龙肝同入锅中，加水适量，煎汤取汁即成。

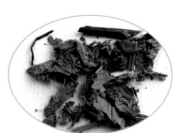

用法：代茶饮之，不拘时间。

功效：清热凉血，补土摄血。

适用：血热或气虚所致的倒经。

小蓟炖肉

原料：小蓟（鲜）1把，猪瘦肉120克。

制法：将小蓟洗净，猪肉洗净、切块。二者一同入水，大火烧沸，改用小火煮至肉熟烂。

用法：食肉喝汤。

功效：清热凉血，补虚。

适用：哮吼喘息或盐水呛肺。

续断 《本经·上品》

释名 属折（《本经》），接骨（《别录》），龙豆（《本经》），南草（《别录》）。

根

气味 苦，微温，无毒。

主治 伤寒，补不足，金疮痈疡折跌，续筋骨，妇人乳难。久服益气力。（《本经》）

妇人崩中漏血，金疮血内漏，止痛生肌肉，及踠伤恶血腰痛，关节缓急。（《别录》）

去诸温毒，通宣血脉。（甄权）

助气，补五劳七伤，破癥结瘀血，消肿毒，肠风痔瘘，乳痈瘰疬，妇人产前后一切病，胎漏，子宫冷，面黄虚肿，缩小便，止泄精尿血。（大明）

附方 小便淋沥：生续断捣绞汁服，即马蓟根也。（《初虞世古今录验》）

妊娠胎动（两三月堕，预宜服此）：川续断酒浸，杜仲姜汁炒去丝，各二两，为末，枣肉煮烂和丸梧子大。每服三十丸，米饮下。

产后诸疾（血晕，心闷烦热，厌厌气欲绝，心头硬，乍寒乍热）：续断皮一握，水三升，煎二升，分三服。如人行一里，再服。无所忌。此药救产后垂死。（《子母秘录》）

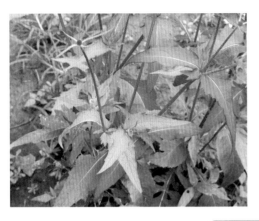
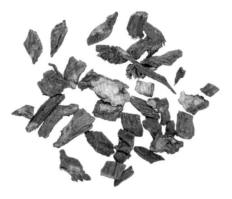

单方验方

补肾、养血、安胎：续断、桑寄生、阿胶各60克，菟丝子125克。水煎服。

水肿：续断根适量。炖猪腰子食。

先兆流产：续断、菟丝子、孩儿参、白芍各15克，桑寄生、阿胶、山药各10克，炙甘草3克。每日1剂，水煎服。

食疗药膳

续骨糖蟹糕

原料：续断、骨碎补各6克，白糖30克，鲜活河蟹250～300克。

制法：将续断、骨碎补混合粉碎，过100目筛备用。鲜活河蟹去泥污，连壳捣碎，以细纱布过滤取汁，装入碗中，加入续断、骨碎补及白糖。锅中加少许水，把碗放入锅中蒸30分钟，呈糕状即成。

用法：温服，每日1次，晚间服用。7日为1个疗程。

功效：接骨续筋。

适用：各种骨折。

漏卢①　　《本经·上品》

释名 野兰（《本经》），荚蒿（苏恭），鬼油麻（《日华》）。

根苗

气味 咸，寒，无毒。

主治 皮肤热毒，恶疮疽痔，湿痹，下乳汁。久服轻身益气，耳目聪明，不老延年。（《本经》）

止遗溺，热气疮痒如麻豆，可作浴汤。（《别录》）

---

① 即漏芦。

通小肠，泄精尿血，肠风，风赤眼，小儿壮热，扑损，续筋骨，乳痈瘰疬金疮，止血排脓，补血长肉，通经脉。（大明）

附方 腹中蛔虫：漏卢为末，以饼臛和方寸匕，服之。（《外台秘要》）

冷劳泻痢：漏卢一两，艾叶（炒）四两，为末。米醋三升，入药末一升，同熬成膏，入后末和丸梧子大，每温水下三十丸。（《圣济总录》）

历节风痛，筋脉拘挛：古圣散，用漏卢（麸炒）半两，地龙（去土炒）半两，为末，生姜二两取汁，入蜜三两，同煎三五沸，入好酒五合，盛之。每以三杯，调末一钱，温服。（《圣济总录》）

白秃头疮：五月收漏卢草，烧灰，猪膏和涂之。（《圣济总录》）

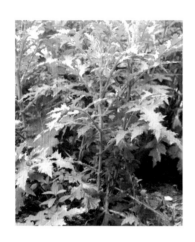 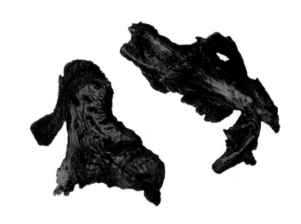

实用指南

单方验方

肥胖症：漏卢、决明子、泽泻、荷叶、汉防己各15克。水煎浓缩至100毫升，每日2次，服药1周。

功能性子宫出血：漏卢、地榆、三颗针、广升麻各15克。水煎服。

蛋白尿：漏卢、白茅根、黄柏、山楂、甘草各20克。水煎服，每日1剂。

食疗药膳

猪蹄漏卢汤

原料：漏卢15克，猪蹄2只，通草5克，姜块10克，葱3根，花椒12粒，绍酒10毫升，盐6克，味精2克。

制法：将猪蹄去残毛，洗净，用刀劈开或砍成小块；漏卢、通草洗净，共煎，去净残渣和沉淀；姜、葱洗净，姜拍破，葱挽结。猪蹄块放入砂罐内，加清水适量，置旺火上烧开，撇净血泡，再加入姜、葱、花椒、绍酒和药汁，改为中火炖至猪蹄刚熟，以小火炖熟透，加入味精、盐调味即成。

用法：不拘时饮汤食蹄肉。

功效：通乳汁。

适用：乳汁不下。

恶实　《别录·中品》

释名　鼠粘（《别录》），牛蒡（《别录》），大力子（《纲目》），便牵牛（《纲目》），蝙蝠刺。

子

气味　辛，平，无毒。

主治　明目补中，除风伤。（《别录》）

风毒肿，诸瘘。（藏器）

吞一枚，出痈疽头。（苏恭）

炒研煎饮，通利小便。（孟诜）

润肺散气，利咽膈，去皮肤风，通十二经。（元素）

消斑疹毒。（时珍）

附方　风水身肿（欲裂）：鼠粘子二两，炒研为末。每温水服二钱，日三服。（《圣惠方》）

头痛连睛：鼠粘子、石膏等份，为末，茶清调服。（《医方摘要》）

咽喉痘疹：牛蒡子二钱，桔梗一钱半，粉甘草节七分，水煎服。（《痘疹要诀》）

小儿痘疮（时出不快，壮热狂躁，咽膈壅塞，大便秘涩，小儿咽喉肿，不利；若大便利者，勿服）：牛蒡子炒一钱二分，荆芥穗二分，甘草节四分，水一盏，同煎至七分，温服。已出亦可服。名必胜散。（《和剂局方》）

妇人吹乳：鼠粘二钱，麝香少许，温酒细吞下。（《袖珍方》）

根、茎

气味 苦，寒，无毒。

主治 伤寒寒热汗出，中风面肿，消渴热中，逐水。久服轻身耐老。（《别录》）

根：主牙齿痛，劳疟诸风，脚缓弱风毒，痃疝，咳嗽伤肺，肺壅疝瘕，冷气积血。（苏恭）

根：浸酒服，去风及恶疮。和叶捣碎，敷杖疮金疮，永不畏风。（藏器）

主面目烦闷，四肢不健，通十二经脉，洗五脏恶气。可常作菜食，令人身轻。（甄权）

切根拌豆面作饮食，消胀壅。茎叶煮汁作浴汤，去皮间习习如虫行。又入盐花生捣，揩一切肿毒。（孟诜）

附方 时气余热（不退，烦躁发渴，四肢无力，不能饮食）：用牛蒡根捣汁，服一小盏，效。（《圣惠方》）

头风白屑：牛蒡叶捣汁，熬稠涂之。至明，皂荚水洗去。（《圣惠方》）

喉中热肿：鼠粘根一升，水五升，煎一升，分三服。（《延年方》）

小儿咽肿：牛蒡根捣汁，细咽之。（《普济方》）

热毒牙痛（热毒风攻头面，齿龈肿痛不可忍）：牛蒡根一斤捣汁，入盐花一钱，银器中熬成膏。每用涂齿龈下，重者不过三度瘥。（《圣惠方》）

项下瘰疬：鼠粘子根一升，水三升，煮取一升半，分三服。或为末，蜜丸常服之。（《救急方》）

耳卒肿痛：牛蒡根切，绞汁二升，银锅内熬膏涂之。（《圣济总录》）

诸疮肿毒：牛蒡根三茎洗，煮烂捣汁，入米煮粥，食一碗，甚良。（《普济方》）

实用指南

单方验方

急性中耳炎：鲜牛蒡根适量。捣烂榨汁滴耳，每日数次。

胃痉挛痛：鲜牛蒡根适量。捣烂绞汁，温饮半杯，每日2～3次。

虚弱，脚软无力：牛蒡根200克，鸡肉、猪肉各适量。同炖服。

痔疮：牛蒡子根、漏芦、嫩猪大肠各适量。同炖服。

头晕痛：牛蒡子根200克，老人头（酒洗）50克。熬水服。

咽喉痛：牛蒡6克，桔梗、甘草各3克。水煎去渣，频频含咽。

老年性血管硬化，预防中风：牛蒡根适量。煮粥常食。

食疗药膳

恶实菜汁

原料：恶实菜500克，盐、蒜汁、姜汁、米醋、豆豉汁各适量。

制法：将恶实菜洗净入砂锅内，加适量水，煮沸1分钟即取出，用凉开水浸一下，再用净纱布绞取汁，放入干净杯内，加入盐、蒜汁、姜汁、米醋、豆豉汁调和即成。

用法：分2次饮完。

功效：疏风清热，解毒消肿，利咽。

适用：外感风热、咽喉肿痛、热毒疮肿、疟腮等。

牛蒡酒

原料：牛蒡子15克，茵陈1.5克，茯苓、干姜各7.5克，川椒、大麻子、杜若各5克，石斛、枸杞子、牛膝、大豆、侧子各10克。

制法：将以上几味药细锉，以生绢袋盛，纳瓷瓶中，以好酒1000毫升浸，密封7日后开瓶即用。

用法：每于食前，暖10毫升饮用。

功效：祛风除湿。

适用：风湿气，腰间疼痛、坐卧不安等。

 菜耳 ① **《本经·中品》**

释名 苍耳（《尔雅》），猪耳（《纲目》），喝起草（《纲目》），野茄（《纲目》）。

实

气味 甘，温，有小毒。

主治 风头寒痛，风湿周痹，四脚拘挛痛，恶肉死肌，膝痛。久服益气。（藏器）

治肝热，明目。（甄权）

治一切风气，填髓暖腰脚，治瘰疬疥疮及瘙痒。（大明）

炒香浸酒服，去风补益。（时珍）

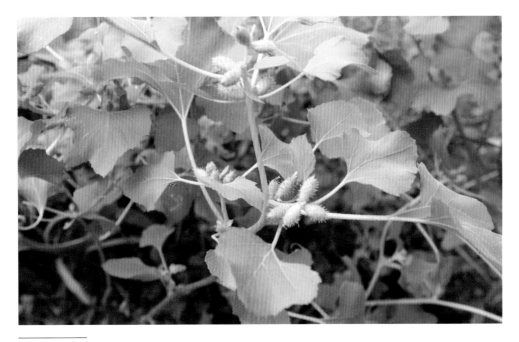

---

① 即苍耳子。

附方 久疟不瘥：苍耳子，或根茎亦可，焙研末，酒糊丸梧子大。每酒服三十丸，日二服。生者捣汁服亦可。（《朱氏集验方》）

大腹水肿（小便不利）：苍耳子灰、葶苈末等份。每服二钱，水下，日二服。（《千金方》）

风湿挛痹（一切风气）：苍耳子三两，炒为末，以水一升半，煎取七合，去滓呷之。（《食医心镜》）

牙齿痛肿：苍耳子五升，水一斗，煮取五升，热含之。冷即吐去，吐后复含，不过一剂瘥。茎叶亦可，或入盐少许。（孙真人《千金翼方》）

眼目昏暗：菓耳实一升，为末，白米半升作粥，日食之。（《普济方》）

实用指南

单方验方

鼻窦炎引起的头痛：苍耳子15克。炒黄，水煎当茶饮。

各种鼻炎、鼻窦炎、额窦炎：苍耳子适量。小火炒至微黄，水煎或加水蒸，口服。

中耳炎：苍耳子、冰片各适量。用香油热榨后滴耳。

外痔：苍耳子100克，白矾6克，花椒10克。水煎熏洗。

鼻渊流涕：苍耳子适量。炒研为末，每白汤点服1次，每次10克。

顽固性牙痛：苍耳子6克。焙黄去壳，研末，与1个鸡蛋和匀，不放油盐，炒熟食之，每日1次，连服3剂。

食疗药膳

苍耳子粥

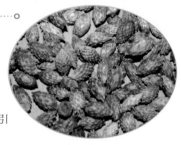

原料：苍耳子10克，粳米50克。

制法：先煮苍耳子，去渣取汁，再入米煮粥。

用法：早餐食用。

功效：散风除湿。

适用：因风湿上扰引起的头痛、鼻渊，或因湿热下注引起的老年痔疮，以及风湿阻痹之肢体作痛或皮肤瘙痒等。

 《唐本》

气味 苦，辛，有小毒。

主治 蛔、蛲虫。为散，以肥肉臛汁服方寸匕，亦入丸、散用。（《唐本》）

虫心痛。以淡醋和半匕服，立瘥。（《开宝》）

杀五脏虫，止疟，敷恶疮。（大明）

附方 蛔咬痛：鹤虱十两，捣筛，蜜和丸如梧子大。以蜜汤空腹吞四十丸，日增至五十

丸。慎酒肉。(《古今录验方》)

大肠虫出(不断,断之复生,行坐不得):鹤虱末,水调半两服。(《怪证奇方》)

齿痛:鹤虱一枚,擢置齿中。又方,鹤虱煎米醋漱口。(《纲目》)

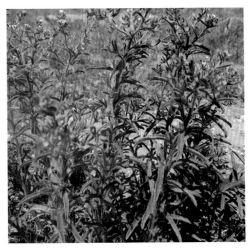 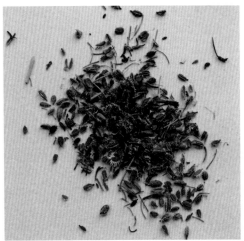

实用指南

单方验方 ....o

肠道蛔虫病:鹤虱、槟榔、雷丸、芜荑、使君子、苦楝根皮各9克。上药浓煎去渣,于清晨空腹时1次服下,连服2剂。

食疗药膳 ....o

鹤虱风炖鸡

原料:鹤虱风60克,童子鸡1只。

制法:将童子鸡治净,去肠杂、爪,与鹤虱风加水共炖,以鸡肉熟烂为佳。

用法:食肉喝汤。

功效:消痰,理气,补虚,调经。

适用:妇女干病。

 豨莶　《唐本》

释名　希仙(《纲目》),猪膏莓(《唐本》),虎膏(《唐本》)。

气味　苦,寒,有小毒。

主治　主久疟痰阴,捣汁服取吐。捣敷虎伤、狗咬、蜘蛛咬、蚕咬、蝮蝎溺疮。(藏器)

治肝肾风气,四肢麻痹,骨痛膝弱,风湿诸疮。(时珍)

附方 痈疽肿毒（一切恶疮）：豨莶草端午采者一两，乳香一两，白矾烧半两，为末。每服二钱，热酒调下。毒重者连进三服，得汗妙。（《乾坤秘韫》）

发背疔疮：豨莶草、五叶草即五爪龙、野红花即小蓟、大蒜各等份，擂烂，入热酒一碗，绞汁服，得汗立效。（《乾坤秘韫》）

疔疮肿毒：端午采豨莶草，日干为末。每服半两，热酒调下。汗出即愈，极有效验。（《集简方》）

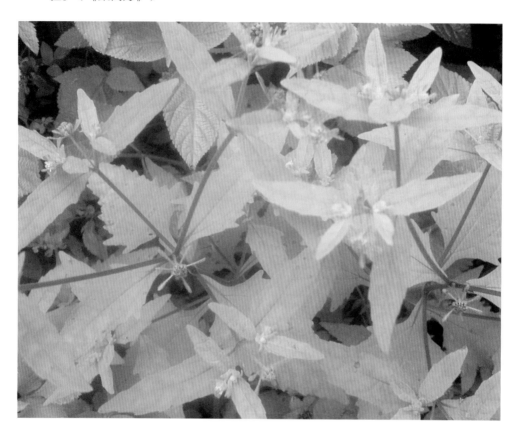

实用指南

单方验方

风寒湿痹：豨莶草、伸筋草各30克，老鹳草20克。水煎服。

疟疾：豨莶草（干品）30克。水煎服，每日1剂，分2次服，连服3日。

风气行于肠胃泄泻：豨莶草适量。研为末，醋糊丸梧子大，每服30丸，白汤下。

肠风下血：豨莶叶适量。酒蒸为末，炼蜜丸，每服9克，白汤下。

黄疸型肝炎：豨莶草30克，车前草、金钱草各15克，栀子9克。水煎服。

高血压：豨莶草、夏枯草、臭梧桐各9克。水煎服。

痈疽肿毒：豨莶草、乳香各30克，白矾15克。同研为细末，口服，每次6克，热酒调下。

风湿性关节炎、高血压：豨莶草、臭梧桐各等份。共研粉，水泛丸，每服5克，黄酒送服，每日3次。

食疗药膳

豨莶根炖猪蹄

原料：豨莶根60克，猪蹄1个，黄酒100毫升。

制法：将以上3味同放入适量水中，小火炖至猪蹄熟烂。

用法：每日分2次食用。

功效：祛风除湿，舒筋活络。

适用：风湿痹痛、筋骨不利、肌肤麻木等。

风痛神效药酒

原料：豨莶草（法制）、当归、十大功劳根皮各30克，牛膝、生地黄、金银花各15克。

制法：将以上6味药浸入陈老酒中，一周后使用。

用法：每次饮酒15～30毫升。

功效：祛风活络，补肾养血。

适用：风痛。

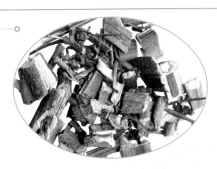

 芦 　《别录·下品》

根

释名 甘，寒，无毒。

主治 消渴客热，止小便利。（《别录》）

疗反胃呕逆不下食，胃中热，伤寒内热，弥良。（苏恭）

解大热，开胃，治噎哕不止。（甄权）

寒热时疾烦闷，泻痢人渴，孕妇心热。（大明）

笋

气味 小苦，冷，无毒，

主治 膈间客热，止渴，利小便，解河豚及诸鱼蟹毒。（宁原）

解诸肉毒。（时珍）

附方 骨蒸肺痿（不能食者，苏游芦根饮主之）：芦根、麦门冬、地骨皮、生姜各十两、橘皮、茯苓各五两，水二斗，煮八升，去滓，分五服，取汗乃瘥。（《外台秘要》）

呕哕不止（厥逆者）：芦根三斤切，水煮浓汁，频饮二升。必效，若以童子小便煮服，不过三服愈。（《肘后方》）

反胃上气：芦根、茅根各二两，水四升，煮二升，分服。（《千金方》）

霍乱烦闷：芦根三钱，麦门冬一钱，水煎服。（《千金方》）

霍乱胀痛：芦根一升，生姜一升，橘皮五两，水八升，煎三升，分服。（《圣惠方》）

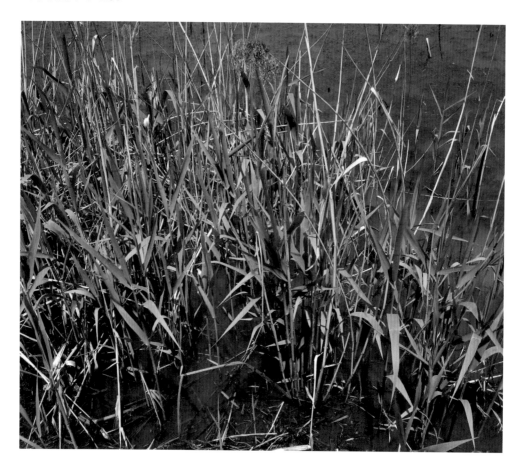

实用指南

单方验方

小儿慢性支气管炎：鲜芦根30克，薏苡仁、冬瓜子各12克，杏仁、桃仁、白前、前胡各4.5克，莱菔子、紫苏子、玉蝴蝶各6克，胆南星3克。水煎服。

肺脓肿：芦根、薏苡仁、冬瓜子各30克，桔梗、金银花各9克。水煎服。

麻疹初起，疹出不透：芦根30克，浮萍、葛根各10克。水煎服。

热病口渴：鲜芦根、葛根各60克，狗肝菜30克。水煎服。

小便赤涩、小便涩疼、口干渴：鲜芦根60克，车前草、白茅根各30克。水煎服。

牙龈出血：芦根适量。水煎，代茶饮。

食疗药膳

生芦根粥

原料：生芦根30克（洗净），粳米50克。

制法：先用水煮芦根，取汁去滓，用汁煮米做粥。

用法：可供早、晚服食。

功效：清热生津，除烦止呕。

适用：热病烦渴、胃热呕吐、噎膈、反胃等。

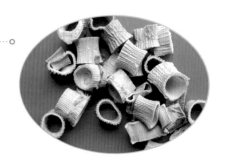

麻黄 《本经·中品》

释名 龙沙（《本经》），卑相（《别录》），卑盐（《别录》）。

茎

气味 苦，温，无毒。

主治 中风伤寒头痛，温疟，发表出汗，去邪热气，止咳逆上气，除寒热，破癥坚积聚。（《本经》）

五脏邪气缓急，风胁痛，字乳余疾，止好唾，通腠理，解肌，泄邪恶气，消赤黑斑毒。不可多服，令人虚。（《别录》）

治身上毒风疹痹，皮肉不仁，主壮热瘟疫，山岚瘴气。（甄权）

通九窍，调血脉，开毛孔皮肤。（大明）

去营中寒邪，泄卫中风热。（元素）

散赤目肿痛，水肿风肿，产后血滞。（时珍）

附方 伤寒黄疸（表热者）：麻黄醇酒汤主之。麻黄一把，去节绵裹，美酒五升，煮取半升，顿服取小汗。春月用水煮。（《千金方》）

风痹冷痛：麻黄去根五两，桂心二两，为末，酒二升，慢火熬如饧。每服一匙，热酒调下，至汗出为度。避风。（《圣惠方》）

根节

气味 甘，平，无毒。

主治 止汗，夏月杂粉扑之。（弘景）

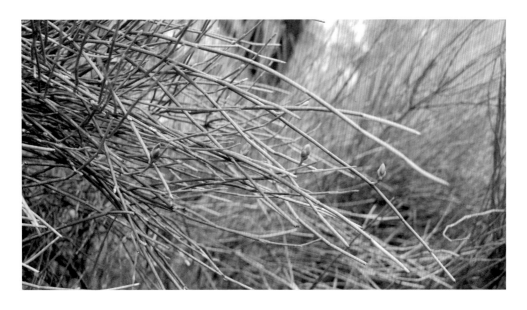

附方 盗汗阴汗：麻黄根、牡蛎粉为末，扑之。

盗汗不止：麻黄根、椒目等份，为末。每服一钱，无灰酒下。外以麻黄根、故蒲扇为末，扑之。（《奇效良方》）

小儿盗汗：麻黄根三分，故蒲扇灰一分，为末。以乳服三分，日三服。仍以干姜三分同为末，三分扑之。（《古今录验》）

产后虚汗：黄芪、当归各一两，麻黄根二两。每服一两，煎汤下。

阴囊湿疮（肾有劳热）：麻黄根、石硫黄各一两，米粉一合，为末，敷之。（《千金方》）

实用指南

 单方验方

冬天久咳：麻黄60克，胡椒20粒，老姜15克。研为细末，然后与米酒、面粉再炒至饼状，贴于患者后背上。每日换药1次，连续贴数日，以愈为度。

过敏性哮喘：麻黄5克，炒杏仁（捣碎）10克，生石膏20克，甘草6克，五味子（捣碎）9克，陈皮3克。水煎服，每日1剂。

脚臭：麻黄根30克，丁香、木香、黄柏各15克。水煎，每日用以洗脚3～4次。

风寒感冒：麻黄30克，生石膏60克。共研细末，每服9克，盖被取汗。

荨麻疹：麻黄、蝉衣、槐花、黄柏、乌梅、板蓝根、甘草、生大黄各10克。水煎服。

头痛发热（恶风无汗而喘）：麻黄9克，桂枝6克，炙甘草3克，杏仁10克。水煎服发汗。

 食疗药膳

麻黄粥

原料：麻黄10克，糯米50克，豉汁60毫升。

制法：以水1500毫升，煮麻黄，去沫，取汁750毫升。去滓，后入米、豉汁，煮为稀粥。

用法：不计时候，顿服。衣覆取汗。

功效：发汗解表。

适用：时气一日、初觉等。

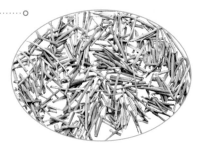

木贼 （宋·《嘉祐》）

释名 时珍曰：此草有节，面糙涩。治木骨者，用之磋擦则光净，犹云木之贼也。

茎

气味 甘，微苦，无毒。

主治 目疾，退翳膜，消积块，益肝胆，疗肠风，止痢，及妇人月水不断，崩中赤白。（《嘉祐》）

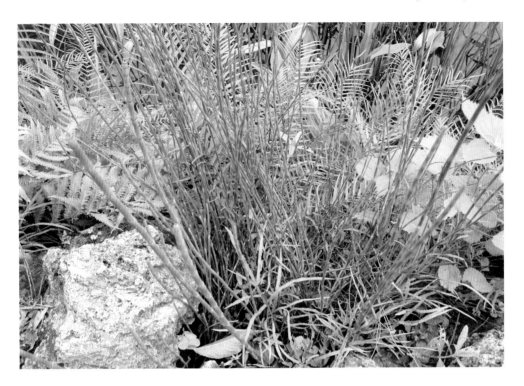

解肌，止泪止血，去风湿，疝痛，大肠脱肛。（时珍）

附方 目昏多泪：木贼去节，苍术泔浸，各一两，为末。每服二钱，茶调下。或蜜丸亦可。

舌硬出血：木贼煎水漱之，即止。（《圣惠方》）

血痢不止：木贼五钱，水煎温服，一日一服。（《圣惠方》）

大肠脱肛：木贼烧存性，为末掺之，按入即止。一加龙骨。（《三因方》）

月水不断：木贼炒三钱，水一盏，煎七分，温服，日一服。（《圣惠方》）

小肠疝气：木贼细锉，微炒为末，沸汤点服二钱，缓服取效。一方，用热酒下。（寇氏《衍义》）

实用指南

单方验方

扁平疣：木贼、香附、夏枯草各30克。加水浓煎去渣，取药液洗患处，每日3～5次。

舌硬出血：木贼适量。水煎漱之。

目赤肿痛常流目屎：木贼、五斤草各20克，千里光15克。水煎服。

黄疸肝炎：木贼20克，五爪金英、三点金草、翠云草各50克。水煎服。

白浊：木贼35克。水煎去渣，加青壳鸭蛋1枚，再煎服用。

尿道感染：木贼、蛇总管、五根草各40克，珍冬毛30克。水煎加黑糖服用。

血痢不止：木贼15克。水煎温服，每日1次。

目生翳障：木贼15克，谷精草、决明草各12克，蝉蜕5克。水煎服用；另取木贼30克，水煎洗患眼。

食疗药膳

木贼蒸羊肝

原料：木贼（研末）2克，羊肝（切薄片）10克。

制法：将以上2味药和匀，隔水蒸熟即可。

用法：早、晚各1次，每次适量。

功效：清肝热，疏风热，明目退翳。

适用：肝热或风热目疾、目赤肿痛、翳膜遮睛、羞明流泪等。

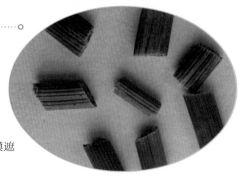

鼠曲草 《日华》

释名 米曲（《纲目》），鼠耳（《别录》），香茅（《拾遗》），黄蒿（《会编》）。

气味 甘，平，无毒。

主治 鼠耳：主痹寒寒热，止咳。（《别录》）

鼠曲：调中益气，止泄除痰，压时气，去热嗽。杂米粉作粮食，甜美。（《日华》）

佛耳：治寒嗽及痰，除肺中寒，大升肺气。（李杲）

附方 毒疔初起：鲜鼠曲草合冷饭粒及盐少许捣敷。

一切劳嗽，壅滞胸膈痞满：雄黄、佛耳草、鹅管石、款冬花各等份。上为末，每服用药一钱，安在炉子上焚着，以开口吸烟在喉中。（《宣明论方》焚香透膈散）

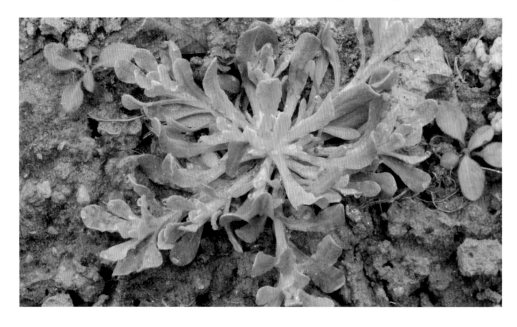

实用指南

单方验方

咳嗽痰多：鼠曲草全草、冰糖各2～3克。水煎服。

筋骨痛、腰膝肿痛、跌打损伤：鼠曲草30～50克。水煎服。

风寒感冒：鼠曲草全草2～3克。水煎服。

脾虚浮肿：鲜鼠曲草50克。水煎服。

白带：鼠曲草、凤尾草、灯心草各15克，土牛膝9克。水煎服。

支气管炎、寒喘：鼠曲草、黄荆子各15克，前胡、云雾草各9克，天竺子12克，荠苨根25克。水煎服，连服5日。

食疗药膳

清明菜糕

原料：鼠曲草嫩苗、面粉（或玉米粉）、白糖各适量。

制法：将鼠曲草嫩苗生用或用水略煮，与面粉、白糖加水和匀，做成糕团，蒸熟即成。

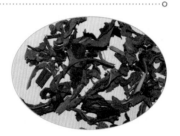

用法：不拘时食用。

功效：和胃调中。

适用：老年胃及十二指肠溃疡。

决明 《本经·上品》

释名 时珍曰：此马蹄决明也，以明目之功而名。

子

气味 咸，平，无毒。

主治 青盲，目淫，肤赤白膜，眼赤泪出。久服益精光，轻身。（《本经》）

疗唇口青。（《别录》）

益肾，解蛇毒。（震亨）

叶作菜食，利五脏明目，甚良。（甄权）

附方 积年失明：决明子二升为末，每食后粥饮服方寸匕。（《外台秘要》）

青盲雀目：决明一升，地肤子五两，为末，米饮丸梧子大，每米饮下二三十丸。（《普济方》）

补肝明目：决明子一升，蔓荆子二升，以酒五升煮，暴干为末。每饮服二钱，温水下，日二服。（《圣惠方》）

目赤肿痛、头风热痛：决明子炒研，茶调敷两太阳穴，干则易之，一夜即愈。（《医方摘玄》）

癣疮延蔓：决明子一两为末，入水银、轻粉少许，研不见星，擦破上药，立瘥，此东坡家藏方也。（《奇效良方》）

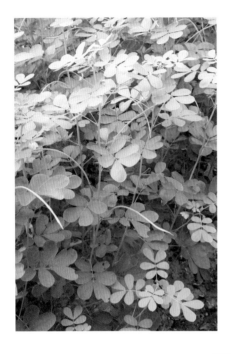 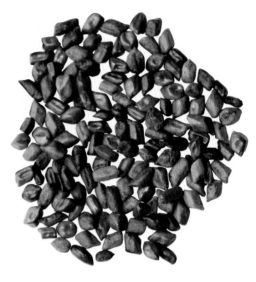

实用指南

单方验方

夜盲症：决明子、枸杞子各9克，猪肝适量。水煎，食肝服汤。

习惯性便秘：决明子、郁李仁各18克。沸水冲泡代茶。

外感风寒头痛：决明子50克。用火炒后研成细粉，然后用凉开水调和，擦在头部两侧太阳穴处。

口腔炎：决明子20克。煎汤，一直到剩一半的量为止，待冷却后，用来漱口。

习惯性便秘：决明子（炒）10～15克，蜂蜜20～30毫升。先将决明子捣碎，加水300～400毫升，煎煮10分钟左右，再冲入蜂蜜搅匀即可，每晚服1剂，或早、晚分服；亦可代茶饮。

食疗药膳

决明子茶

原料：决明子15克。

制法：先将决明子炒黄，加适量水煎。

用法：代茶频饮。

功效：清肝，利水，通便。

适用：高血压。

决明菊花粥

原料：决明子、白菊花、白糖各15克，粳米100克。

制法：将决明子入锅内炒出香气，起锅，待冷后与白菊花煎取汁，去渣，澄清去沉淀。粳米淘洗净，入锅加药汁煮成粥，加白糖食之。

用法：每日1次。

功效：清肝明目，润肠通便。

适用：风热目赤肿痛、流泪、头痛头晕、大便秘结及肝炎、高血压、高脂血症等。

地肤① 《本经·上品》

释名 地葵（《本经》），地麦（《别录》），独帚（《图经》），鸭舌草（《图经》）。

子

气味 苦，寒，无毒。

主治 膀胱热，利小便，补中益精气。久服耳目聪明，轻身耐老。（《本经》）

去皮肤中热气，使人润泽，散恶疮疝瘕，强阴。（《别录》）

治客热丹肿。（《日华》）

附方 雷头风肿，不省人事：落帚子同生姜研烂，热冲酒服，取汁即愈。（《圣济总录》）

胁下疼痛：地肤子为末，酒服方寸匕。（《寿域神方》）

疝气危急：地肤子即落帚子，炒香研末。每服一钱，酒下。（《简便方》）

血痢不止：地肤子五两，地榆、黄芩各一两，为末。每服方寸匕，温水调下。（《圣惠方》）

妊娠患淋，热痛酸楚，手足烦疼：地肤子十二两，水四升，煎二升半，分服。（《子母秘录》）

肢体疣目：地肤子、白矾等份，煎汤频洗。（《寿域神方》）

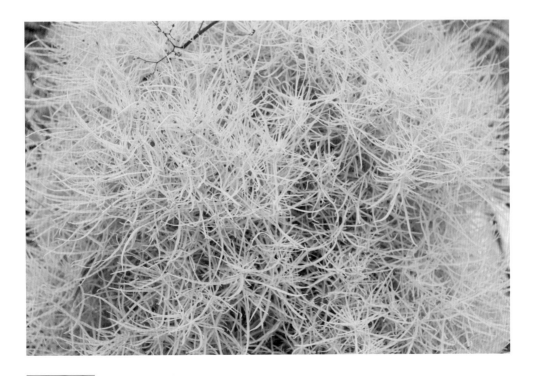

---

① 即地肤子。

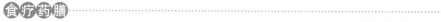

单方验方

肛门炎：地肤子、土大黄各20克，苦参15克，白矾、雄黄各10克。共研为细末，以猪油熬调成膏，涂患处，每日2～3次。

老年瘙痒：红花、桃仁、杏仁、生栀子、荆芥、地肤子各10克。共研细末，每次10克，用蜂蜜调成膏状敷脐，外用胶布固定，每日1次，5日为一个疗程，连续治疗2～3个疗程。

顽固性阴痒：地肤子、黄柏各20克，地丁、白鲜皮各30克，白矾10克。清水浸泡10分钟，再煎沸25分钟，待药温后擦洗患处，每日早、晚各1次。

皮肤湿疮：地肤子、白矾各适量。煎汤洗。

食疗药膳

止痒冬瓜汤

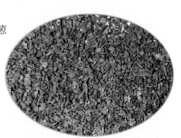

原料：冬瓜500克，地肤子50克，花椒20粒，盐、姜、葱各少许。

制法：将冬瓜洗净，切成方块，地肤子、花椒用布包，加水适量，共煮之，至瓜熟酌加盐、姜、葱（以清淡为佳），弃掉药包，即可饮用。

用法：吃瓜喝汤，每日1次。

功效：清热利湿，杀虫止痒。

适用：湿热为患之女阴瘙痒。

养血祛风酒

原料：地肤子、石楠叶、独活各35克，川芎40克，当归60克，白酒适量。

制法：将以上5味药研成极细末，装瓶备用即可。

用法：每日3次，成人取药末9克（小儿酌减），以酒15毫升，混匀，煎沸，待温，连药末空腹服。

功效：养血，祛风止痒。

适用：风毒瘾疹等。

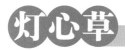

灯心草 （宋·《开宝》）

释名 虎须草（《纲目》），碧玉草（《纲目》）。

茎及根

气味 甘，寒，无毒。

主治 五淋，生煮服之。败席煮服，更良。（《开宝》）

泻肺，治阴窍涩不利，行水，除水肿癃闭。（元素）

治急喉痹，烧灰吹之甚捷。烧灰涂乳上，饲小儿，止夜啼。（震亨）

降心火，止血通气，散肿止渴。烧灰入轻粉、麝香，治阴疳。（时珍）

附方 破伤出血：灯心草嚼烂敷之，立止。（《胜金方》）

衄血不止：灯心一两，为末，入丹砂一钱，米饮每服二钱。（《圣济总录》）

喉风痹塞：用灯心一握，阴阳瓦烧存性，又炒盐一匙，每吹一捻，数次立愈。一方，用灯心灰二钱，蓬砂末一钱，吹之。一方，灯心、箬叶烧灰各等份，吹之。（《瑞竹堂方》）

夜不合眼（难睡）：灯心草煎汤代茶饮，即得睡。（《集简方》）

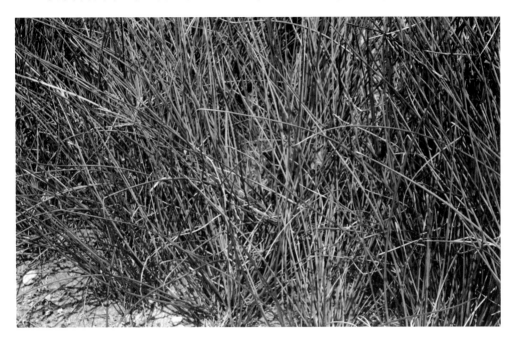

实用指南

单方验方

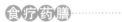

黄疸：灯心草根、阴行草、枸杞根各30克。水煎，以糖调服。

肾炎：鲜灯心草30克，鲜木槿根60克。水煎服。

口腔糜烂：灯心草10克，车前草15克。水煎服。

尿路感染：灯心草6克，干柿饼2个，白糖适量。水煎服。

小儿夜啼：灯心草15克。水煎2次，混合后分上、下午服，每日1剂，连服3～5剂。

食疗药膳

灯心苦瓜汤

原料：灯心草5扎，苦瓜（去瓤、核）200克，盐适量。

制法：将苦瓜洗净后切成块状，与灯心草一起放进砂锅内，用适量清水煎煮，加盐调味即可。

用法：佐餐食用，每日1～2次，每次150～200毫升。

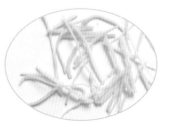

功效：清心降火。

适用：夏季风热上攻引起的目赤肿痛、眼眵增多、口干心烦、小便黄赤等。

《本经·上品》

释名 芐，芑，地髓（《本经》）。

干地黄

气味 甘，寒，无毒。

主治 伤中，逐血痹，填骨髓，长肌肉。作汤除寒热积聚，除痹，疗折跌绝筋。久服轻身不老，生者尤良。（《本经》）

主男子五劳七伤，女子伤中胞漏下血，破恶血，溺血，利大小肠，去胃中宿食，饱力断绝，补五脏内伤不足，通血脉，益气力，利耳目。（《别录》）

助心胆气，强筋骨长志，安魂定魄，治惊悸劳劣，心肺损，吐血鼻衄，妇人崩中血晕。（大明）

产后腹痛。久服变白延年。（甄权）

凉血生血，补肾水真阴，除皮肤燥，去诸湿热。（元素）

主心病掌中热痛，脾气痿蹶嗜卧，足下热而痛。（好古）

生地黄

主治 大寒。妇人崩中血不止，及产后血上薄心闷绝。伤身胎动下血，胎不落，堕坠跳折，瘀血留血，鼻衄吐血，皆捣饮之。（《别录》）

解诸热，通月水，利水道。捣贴心腹，能消瘀血。（甄权）

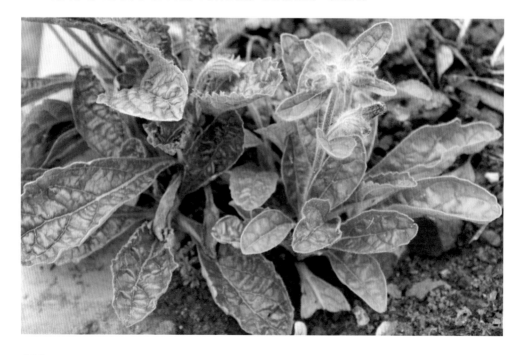

熟地黄

气味 甘、微苦，微温，无毒。

主治 填骨髓，长肌肉，生精血，补五脏内伤不足，通血脉，利耳目，黑须发，男子五劳七伤，女子伤中胞漏，经候不调，胎产百病。（时珍）

补血气，滋肾水，益真阴，去脐腹急痛，病后胫骨酸痛。（元素）

附方 病后虚汗，口干心躁：熟地黄五两，水三盏，煎一盏半，分三服，一日尽。（《圣惠方》）

骨蒸劳热：张文仲方，用生地黄一升，捣三度，绞取汁尽，分再服。若利即减之，以凉为度。（《外台秘要》）

咳嗽唾血，劳瘦骨蒸，日晚寒热：生地黄汁三合，煮白粥临熟，入地黄汁搅匀，空心食之。（《食医心镜》）

鼻出衄血：干地黄、地龙、薄荷各等份，为末，冷水调下。（孙用和《秘宝方》）

实用指南

单方验方

口腔炎：生地黄10克。捣烂，冷开水调匀滴口腔，每日数次。

小儿疮疖：生地黄、新鲜猪瘦肉各30克。水煮熟，1次或分2次服，每日1剂。

贫血：熟地黄、白芍各12克，当归、阿胶（另包烊化冲服）、鹿角胶（另包烊化冲服）各10克。水煎服。

各种出血：生地黄、白茅根各30克，仙鹤草15克，小蓟12克。水煎服。

咽喉红肿疼痛、热病高热、吐血、衄血：鲜地黄30克。捣烂，榨汁，开水冲，冷服。

肝肾阴亏、虚热动血，胸腹膨胀：地黄、白茅根各30克，丹参15克，川楝子9克。水煎服。

风湿性关节炎：干生地黄90克。切碎，加水600～800毫升，煮沸约1小时，滤去药液约300毫升，为1日量，1～2次服完。

食疗药膳

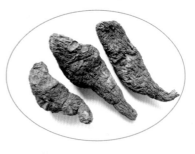

生地黄粥

原料：生地黄汁50毫升（或干地黄60克），粳米60克，生姜2片。

制法：用粳米加水煮粥，煮沸数分钟后加入生地黄汁（或去渣后的干黄煎液）及生姜，煮成稀粥即可。

用法：每食适量。

功效：清热生津，凉血止血。

适用：热病后期，低热不退；或热入营血、高热心烦、发斑吐衄等。

生地黄鸡

原料：生地黄250克，饴糖150克，乌鸡1只。

制法：将鸡去毛及内脏，洗净。生地黄切碎，与饴糖一同放入鸡腹内，缝合，放入铜盘中，再将铜盘上笼，将鸡蒸熟烂，取出即可食用。

用法：食肉饮汁，每日2次。

功效：益精血，补脾肾。

适用：腰背疼痛、骨髓虚损、不能久立、肢体无力、盗汗、食少等。

牛膝 《本经·上品》

释名 牛茎（《广雅》），百倍（《本经》），山苋菜（《救荒》），对节菜。

根

气味 苦、酸，平，无毒。

主治 寒湿痿痹，四肢拘挛，膝痛不可屈伸，逐血气，伤热火烂，堕胎。久服轻身耐老。（《本经》）

疗伤中少气，男子阴消，老人失溺，补中续绝，益精利阴气，填骨髓，止发白，除脑中痛及腰脊痛，妇人月水不通，血结。（《别录》）

治久疟寒热，五淋尿血，茎中痛，下痢，喉痹口疮齿痛，痈肿恶疮伤折。（时珍）

附方 消渴不止（下元虚损）：牛膝五两为末，生地黄五升浸之，日曝夜浸，汁尽为度，蜜丸梧子大，每空心温酒下三十丸。久服壮筋骨，驻颜色，黑发，津液自生。（《经验方》）

痢下肠蛊（凡痢下应先白后赤，若先赤后白为肠蛊）：牛膝二两捣碎，以酒一升渍经一宿。每服一两杯，日三服。（《肘后方》）

妇人血块：土牛膝根洗切，焙捣为末，酒煎温服，极效。福州人单用之。（《图经》）

生胎欲去：牛膝一握捣，以无灰酒一盏，煎七分，空心服。仍以独根土牛膝涂麝香，插入牝户中。（《妇人良方》）

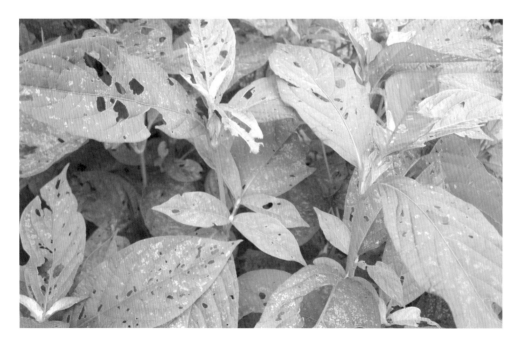

实用指南

单方验方

关节肿痛：牛膝、鸡血藤各12克，黄柏、苍术各10克，金银花藤15克。水煎服。

脾虚腰膝冷痛：牛膝6克，补骨脂10克，肉桂1.5克。水煎服；或研细粉调蜜糖，开水送服。

妇女经期受冷腹痛：牛膝15克，生姜30克，红糖适量。水煎服。

白痢：淮牛膝60克。捣碎，用300毫升酒泡，每次1～2杯，每日3次。

牙痛：牛膝、生石膏、生地黄、赭石各50克，甘草10克。水煎2次，混合后分上、下午服，每日1剂。

食疗药膳

牛膝天冬酒

原料：牛膝、秦艽、天冬各37.5克，独活45克，肉桂、五加皮各30克，细辛、石楠叶、薏苡仁、附子、巴戟天、杜仲各15克，白酒5000毫升。

制法：将以上各药加工成粗末，装入纱布袋内，放入酒坛，倒入白酒，浸泡14日即成。

用法：每日3次，每次30毫升。

功效：祛风湿，壮腰膝。

适用：关节疼痛遇寒加重，兼见肢节屈伸挛急、麻痹不仁、步履无力的类风湿性关节炎。

利尿蛤蜊肉

原料：牛膝30克，蛤蜊肉250克，车前子、王不留行各20克，盐、味精各适量。

制法：将蛤蜊肉洗净，把牛膝、车前子、王不留行装入纱布袋内。将蛤蜊肉与纱布袋共入砂锅内，加清水适量，小火煎煮半小时，取出药袋，加盐、味精调味即成。

用法：加少许调味品，吃蛤蜊肉、喝汤。每次1碗，2次吃完，连服5～7日。

功效：滋阴清热，软坚，利水。

适用：前列腺肥大、小便淋漓涩痛、五心烦热等。

麦门冬

《本经·上品》

释名 禹韭（吴普），禹余粮（《别录》），忍冬（吴普），阶前草。

根

气味 甘，平，无毒。

主治 心腹结气，伤中伤饱，胃络脉绝，羸瘦短气。久服轻身不老不饥。（《本经》）

疗身重目黄，心下支满，虚劳客热，口干燥渴，止呕吐，愈痿蹶，强阴益精，消谷调中保神，定肺气，安五脏，令人肥健，美颜色，有子。（《别录》）

---

① 即麦冬。

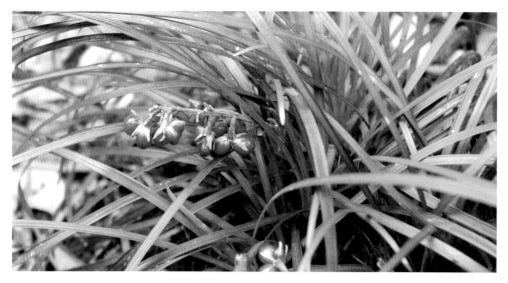

治肺中伏火，补心气不足，主血妄行，及经水枯，乳汁不下。（元素）

久服轻身明目。和车前、地黄丸服，去湿痹，变白，夜视有光。（藏器）

断谷为要药。（弘景）

附方 衄血不止：麦门冬（去心）、生地黄各五钱，水煎服，立止。（《保命集》）

齿缝出血：麦门冬煎汤漱之。（《兰室宝鉴》）

下痢口渴（引饮无度）：麦门冬（去心）三两，乌梅肉二十个，细锉，以水一升，煮取七合，细细呷之。必效。

男女血虚：麦门冬三斤，取汁熬成膏，生地黄三斤，取汁熬成膏，各等份，一起滤过，入蜜适量，再熬成，瓶收。每日白汤点服。忌铁器。（《医方摘要》）

实用指南

单方验方

肾阴亏虚型糖尿病：麦冬、山茱萸肉各60克，熟地黄90克，玄参30克，车前子15克。水煎频饮。

咽干口燥：麦冬10克，生地黄15克，藕200克。将以上3味药洗净，后2味药切片；麦冬、生地黄置一锅内，藕放另一锅内，分别加水，烧沸，小火煎；前者煎20分钟，后者煎30分钟，取汁混合，酌加白糖，代茶饮，不拘次数。

冠心病、心绞痛：麦冬45克。加水煎成30～40毫升，早、晚分服，连服3～18个月。

鼻出血：麦冬、生地黄各15克。水煎服，每日1剂。

肝炎：麦冬、当归、北沙参、枸杞子、生地黄、炙甘草各10克，小麦、大枣各20克，随症加减。水煎服，每日1剂。

肺炎：麦冬、玉竹、浙贝母、百合、北沙参各15克，瓜蒌壳、枇杷叶、薤白、生甘草、炙马兜铃各10克。水煎服，每日1剂。

咽炎：麦冬、金银花、连翘、鱼腥草、胖大海各适量。开水泡，代茶频饮。

慢性喉炎：麦冬、桔梗、竹茹、生姜、桑白皮各15克，紫菀、半夏、甘草、五味子各10克，麻黄5克，山豆根25克，金银花20克。水煎服，每日1剂，10日为一个疗程。

食疗药膳

麦门冬姜粥

原料：生麦冬汁、生姜汁各30毫升，生地黄汁100毫升，薏苡仁30克，粳米60克。

制法：先以水煮粳米、薏苡仁，令百沸，次下地黄汁、麦冬汁、生姜汁，相和煎成稀粥。

用法：温服1剂，呕不止，再服1剂。

功效：补血，止呕。

适用：妊娠反胃、呕逆不下食等。

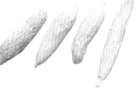

麦冬地黄粥

原料：鲜麦冬汁、鲜生地黄汁各50毫升，生姜10克，薏苡仁15克，粳米50～100克。

制法：先将薏苡仁、粳米及生姜放入砂锅，煮至将熟，兑入麦冬汁与生地黄汁，调匀，继续煮成稀粥即得。

用法：每日1剂，空腹时顿食。

功效：益气养阴，清热生津，和胃化湿，止呕安胎。

适用：气阴不足、胃失和降之妊娠恶阻、呕吐厌食，或胃热津伤、胃气上逆之恶心欲呕、厌食纳差、脘腹嘈杂等。

萱草 （宋·《嘉祐》）

释名 忘忧（《说文》），鹿葱（《嘉祐》），鹿剑（《土宿》），宜男。

苗花

气味 甘，凉，无毒。

主治 煮食，治小便赤涩，身体烦热，除酒疸。（大明）

消食，利湿热。（时珍）

作菹，利胸膈，安五脏，令人好欢乐，无忧，轻身明目。（苏颂）

根

主治 沙淋，下水气。酒疸黄色遍身者，捣汁服。（藏器）

大热衄血，研汁一大盏，和生姜汁半盏，细呷之。（宗奭）

吹乳、乳痈肿痛，擂酒服，以滓封之。（时珍）

附方 通身水肿：鹿葱根叶，晒干为末。每服二钱，入席下尘半钱，食前米饮服。（《圣惠方》）

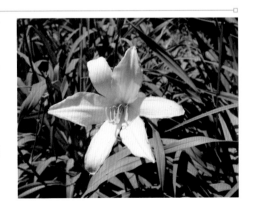

小便不通：萱草根煎水频饮。（《杏林摘要》）

大便后血：萱草根和生姜，油炒，酒冲服。（《圣济总录》）

食丹药毒：萱草根研汁服之。（《事林广记》）

实用指南

单方验方

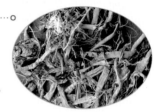

红眼（火眼）：黄花菜、马齿苋各30克。水煎服。

感冒，痔疮疼痛、出血：黄花菜、红糖各30克。水煎服。

大便下血：黄花菜根、大枣各30克。水煎服，每日2次。

风湿关节疼：黄花菜根30克。水煎去渣，冲入适量黄酒温服。

全身水肿、小便不通、黄疸：黄花菜鲜根30克。水煎服。

食疗药膳

萱草根炖鸡

原料：鲜萱草根60克，母鸡1只，盐、味精各适量。

制法：将萱草根洗净，母鸡治净，去头脚与内脏，加水适量，与萱草根共炖3小时，加盐、味精调味即可。

用法：吃肉喝汤，1～2日1次。

功效：利水，凉血，补虚。

适用：黄疸。

淡竹叶　　《纲目》

释名 根名碎骨子。

气味 甘，寒，无毒。

主治 叶：去烦热，利小便，清心。根：能堕胎催生。（时珍）

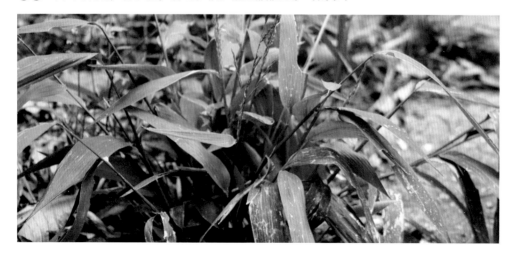

实用指南

单方验方

尿路感染：淡竹叶12~15克，凤尾草、忍冬藤各30克。水煎服，每日1剂。

膀胱炎：淡竹叶15克，灯心草10克，忍冬藤6克。水煎服。

口舌糜烂：鲜淡竹叶30克，车前草15克，甘草3克。水煎服。

热病口渴、心烦不安、口糜舌疮：淡竹叶、金银花、白茅根各15克。水煎服，每日1剂。

肺炎高热咳嗽：淡竹叶30克，麦冬15克。水煎，冲蜜服，每日2~3次。

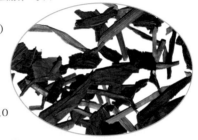

预防麻疹：淡竹叶12克，夏枯草30克，钱葱（马蹄）40~60克。水煎当茶饮。

脂溢性皮炎：淡竹叶、茵陈、白花蛇舌草各20克。水煎取汁，洗头或患处，每日1~2次，每日1剂，连用7~10日。

预防中暑：淡竹叶、埔姜叶、大青叶、金银花叶各10克，一枝香6克。水煎（或开水泡）当茶饮。

尿血：淡竹叶12克，仙鹤草15克，鲜白茅根30克。水煎服。

食疗药膳

淡竹叶粥

原料：淡竹叶、砂糖各30克，石膏15克，白米100克。

制法：先将石膏捣碎，并淡竹叶以水煮之，取汁1000毫升，去滓，下米煮粥，即入糖，搅令匀。

用法：空腹食，每日1剂。

功效：清热解毒。

适用：发背、痈疽、诸热毒肿等。

淡竹叶沙参粥

原料：淡竹叶10克，沙参30克，粳米100克。

制法：先把淡竹叶、沙参水煎去渣，取汁备用；再把粳米淘洗干净，入药汁中煮粥。

用法：早、晚温热服食。

功效：清热益气。

适用：夏季暑热伤气、心烦呕恶、肢软乏力以及疮疖痈肿等。

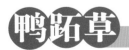

鸭跖草 （宋·《嘉祐》）

释名 鸡舌草（《拾遗》），竹鸡草（《纲目》）。

苗

气味 苦，大寒，无毒。

主治 和赤小豆煮食，下水气湿痹，利小便。（大明）

消喉痹。（时珍）

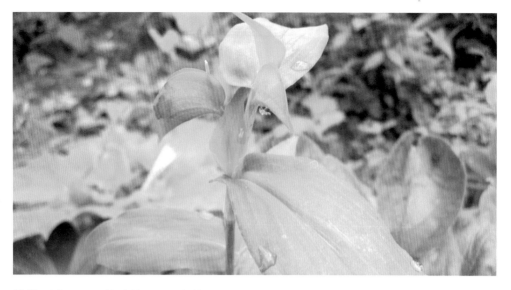

附方 小便不通：竹鸡草一两，车前草一两，捣汁入蜜少许，空心服之。（《集简方》）

喉痹肿痛：鸭跖草汁点之。（《袖珍方》）

赤白下痢：蓝姑草，即淡竹叶菜，煎汤日服之。（《活幼全书》）

实用指南

单方验方

水肿、腹水：鲜鸭跖草60～90克。水煎服，连服数日。

外伤出血：鲜鸭跖草适量。捣烂外敷患处。

扁桃体炎：鸭跖草120克，鲜薄荷60克。捣烂，绞取汁液，每次30毫升，可用凉开水适量兑匀，频频含咽。

感冒：鸭跖草60克。水煎服，每日2～3次。

赤白下痢：鸭跖草适量。煎汤服。

水肿：鸭跖草80克，白茅根30克，鸭肉100克。水煎，喝汤吃鸭肉，每日1次。

食疗药膳

鸭跖竹叶茶

原料：鸭跖草60克，淡竹叶30克。

制法：将鸭跖草、淡竹叶同煎2次，每次用水500毫升，煎半小时，再将2次煎液混合，取汁。

用法：代茶频饮。

功效：清热解毒。

适用：流感、高热烦渴或原因不明的高热等。

鸭跖草炖猪瘦肉

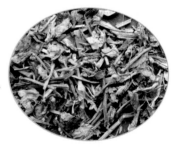

原料：鸭跖草120克，猪瘦肉100克，盐、味精各适量。

制法：将以上2味加适量水，炖熟，加盐、味精调味即可。

用法：服汤食肉，每日1剂。

功效：清热凉血，解毒行水。

适用：黄疸性肝炎。

酸浆

《本经·中品》

释名 醋浆（《本经》），灯笼草（《唐本》），洛神珠（《嘉祐》）。

苗、叶、茎、根

气味 苦，寒，无毒。

主治 酸浆：治热烦满，定志益气，利水道。（《本经》）

捣汁服，治黄病，多效。（弘景）

灯笼草：治上气咳嗽风热，明目，根茎花实并宜。（《唐本》）

苦耽苗子：治传尸伏连，鬼气疰忤邪气，腹内热结，目黄不下食，大小便涩，骨热咳嗽，多睡劳乏，呕逆痰壅，痃癖痞满，小儿无辜疭子，寒热大腹，杀虫落胎，去蛊毒，并煮汁饮，亦生捣汁服。研膏，敷小儿闪癖。（《嘉祐》）

子

气味 酸，平，无毒。

主治 热烦，定志益气，利水道，产难吞之立产。（《别录》）

食之，除热，治黄病，尤益小儿。（苏颂）

治骨蒸劳热，尸疰疳瘦，痰癖热结，与苗茎同功。（《嘉祐》）

附方 热咳咽痛：灯笼草为末，白汤服，名清心丸。仍以醋调敷喉外。（《丹溪纂要》）

喉疮作痛：灯笼草炒焦研末，酒调呷之。（《医学正传》）

痔疮不发：酸浆叶贴之。

天泡湿疮：天泡草铃儿生捣敷之。亦可为末，油调敷。（《邓才杂兴方》）

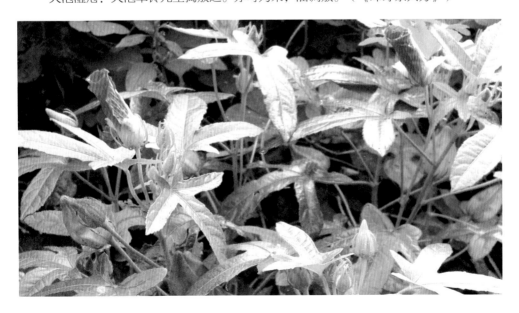

实用指南

单方验方

血淋、热淋：酸浆草适量。水煎取汁，入蜜同服。

齿龈腐烂：鲜酸浆草、盐各少许。酸浆草捣烂绞汁后加入盐，用消毒棉花蘸汁，擦洗患处，每日3～5次。

疔疮：鲜酸浆草、红糖各少许。捣烂为泥，敷患处。

食疗药膳

灯笼草根煮鸭蛋

原料：灯笼草根（酸浆根）7株，鸭蛋2个，酒250毫升。

制法：将灯笼草根去梗叶，洗净，连须切碎，加酒，煮鸭蛋。

用法：食蛋服酒。

功效：清热，补虚，利湿。

适用：疟疾。

灯笼草粥

原料：灯笼草1株，粳米50～100克。

制法：将灯笼草加适量水煎煮，去渣取汁，加入粳米煮成粥即可。

用法：早、晚餐食用。

功效：清热解毒。

适用：流行性腮腺炎。

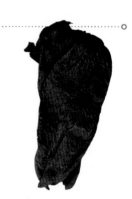

蜀羊泉 《本经·中品》

释名 羊泉（《别录》），羊饴（《别录》），漆姑草。

气味 苦，微寒，无毒。

主治 秃疮恶疮热气，疥瘙痂癣虫。（《本经》）

疗龋齿，女子阴中内伤，皮间实积。（《别录》）

主小儿惊，生毛发，捣涂漆疮。（苏恭）

附方 黄疸疾：漆草一把，捣汁和酒服。不过三五次，即愈。（《摘玄方》）

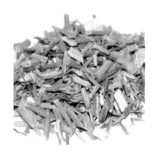

实用指南

单方验方

辅助治疗宫颈癌：蜀羊泉30克。水煎服，每日1剂。

辅助治疗肺腺癌：蜀羊泉、龙葵、菝葜、山海螺、生薏苡仁、生牡蛎各30克，蛇莓、山慈菇、夏枯草各15克，浙贝母10克。水煎服，每日1剂。

败酱 ① 《本经·中品》

释名 苦菜（《纲目》），鹿首（《别录》），马草（《别录》）。

根〔苗同〕

气味 苦，平，无毒。

主治 暴热火疮赤气，疥瘙疽痔，马鞍热气。（《本经》）

除痈肿浮肿结热，风痹不足，产后腹痛。（《别录》）

治血气心腹痛，破癥结，催生落胞，血晕鼻衄吐血，赤白带下，赤眼障膜努肉，聤耳，疮疖疥癣丹毒，排脓补瘘。（大明）

附方 产后恶露（七八日不止）：败酱、当归各六分，续断、芍药各八分，川芎、竹茹各四分，生地黄炒十二分，水二升，煮取八合，空心服。（《外台秘要》）

产后腰痛（乃血气流入腰腿，痛不可转者）：败酱、当归各八分，川芎、芍药、桂心各六分，水二升，煮八合，分二服。忌葱。（《广济方》）

产后腹痛（如锥刺者）：败酱草五两，水四升，煮二升。每服二合，日三服，良。（《卫生易简方》）

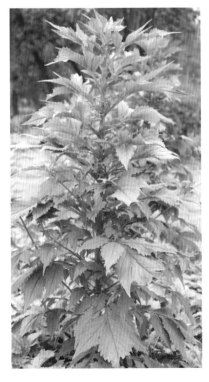

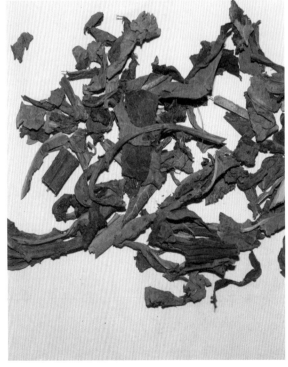

---

① 即败酱草。

实用指南

单方验方

老年性慢性支气管炎：败酱草、鱼腥草、薏苡仁各30克，黄芩、川贝母、杏仁各9克，桑白皮、丹参各15克，茯苓、炒白术各12克，桔梗、炙甘草各6克。水煎取药汁，每日1剂，每日2次。

肺脓肿：败酱草、鱼腥草、鲜苇茎各30克。水煎服，每日1剂。

慢性盆腔炎：败酱草60～100克。水煎服。

前列腺炎：土茯苓25克，薏苡仁、败酱草各20克，王不留行、萹蓄各10克，瞿麦、石韦、滑石各15克。水煎服。

阑尾炎、妇女盆腔炎、多发性脓肿：败酱全草6～24克，金银花、蒲公英、紫花地丁各12克。水煎去渣，每日服用2次。

肾盂肾炎：败酱、车前草各30克。水煎去渣，代茶多量饮服。

化脓性扁桃体炎：败酱草鲜品100克（干品50克）。水煎服，每日3次。

食疗药膳

金钱败酱茵陈茶

原料：败酱草、金钱草、茵陈各30克，白糖适量。

制法：将金钱草、败酱草、茵陈煎汁1000毫升，入白糖拌匀即可。

用法：代茶频饮。

功效：排石，利胆，消炎。

适用：慢性胆囊炎。

款冬花 《本经·中品》

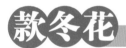

释名 颗冻（《尔雅》），钻冻（《衍义》），橐吾（《本经》），虎须（《本经》）。

气味 辛，温，无毒。

主治 咳逆上气善喘，喉痹，诸惊痫寒热邪气。（《本经》）

疗肺气心促急，热劳咳，连连不绝，涕唾黏稠，肺痿肺痈，吐脓血。（甄权）

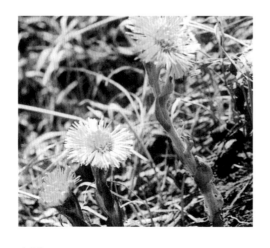

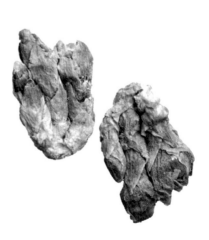

润心肺，益五脏，除烦消痰，洗肝明目，及中风等疾。（大明）

附方 痰嗽带血：款冬花、百合蒸焙，等份为末，蜜丸龙眼大。每卧时嚼一丸，姜汤下。（《济生方》）

口中疳疮：款冬花、黄连等份，为细末，用唾津调成饼子。先以蛇床子煎汤漱口，乃以饼子敷之，少顷确住，其疮立消也。（杨诚《经验方》）

实用指南

单方验方

咳嗽气喘：款冬花、杏仁、桑白皮各9克，知母、贝母各6克。水煎服。

久咳不愈：款冬花、紫菀各60克，百部30克。共研细末，每次9克，用生姜3片，乌梅1枚，煎汤送服。

痰咳哮喘，遇冷即发：款冬花、麻黄、杏仁、紫苏子各3～10克。水煎服。

暴咳：款冬花、杏仁、贝母、五味子各9克。水煎服；或款冬花60克，桑白皮、贝母（去心）、五味子、炙甘草各15克，知母0.5克，杏仁1克，水煎服。

感冒咳嗽：款冬花15克，紫苏叶、杏仁各10克。水煎服。

食疗药膳

款冬花粥

原料：款冬花50克，粳米100克，蜂蜜20毫升。

制法：将粳米淘洗干净，用冷水浸泡半小时，捞出，沥干水分；将款冬花择洗干净；取锅加入冷水、粳米，先用旺火煮沸，加入款冬花，再改用小火续煮至粥成，加入蜂蜜调味即可。

用法：早餐食用。

功效：祛咳化痰，提高免疫力。

适用：湿痰、水饮的咳嗽气喘，吐痰清稀量多等。

瞿麦 《本经·中品》

释名 蘧麦（《尔雅》），巨句麦（《本经》），石竹（《日华》），南天竺草（《纲目》）。

穗

气味 苦，寒，无毒。

主治 关格诸癃结，小便不通，出刺，决痈肿，明目去翳，破胎堕子，下闭血。（《本经》）

养肾气，逐膀胱邪逆，止霍乱，长毛发。（《别录》）

主五淋。月经不通，破血块排脓。（大明）

叶

主治 痔瘘并泻血，作汤粥食。又治小儿蛔虫，及丹石药发。并眼目肿痛及肿毒，捣敷。

治浸淫疮并妇人阴疮。（大明）

附方 小便石淋，宜破血：瞿麦子捣为末，酒服方寸匕，日三服，三日当下石。（《外台秘要》）

子死腹中，或产经数日不下：以瞿麦煮浓汁服之。（《千金方》）

目赤肿痛、浸淫等疮：瞿麦炒黄为末，以鹅涎调涂眦头即开。或捣汁涂之。（《圣惠方》）

咽喉骨鲠：瞿麦为末，水服一寸匕，日二。（《外台秘要》）

竹木入肉：瞿麦为末，水服方寸匕。或煮汁，日饮三次。（《梅师方》）

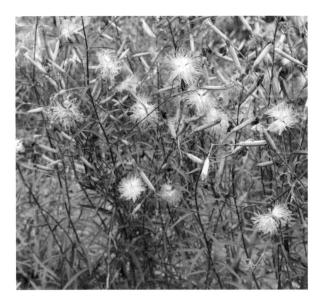 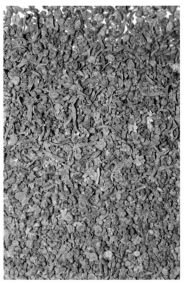

实用指南

单方验方

尿血、小便赤涩、尿急尿痛：瞿麦、白茅根、小蓟各15克，赤芍、生地黄各12克。水煎服。

湿疹、阴痒：鲜瞿麦60克。捣汁外涂或煎汤外洗。

闭经、痛经：瞿麦、丹参各15克，赤芍、桃仁各8克。水煎服。

乳腺癌：瞿麦、茯苓、防己、薏苡仁、猫爪草、葶苈子、白花蛇舌草各30克，淫羊藿15克，白术、党参各12克，桂枝9克，川椒、甘草各6克，大枣10枚。水煎服。

食疗药膳

瞿麦茶

原料：瞿麦60～120克。

制法：将瞿麦用水洗一下，放入砂锅中，加水煎汤。

用法：代茶饮，每日1剂。

功效：抗癌。

适用：前列腺癌。

王不留行

《别录·上品》

释名 禁宫花（《日华》），剪金花（《日华》），金盏银台。

苗、子

气味 苦，平，无毒。

主治 金疮止血，逐痛出刺，除风痹内塞。止心烦鼻衄，痈疽恶疮瘘乳，妇人难产。久服轻身耐老增寿。（《别录》）

治风毒，通血脉。（甄权）

游风风疹，妇人血经不匀，发背。（《日华》）

下乳汁。（元素）

利小便，出竹木刺。（时珍）

附方 鼻衄不止：剪金花连茎叶阴干，浓煎汁温服，立效。（《指南方》）

粪后下血：王不留行末，水服一钱。（《圣济总录》）

妇人乳少（因气郁者）：涌泉散，王不留行、穿山甲（炮）、龙骨、瞿麦穗、麦门冬各等份，为末。每服一钱，热酒调下，后食猪蹄羹，仍以木梳梳乳，一日三次。（《卫生宝鉴方》）

头风白屑：王不留行、香白芷等份，为末。干掺，一夜篦去。（《圣惠方》）

疔肿初起：王不留行子为末，蟾酥丸黍米大。每服一丸，酒下，汗出即愈。（《集简方》）

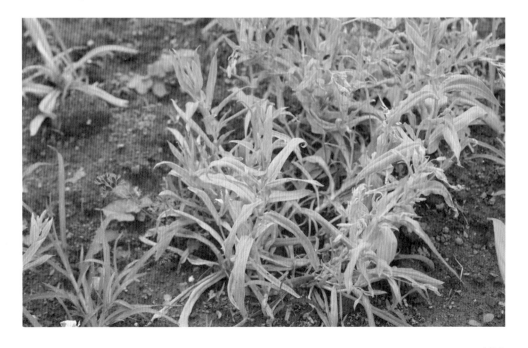

实用指南

单方验方 ⚬

　　血栓性脉管炎：王不留行、茯苓、茜草、丹参各12克，黄柏、地鳖各6克，木瓜、清风藤、川牛膝各9克，薏苡仁20克。水煎服，每日1剂，每日2次。

　　乳腺癌：王不留行90克，柴胡、黄芩各15克，瓜蒌、紫苏子、白芍、党参、陈皮、夏枯草、石膏、牡蛎各30克，川椒5克，甘草6克，大枣10枚。水煎服，每日1剂，每日3次。

　　鹅掌风：王不留行、苦参、白芷、茅苍术各12克，猪油适量。前4味药共研为细末；猪油细水熬去渣，与药面混合，涂于患处，用手摩擦，再以微火烤之。

食疗药膳 ⚬

王不留行黑豆汁

原料：王不留行15克，黑豆60克，红糖适量。

制法：取王不留行焙干研粉备用。黑豆加水煮汁，调入王不留行粉及红糖，略煮即可。

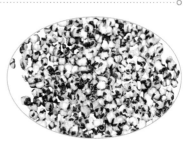

用法：每日2次，连服10～15日。

功效：活血利水，祛风止痛。

适用：乳腺癌疼痛较明显者。

王不留行炖猪蹄

原料：猪蹄3～4只，王不留行12克，盐、味精、葱、姜各适量。

制法：将王不留行用纱布包裹，和洗净的猪蹄一起放进锅内，加水及盐、味精、葱、姜煮烂即可食用。

用法：佐餐食用，每日1次。

功效：通经下乳。

适用：乳汁不足。

葶苈 ① 《本经·下品》

释名 丁历（《别录》），大室（《本经》），大适（《本经》），狗荠（《别录》）。

子

气味 辛，寒，无毒。

主治 癥瘕积聚结气，饮食寒热，破坚逐邪，通利水道。（《本经》）

下膀胱水，伏留热气，皮间邪水上出，面目浮肿，身暴中风热痱痒，利小腹。久服令人虚。（《别录》）

疗肺壅上气咳嗽，止喘促，除胸中痰饮。（甄权）

通月经。（时珍）

附方 通身肿满：苦葶苈炒四两，为末，枣肉和丸梧子大。每服十五丸，桑白皮汤下，日三服。此方，人不甚信，试之自验。

―――――――――
① 即葶苈子。

腹胀积聚：葶苈子一升熬，以酒五升浸七日，日服三合。（《千金方》）

肺湿痰喘：甜葶苈炒为末，枣肉丸服。（《摘玄方》）

痰饮咳嗽：用曹州葶苈子一两，纸衬炒令黑，知母一两，贝母一两，为末，枣肉半两，砂糖一两半，和丸弹丸大。每以新绵裹一丸，含之咽津，甚者不过三丸。（《箧中方》）

月水不通：葶苈一升，为末，蜜丸弹子大，绵裹纳阴中二寸，一宿易之，有汁出，止。（《千金方》）

头风疼痛：葶苈子为末，以汤淋汁沐头，三四度即愈。（《肘后方》）

白秃头疮：葶苈末涂之。（《圣惠方》）

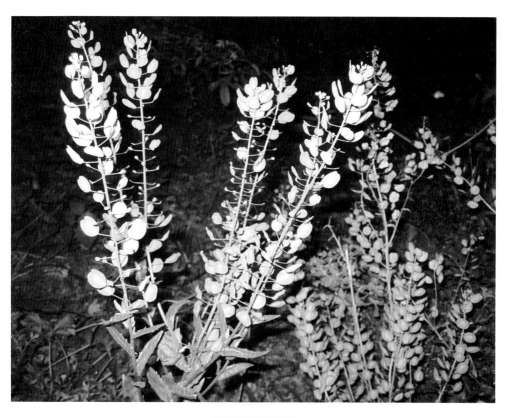

实用指南

单方验方

毛细支气管炎：葶苈子、紫苏子各5克，白果、麻黄、款冬花、半夏各4克，桑白皮、黄芩、杏仁各3克，甘草2克。先煎麻黄，后纳诸药，每剂连煎2次，药汁混匀，每日1剂，少量多次服用。

百日咳：葶苈子、百部、车前子各120克，天茄根2000克。制成糖浆1000毫升，1岁儿童每次5毫升，4岁每次10毫升，8岁每次15毫升，其余酌情增减用量，每日3～4次，7日为一个疗程。

呼吸喘促、尿黄赤涩、面目肿胀、唇舌紫赤：葶苈子12克，杏仁9克，桑白皮15克，贝母、防己、木通各6克。水煎服。

食疗药膳

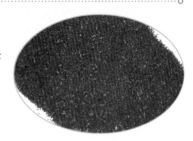

葶苈酒

原料：甜葶苈300克，清酒2500毫升。

制法：将上药捣令极细，用生绢袋盛，入清酒中浸泡，3～5日后可用。

用法：每服5毫升，粥饮调下，每日3次。

功效：泻肺利水，消肿平喘。

适用：上气喘急、遍身浮肿等。

葶百糯米粥

原料：薏苡仁、糯米各90克，百合、葶苈子、大枣、鱼腥草各30克。

制法：先将葶苈子、鱼腥草水煎，去渣取液，入薏苡仁、百合、大枣、糯米同煮成粥。

用法：分4次，每日内服完，连服1周。

功效：清肺解毒，疗痈补虚。

适用：肺痈咳吐大量黄脓痰。

车前 《本经·上品》

 释名 当道（《本经》），车轮菜（《救荒》），地衣（《纲目》），蛤蟆衣（《别录》）。

子

气味 甘，寒，无毒。

主治 气癃止痛，利水道小便，除湿痹。久服轻身耐老。（《本经》）

男子伤中，女子淋沥不欲食，养肺强阴益精，令人有子，明目疗赤痛。（《别录》）

去风毒，肝中风热，毒风冲眼，赤痛障翳，脑痛泪出，压丹石毒，去心胸烦热。（甄权）

治妇人难产。（陆玑）

导小肠热，止暑湿泻痢。（时珍）

附方 小便血淋，作痛：车前子晒干为末，每服二钱，车前叶煎汤下。（《普济方》）

石淋作痛：车前子二升，以绢袋盛，水八升，煮取三升，服之，须臾石下。（《肘后方》）

滑胎易产：车前子为末，酒服方寸匕。不饮酒者，水调服。诗云，采采芣苢，能令妇人乐有子也。陆玑注云，治妇人产难故也。（《妇人良方》）

阴冷闷疼，渐入囊内，肿满杀人：车前子末，饮服方寸匕，日二服。（《千金方》）

久患内障：车前子、干地黄、麦门冬各等份，为末，蜜丸如梧子大，服之。累试有

效。（《圣惠方》）

补虚明目：车前子、熟地黄酒蒸焙三两，菟丝子酒浸五两，为末，炼蜜丸梧子大。每温酒下三十丸，日二服。（《和剂局方》）

实用指南

单方验方

小便血淋、作痛：车前子适量。晒干为末，每服10克，车前叶煎汤下。

风热目暗、涩痛：车前子、黄连各50克。研为末，食后温酒服5克，每日2次。

因房事过度伤肾或黄疸久不愈，肝病累肾，腹大如鼓：车前子、山芋、山药、茯苓各15克，泽泻、牡丹皮各10克，熟地黄25克，肉桂5克，附子5克。水煎服，每日1剂。

寒湿泻：车前子20克，藿香、炮姜各10克。水煎服。

结石：车前子30克，金钱草50克。水煎代茶饮。

白带多、腹泻：车前子、茯苓粉各30克，粳米60克。车前子用纱布包裹煎煮半小时后取出，再加粳米、茯苓粉同煮成粥，食用即可。

食疗药膳

车前子粥

原料：车前子60克，青粱米100克。

制法：先将车前子绵裹煮汁，再入青粱米煮粥食。

用法：不拘多少，适量。

功效：益气，清热，利小便，明目。

适用：老人淋病、身体热甚等。

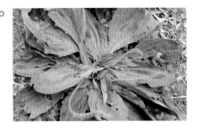

马鞭草　《别录·下品》

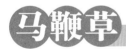

释名 龙牙草（《图经》），凤颈草。

苗叶

气味 苦，微寒，无毒。（保升）

主治 癥瘕血瘕，久疟，破血杀虫。捣烂煎取汁，熬如饴，每空心酒服一匕。（藏器）

治妇人血气肚胀，月候不匀，通月经。（大明）

治金疮，行血活血。（震亨）

捣涂痈肿及蠼螋尿疮，男子阴肿。（时珍）

附方 疟痰寒热：马鞭草捣汁五合，酒二合，分二服。（《千金方》）

鼓胀烦渴，身干黑瘦：马鞭草细锉，曝干，勿见火。以酒或水同煮，至味出，去滓温服。以六月中旬，雷鸣时采者有效。（《卫生易简方》）

大腹水肿：马鞭草、鼠尾草各十斤，水一石，煮取五斗，去滓，再煎令稠，以粉和丸大豆大。每服二三丸，加至四五丸。（《肘后方》）

男子阴肿，大如升，核痛，人所不能治者：马鞭草捣涂之。（《集验方》）

妇人经闭，结成瘕块，肋胀大欲死者：马鞭草根苗五斤，锉细，水五斗，煎至一斗，去滓，熬成膏。每服半匙，食前温酒化下，日二服。（《圣惠方》）

赤白下痢：龙牙草五钱，陈茶一撮，水煎服。（《医方摘要》）

发背痈毒，痛不可忍：龙牙草捣汁饮之，以滓敷患处。（《集简方》）

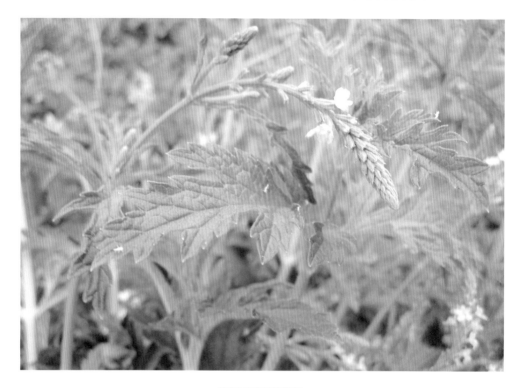

实用指南

单方验方

白喉：取干马鞭草（全草）30克，浓煎成300毫升左右。剂量：成人每次150毫升，每日服2次，连服3～5日。儿童8～14岁每次100毫升，每日服2次，连服3～5日；8岁以下每次50毫升，每日服3～4次，连服3～5日。

咽喉肿痛：鲜马鞭草茎叶适量。捣汁，加人乳适量，调匀含咽。

肝痛：马鞭草、八月札、石燕各30克。水煎服，每日1剂。

口腔溃疡：鲜马鞭草30克（干品用15克）。水煎2次，混合后分早、晚服，每日1剂。

痢疾、急性胃肠：马鞭草适量。研末，每服3克，每日2～3次，连服1周。

疟疾：马鞭草60克。甜酒和水煎，取汁150毫升，于疟发前2小时服，连服3～5日。

感冒发热：马鞭草、板蓝根各18克。水煎服，每日2次；必要时可口服2剂。

百日咳：马鞭草1000克，蜂蜜100毫升。熬膏，3岁患儿服2匙，每日3次，温开水送下；3岁以上者，酌加其量。

食疗药膳

马鞭草蒸猪肝

原料：马鞭草50克，新鲜猪肝100克。

制法：先将鲜马鞭草洗净，切碎，放盘中。再将猪肝切成薄片，另放盘中。将猪肝片盘置于马鞭草盘上，上屉蒸，用马鞭草的气味蒸猪肝，待肝熟即可。

用法：每日1次，每次1剂，佐餐食用，用5～7剂即可。

功效：益肝清热，除湿止带。

适用：肝经湿热下注所致的带下病。

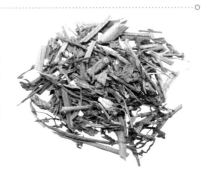

连翘 《本经·下品》

释名 异翘（《尔雅》），兰华（吴普），根名连轺（仲景），竹根（《别录》）。

气味 苦，平，无毒。

主治 寒热鼠瘘瘰疬，痈肿恶疮瘿瘤，结热蛊毒。（《本经》）

去白虫。（《别录》）

通利五淋，小便不通，除心家客热。（甄权）

通小肠，排脓，治疮疖，止痛，通月经。（大明）

散诸经血结气聚，消肿。（李杲）

泻心火，除脾胃湿热，治中部血证，以为使。（震亨）

附方 瘰疬结核：连翘、脂麻等份，为末，时时食之。（《简便方》）

痔疮肿痛：连翘煎汤熏洗，后以刀上飞过绿矾入麝香贴之。（《集验方》）

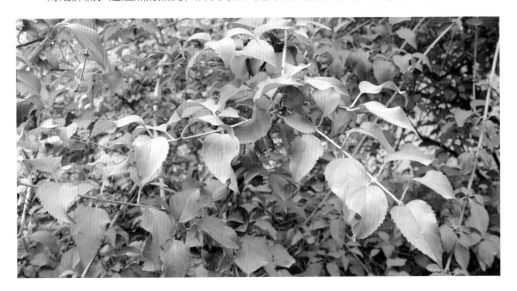

实用指南

单方验方

腮腺炎：连翘60克，芒硝50克，大戟15克。加水共煎，取浓汁与仙人掌（去皮刺）共捣如泥，涂患处，每日2～3次。

肠痈：连翘15克，栀子、黄芩各12克，金银花18克。水煎服。

舌破生疮：连翘15克，黄柏9克，甘草6克。水煎含漱。

风疹：连翘、牛蒡子各10克，薄荷4克，甘草2克。水煎服，每日1剂，每日2次。

食疗药膳

连翘菊花猪腰汤

原料：金银花、连翘、茯苓皮、大腹皮、冬瓜皮、白茅根、茜草各9克，大蓟、小蓟各12克，猪腰1个。

制法：将金银花等药水煎取汁。猪腰对剖两半，片去腰臊，切片，用药汁煮熟即成。

用法：每日1～2次淡服。

功效：清热解毒，利尿消肿，凉血止血。

适用：急性肾炎尿血、浮肿等。

金翘大青叶茶

原料：大青叶、金银花、芦根、连翘、甘草各9克。

制法：用上5味药加水煎汤，去渣取汁。

用法：代茶饮用，每日1剂，连用3～5日。

功效：清热解毒，除烦生津。

适用：小儿流行性乙型脑炎。

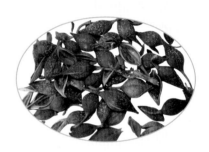

三白草　　《唐本》

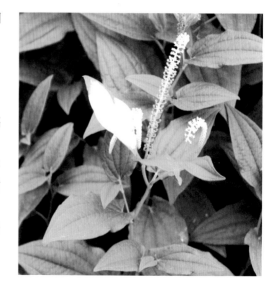

释名 弘景曰：叶上有三白点，俗因以名。

气味 甘、辛，寒，有小毒。

主治 水肿脚气，利大小便，消痰破癖，除积聚，消疔肿。（《唐本》）

捣绞汁服，令人吐逆，除疟及胸膈热痰，小儿痞满。（藏器）

根：疗脚气风毒胫肿，捣酒服，亦甚有验。又煎汤，洗癣疮。（时珍）

附方 疗疮炎肿：三白草鲜叶一握，捣烂，敷患处，每日二次。

绣球风：鲜三白草，捣汁洗患部。

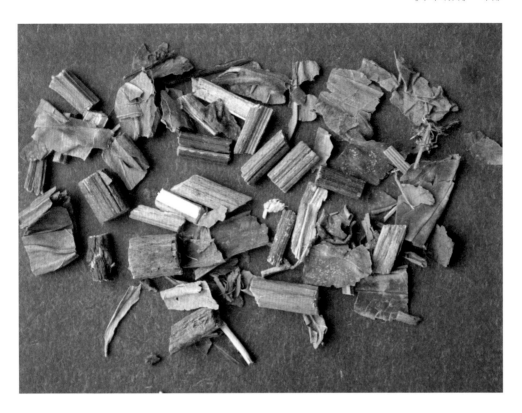

实用指南

单方验方

妇女湿热白带：鲜三白草、猪瘦肉各60克。同煲服。

乳糜尿、白浊、热淋：鲜三白草根茎60克。水煎，空腹服。

脾虚带下：鲜三白草根茎、鲜刺芋根各15克，猪脚1只。同煲服。

尿路感染：三白草30克，车前草、芦竹根、白花蛇舌草各15克。水煎服。

产妇乳汁不足：三白草根茎30克，猪脚1只。水煎，服汤吃肉。

慢性前列腺炎：三白草30克，淡竹叶、生地黄、赤芍、丹参、车前草、白茅根各15克，甘草6克。水煎服。

小儿全身瘙痒：鲜三白草叶250克，艾叶30克。水煎洗身，每日洗1次。

疔疮：鲜三白草根、叶适量，红糖少许。捣烂敷患处。

食疗药膳

三白五草茶

原料：三白草、白花蛇舌草各50克，鱼腥草、车前草、金钱草各20克，金银花、蒲公英、白茅根各30克。

制法：将以上原料加适量水，煮沸后晾凉即可。

用法：每日1剂，分2次服。

功效：清热解毒，利湿。

适用：急性淋病。

萹蓄 《本经·中品》

释名 扁竹（弘景），扁辨（吴普），扁蔓（吴普），粉节草（《纲目》）。

气味 苦，平，无毒。

主治 浸淫疥瘙疽痔，杀三虫。（《本经》）

疗女子阴蚀。（《别录》）

煮汁饮小儿，疗蛔虫有验。（甄权）

附方 热淋涩痛：扁竹煎汤频饮。（《生生编》）

热黄疸疾：扁竹捣汁，顿服一升。多年者，日再服之。（《药性论》）

霍乱吐利：扁竹入豉汁中，下五味，煮羹食。（《食医心镜》）

恶疮痂痒，作痛：扁竹捣封，痂落即瘥。（《肘后方》）

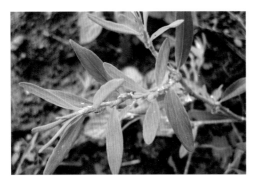
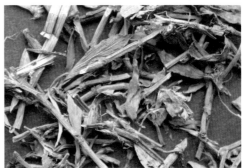

实用指南

单方验方

牙痛：萹蓄50～100克。水煎2次，所得煎液混合后分2次服，每日1剂。

热淋涩痛：扁竹适量。煎汤频饮。

湿性脚癣：萹蓄、大黄各10克，蛇床子15克。水煎汤泡脚，每日1次；另外加用癣药水外涂患部，早、晚各1次。

腮腺炎：鲜萹蓄30克，鸡蛋1个。捣烂，加适量生石灰水，调蛋清搅匀，敷患处。

肝硬化腹水：萹蓄、麦芽、瞿麦、马鞭草各20克，泽漆、神曲、青皮各10克，木香9克，甘草6克。水煎服。

食疗药膳

萹蓄车前子粥

原料：萹蓄、车前子各30克，粳米50克。

制法：将萹蓄、车前子（包）入砂锅内，加水500毫升，煎20分钟，去渣留汁。粳米煮粥，兑入药汁，煮一二沸，待食。

用法：每日2次，温热食服。

功效：清热利湿，通利小便。

适用：前列腺肥大合并感染，症见小便淋漓不畅，甚则点滴不下、小腹胀急，或发热口疮等。

蒺藜 《本经·上品》

释名 茨（《尔雅》），旁通（《本经》），止行（《本经》），休羽（《本经》）。

子

气味 苦，温，无毒。

主治 恶血，破癥积聚，喉痹乳难。久服长肌肉，明目轻身。（《本经》）

治诸风疬，疗吐脓，去燥热。（甄权）

治奔豚肾气，肺气胸膈满，催生堕胎，益精，疗水藏冷，小便多，止遗沥泄精溺血肿痛。（大明）

痔漏阴汗，妇人发乳带下。（苏颂）

治风秘，及蛔虫心腹痛。（时珍）

附方 腰脊引痛：蒺藜子捣末，蜜和丸胡豆大。酒服二丸，日三服。（《外台秘要》）

通身浮肿：杜蒺藜日日煎汤洗之。（《圣惠方》）

大便风秘：蒺藜子炒一两，猪牙皂荚去皮酥炙五钱，为末。每服一钱，盐茶汤下。（《普济方》）

月经不通：杜蒺藜、当归等份，为末，米饮每服三钱。（《儒门事亲》）

三十年失明：补肝散，蒺藜于七月七日收，阴干捣散。食后水服方寸匕，日二。（《外台秘要》）

牙齿出血，不止，动摇：白蒺藜末。旦旦擦之。（《道藏经》）

白癜风疾：白蒺藜子六两，生捣为末。每汤服二钱，日二服。一月绝根。服至半月，白处见红点。（《孙真人食忌》）

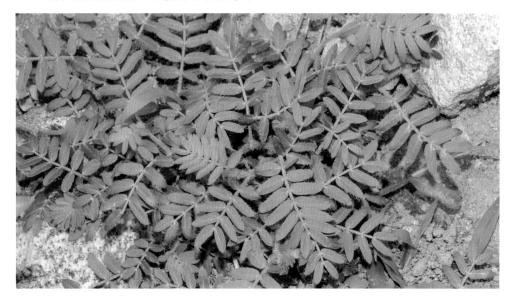

实用指南

单方验方

皮肤瘙痒：刺蒺藜、生甘草各100克。放入300毫升75％的乙醇中，浸泡7日，滤去药渣后用来涂擦患部，每日2～3次。

中毒性耳聋：刺蒺藜、牛蒡子、连翘、桔梗、生地黄、甘草、菊花各15克，金银花30克。水煎服，每日1剂。

热淋水肿尿闭：蒺藜、车前子、冬葵子各20克。水煎服。

高血压：白蒺藜、夏枯草、生石决明、丹参各30克，车前子45克。每日1剂，45日为一个疗程。

神经性头痛：刺蒺藜、荷叶各12克，黄芩、柴胡、当归、葛根各10克，丹参、川芎、赤芍各15克。水煎服，每日1剂。

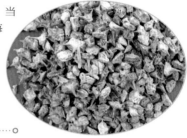

疔肿及乳腺炎：鲜蒺藜果或干蒺藜适量。去刺，研为细末，加入等量红糖，以醋调成糊状外敷，用纱布固定，待药糊干后重换。

食疗药膳

蒺藜烩豆腐

原料：蒺藜子15克，青豌豆100克，猪肉200克，豆腐2块，胡萝卜4根，冬菇5朵，虾米、鸡汤各少许，麻油、米酒、淀粉各适量。

制法：将蒺藜子洗净，捣碎后煎出汁待用。用麻油起锅，把剁碎的猪肉炒一遍，调味后盛起。将胡萝卜洗净切丝，冬菇泡软后切丝，虾米最好用酒泡一下。用麻油起锅，放入豆腐，用大火不停翻炒，拿锅铲将豆腐压碎，放入胡萝卜、豌豆、冬菇、虾米、猪肉、鸡汤和蒺藜子汁，调味后勾芡即成。

用法：佐餐食用。

功效：补肾虚，清肝明目。

适用：肾虚、视力衰退等。

谷精草 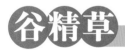 （宋·《开宝》）

释名 戴星草（《开宝》），文星草（《纲目》），流星草。

花

气味 辛，温，无毒。

主治 喉痹，齿风痛，诸疮疥。（《开宝》）

头风痛，目盲翳膜，痘后生翳，止血。（时珍）

附方 脑痛眉痛：谷精草二钱，地龙三钱，乳香一钱。为末。每用半钱，烧烟筒中，随左右熏鼻。（《圣济录》）

鼻衄不止：谷精草为末，熟面汤服二钱。（《圣惠方》）

目中翳膜：谷精草、防风等份，为末，米饮服之。（《明目方》）

小儿中暑（吐泻烦渴）：谷精草烧存性，用器覆之，放冷为末。每冷米饮服半钱。（《保幼大全》）

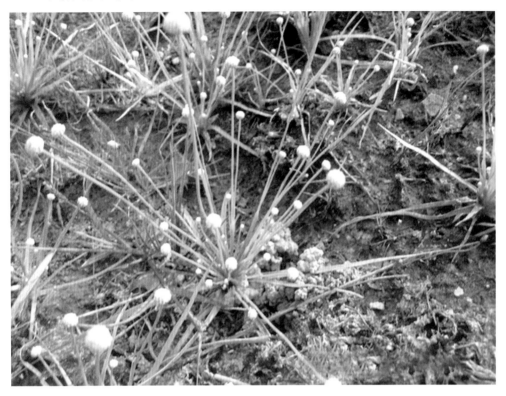

实用指南

单方验方

夜盲症：谷精草15克。水煎服。

肺结核：谷精草10克，紫金牛30克。水煎服。

牙痛：谷精草、两面针各10克。水煎服。

眼赤肿痛：谷精草15克，白芍10克。水煎服。

眼结膜炎：鲜谷精草、鲜千里光各30克。水煎服。

感冒头痛：谷精草、野菊花各15克，山芝麻10克。水煎服。

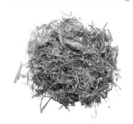

食疗药膳

谷精夜明蒸鸡肝

原料：谷精草15克，夜明砂10克，鸡肝连肫1副，盐、味精各适量。

制法：将鸡肝肫去污膜、洗净，同谷精草、夜明砂同蒸（注意碗内放少量开水），隔水蒸熟，加盐、味精调味即可。

用法：食肝喝汁。

功效：补肝明目。

适用：夜盲症、眼干燥等。

谷精草猪肝汤

原料：谷精草、石决明子各15克，蛇蜕、蝉蜕各10克，猪肝60克，盐适量。

制法：先将前4味药研为细末，每用6克，猪肝用竹刀劈开，掺药末，卷麻扎定，米泔水煮熟。

用法：分次，就盐细嚼，煮肝汤送下。

功效：清肝明目，补肝。

适用：小儿疳气斑疹、目昏翳膜、一切病眼等。

海金沙

（宋·《嘉祐》）

释名 竹园荽。

气味 甘，寒，无毒。

主治 通利小肠。得栀子、马牙消、蓬沙，疗伤寒热狂。或丸或散。（《嘉祐》）

治湿热肿满，小便热淋、膏淋、血淋、石淋茎痛，解热毒气。（时珍）

附方 热淋急痛：海金沙草阴干为末，煎生甘草汤，调服二钱，此陈总领方也。一加滑石。（《夷坚志》）

小便不通（脐下满闷）：海金沙一两，腊南茶半两，捣碎。每服三钱，生姜甘草煎汤下，日二服。亦可末服。（《图经》）

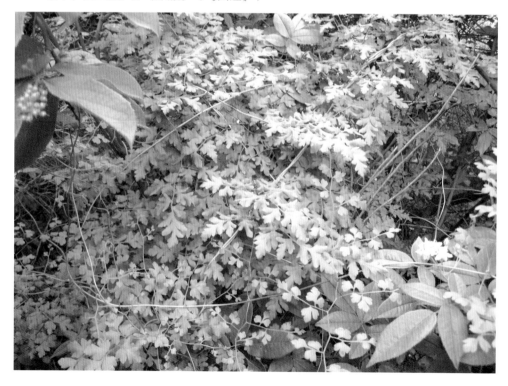

血淋痛涩（但利水道，清浊自分）：海金沙末，新汲水或砂糖水服一钱。（《普济方》）

脾湿肿满（腹胀如鼓，喘不得卧）：海金沙散，用海金沙三钱，白术四两，甘草半两，黑牵牛头一两半，为末。每服一钱，煎水调下，得利为妙。（《东垣兰室秘藏》）

实用指南

单方验方

腹泻：海金沙全草适量。水煎服。

赤痢：海金沙全草100~150克。水煎服，每日1~3次。

小便出血：海金沙适量。为末，以新汲水调下。

火烫伤：海金沙鲜叶适量。捣烂，调入乳外敷火伤处。

五淋：海金沙、川牛膝、大黄、当归各10克，雄黄、木香各3克。共研为细末，每次5克，临睡前黄酒送下。

妇女白带：海金沙茎50克，猪精肉200克。加水同炖，去渣，取肉及汤服。

小便不利：海金沙全草100~150克。和冰糖，酌加水煎服；或代茶常饮。

食疗药膳

金沙双草茶

原料：海金沙、萹草各15克，凤尾草30克，绿茶5克。

制法：先将前3味药加水1000毫升，或水浸过药面，煎沸20分钟，再加入绿茶沸2分钟即可；或将4味药共研粗末，放置茶壶内，以沸水冲泡20分钟，亦可。

用法：每日1剂，不拘时频频饮服。

功效：消炎解毒，清热利尿。

适用：消炎水肿、尿路感染、尿路结石等。

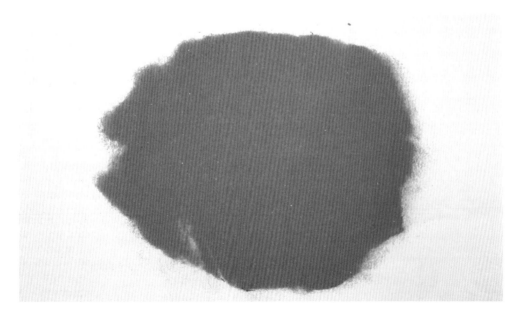

半边莲 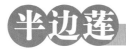 《纲目》

气味 辛，平，无毒。

主治 蛇虺伤，捣汁饮，以滓围涂之。又治寒齁气喘，及疟疾寒热，同雄黄各二钱，捣泥，碗内覆之，待色青，以饭丸梧子大。每服九丸，空心盐汤下。（时珍《寿域方》）

附方 寒齁气喘及疟疾寒热：半边莲、雄黄各二钱。捣泥，碗内覆之，待青色，以饭丸如梧子大。每服九丸，空心盐汤下。（《寿域神方》）

毒蛇咬伤：半边莲浸烧酒搽之。（《岭南草药志》）

疔疮、一切阳性肿毒：鲜半边莲适量，加盐数粒同捣烂，敷患处，有黄水渗出，渐愈。

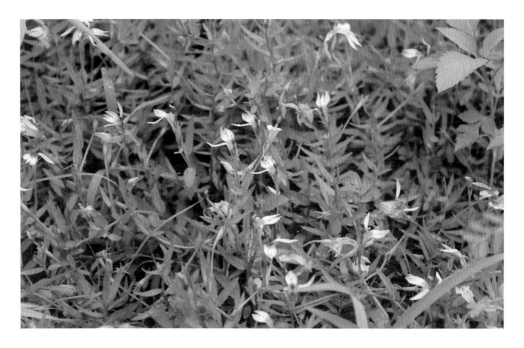

实用指南

单方验方

乳腺炎：鲜半边莲适量。捣烂敷患处。

实证水肿：半边莲100克。水煎服或冲糖服。

肝硬化腹水、肾炎水肿：半边莲60克。水煎服。

百日咳：半边莲30克。煎汤，煮猪肺1只，吃汤和肺。

跌打损伤、蜈蚣咬伤：鲜半边莲60克。捣烂，加童尿或甜酒擂汁服；另取鲜半边莲适量，捣烂敷患处。

食疗药膳 ⋯⋯⋯⋯⋯⋯⋯⋯⋯⋯⋯⋯⋯⋯⋯⋯⋯⋯⋯○

半边莲杏仁茶

原料：半边莲100克，苦杏仁15克。

制法：将半边莲、苦杏仁分别拣杂，洗净，半边莲晾干或晒干，切碎或切成碎小段，备用；苦杏仁洗净，放入清水中浸泡，泡涨后去皮、尖，与半边莲同放入砂锅，加水适量，煎煮30分钟，用洁净纱布过滤，收取滤汁贮入容器即成。

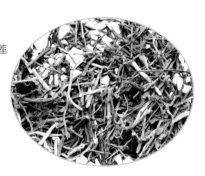

用法：早、晚分服。

功效：清热解毒，防癌抗癌。

适用：各类型肺癌及胃癌、子宫颈癌等。

紫花地丁　　《纲目》

释名 箭头草（《纲目》），独行虎（《纲目》），羊角子（《秘韫》）。

气味 苦、辛，寒，无毒。

主治 一切痈疽发背，疔肿瘰疬，无名肿毒恶疮。（时珍）

附方 痈疽恶疮：紫花地丁（连根），同苍耳叶等份，捣烂，酒一钟，搅汁服。（杨诚（《经验方》））

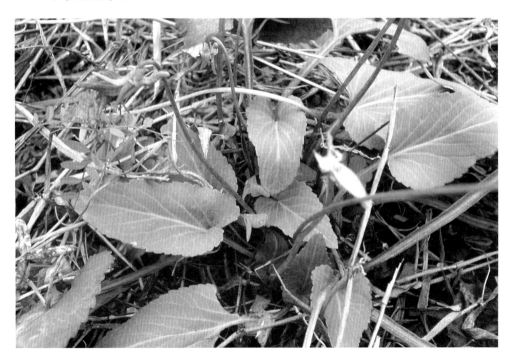

一切恶疮：紫花地丁根，日干，以罐盛，烧烟对疮熏之，出黄水，取尽愈。（《卫生易简方》）

疔疮肿毒：用紫花地丁草捣汁服，虽极者亦效。（《千金方》）

喉痹肿痛：箭头草叶，入酱少许，研膏，点入即吐。（《普济方》）

单方验方

中耳炎：紫花地丁12克，蒲公英10克（鲜者加倍）。将上药捣碎，置热水瓶中，以沸水冲泡大半瓶，盖闷10多分钟后，每日数次。

毒蛇咬伤：鲜紫花地丁100克。捣碎，用米泔水500毫升调取汁内服，每次服50～100毫升，其渣加雄黄3克，捣匀外敷，每日换药1次，连用5～10日。

急性乳腺炎：鲜紫花地丁、鲜蒲公英各25克。水熬汁去渣，再将药液熬成膏摊贴患处，每日1次，连用3～10日。

食疗药膳

地丁败酱糖汁

原料：紫花地丁、败酱草、蒲公英各30克，红糖适量。

制法：取前3味药加水500毫升，煎取400毫升，加红糖适量。

用法：代茶频饮，每次200毫升，每日2次。

功效：清热解毒。

适用：产后感染发热。

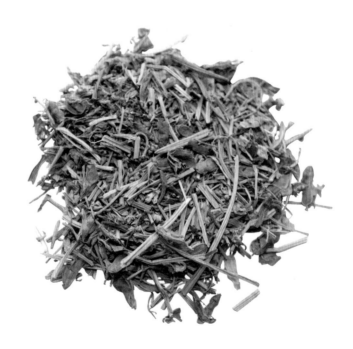

大黄 《本经·下品》

释名 黄良（《本经》），将军（当之），火参（吴普），肤如（吴普）。

根

气味 苦，寒，无毒。

主治 下瘀血血闭，寒热，破癥瘕积聚，留饮宿食，荡涤肠胃，推陈致新，通利水谷，调中化食，安和五脏。（《本经》）

平胃下气，除痰实，肠间结热，心腹胀满，女子寒血闭胀，小腹痛，诸老血留结。（《别录》）

通女子经候，利水肿，利大小肠，贴热肿毒，小儿寒热时疾，烦热蚀脓。（甄权）

通宣一切气，调血脉，利关节，泄壅滞水气，温瘴热疟。（大明）

泻诸实热不通，除下焦湿热，消宿食，泻心下痞满。（元素）

下痢赤白，里急腹痛，小便淋沥，实热燥结，潮热谵语，黄疸诸火疮。（时珍）

附方 吐血衄血（治心气不足，吐血衄血者，泻心汤主之）：大黄二两，黄连、黄芩各一两，水三升，煮一升，热服取利。（《金匮玉函》）

伤寒痞满（病发于阴，而反下之，心下满而不痛，按之濡，此为痞也，大黄黄连泻心汤主之）：大黄二两，黄连一两，以麻沸汤二升渍之，须臾绞汁，分作二次温服。（《伤寒论》）

腹中痞块：大黄十两为散，醋三升，蜜两匙和煎，丸梧子大。每服三十丸，生姜汤下，吐利为度。（《外台秘要》）

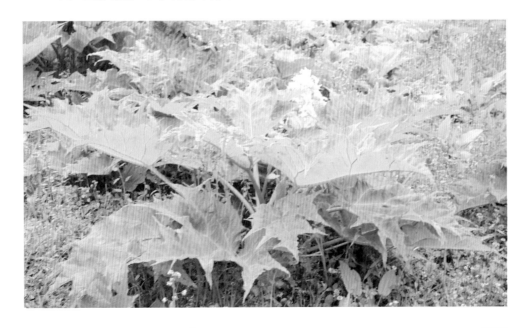

腹胁积块：风化石灰末半斤，瓦器炒极热，稍冷，入大黄末一两炒热，入桂心末半两略炒，下米醋搅成膏，摊布贴之。又方，大黄二两，朴消一两，为末，以大蒜同捣膏和贴之。或加阿魏一两，尤妙。（《丹溪心法》）

小儿诸热：大黄煨熟、黄芩各一两，为末，炼蜜丸麻子大。每服五丸至十丸，蜜汤下。加黄连，名三黄丸。（《钱氏小儿方》）

赤白浊淋：大黄为末。每服六分，以鸡子一个，破顶入药，搅匀蒸熟，空心食之。不过三服愈。（《简便方》）

实用指南

单方验方

湿热内蕴型胆结石：制大黄、枳实各9克，郁金、虎杖各15克，金钱草30克。水煎服，每日1剂，每日2次。

热性胃肠出血：大黄粉或片2～6克。水冲服，每日3次。

胆囊炎、胆石症：大黄、黄连各9克，枳壳、黄芩、木香各12克。水煎服，每日3次。

食积腹痛：大黄、砂仁各9克，莱菔子30克。水煎服，每日3次。

食疗药膳

大黄蜂蜜汁

原料：生大黄80克，蜂蜜100毫升。

制法：将生大黄晒干或烘干，研成细粉，瓶装备用。

用法：每日3次，每次温开水中加适量蜂蜜送服大黄粉3克。

功效：泻热通便，活血化瘀，凉血止血，抗癌。

适用：热毒壅滞、胃癌出血等。

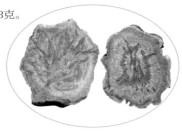

大黄酒

原料：大黄3～12克，白酒适量。

制法：将上药研末备用。

用法：每日1剂，白酒调服。

功效：活血散瘀。

适用：月经不调、血瘀积滞、月经延后、经期腹痛、结血块等。

商陆 《本经·下品》

释名 当陆（《开宝》），章柳（《图经》），马尾（《广雅》），夜呼（《本经》）。

根

气味 辛，平，有毒。

主治 水肿疝瘕痹，熨除痈肿，杀鬼精物。（《本经》）

疗胸中邪气，水肿痿痹，腹满洪直，疏五脏，散水气。（《别录》）

泻十种水病。喉痹不通，薄切醋炒，涂喉外，良。（甄权）

附方 湿气脚软：章柳根切小豆大，煮熟，更以绿豆同煮为饭。每日食之，以瘥为度，最效。（《斗门方》）

产后腹大（坚满，喘不能卧）：白圣散，用章柳根三两，大戟一两半，甘遂炒一两，为末。每服二三钱，热汤调下，大便宣利为度。此乃主水圣药也。（《洁古保命集》）

耳卒热肿：生商陆，削尖纳入，日再易。（《圣济录》）

瘰疬喉痹（攻痛）：生商陆根捣作饼，置病上，以艾炷于上灸三四壮良。（《外台秘要》）

一切毒肿：商陆根和盐少许，捣敷，日再易之。（《千金方》）

疮伤水毒：商陆根捣炙，布裹熨之，冷即易之。（《千金方》）

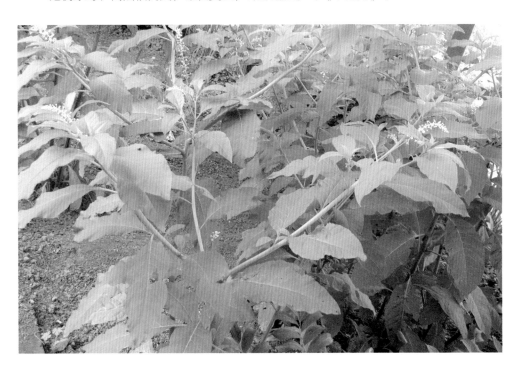

实用指南

单方验方

足癣：商陆、苦参各100克，川椒20克，赤芍50克。煎汤，每日1～2次浸泡患足，每次15～30分钟，保留药液加热，重复使用。

慢性气管炎：商陆适量。放入蒸笼1小时，烘干研末，炼蜜为丸，每丸重10克（含纯粉4克）每日1丸。

腹中如有石，痛如刀刺：商陆根不拘多少。捣烂蒸熟，以新布裹，熨痛处，冷即换。

宫颈癌：商陆10克，粳米100克，大枣5枚。先将商陆用水煎40分钟，去渣取汁，然后加入粳米、大枣煮成粥，食用即可。

食疗药膳 ·········○

商陆赤豆鲫鱼汤

原料：商陆、赤小豆各适量，鲫鱼3条，盐、味精各适量。

制法：将商陆、赤小豆用清水冲洗，待用。把鲫鱼留鳞去内脏，装入前2药（等份），装满鱼腹扎口，用清水3000毫升煮烂，去鱼及商陆，加盐，味精调味即可。

用法：饮汤食豆。每2日1次。

功效：清热解毒，利水填精。

适用：湿热水肿、小便黄少、尿蛋白多者，以及肝硬化腹水。

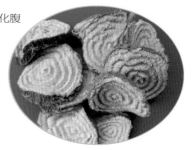

商陆根煲肉

原料：商陆根30克，猪瘦肉60克，盐、味精各适量。

制法：将猪肉与藤商陆根加水共炖，煲至肉熟烂为宜，去药渣，加盐、味精调味。

用法：服汤食肉。

功效：解毒，逐水，补虚养血。

适用：水肿腹胀。

大戟 《本经·下品》

释名 邛钜（《尔雅》），下马仙（《纲目》）。

 根

气味 苦，寒，有小毒。

主治 蛊毒，十二水，腹满急痛积聚，中风皮肤疼痛，吐逆。（《本经》）

颈腋痈肿，头痛，发汗，利大小便。（《别录》）

泻毒药，泄天行黄病温疟，破癥结。（大明）

下恶血癖块，腹内雷鸣，通月水，堕胎孕。（甄权）

治隐疹风，及风毒脚肿，并煮水，日日热淋，即愈。（苏颂）

附方 水肿喘急（小便涩及水蛊）：大戟（炒）二两，干姜（炮）半两，为散。每服三钱，姜汤下。大小便利为度。（《圣济总录》）

水病肿满（不问年月浅深）：大戟、当归、橘皮各一两切，以水二升，煮取七合，顿服。利下水二三升，勿怪。至重者，不过再服便瘥。禁毒食一年，永不复作。此方出张尚客。（《李绛兵部手集》）

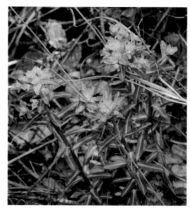

单方验方

晚期血吸虫病腹水或其他肝硬化腹水：大戟鲜根适量。洗净晒干磨粉，用小火焙成咖啡色，装入胶囊，成人每次0.6～0.9克，隔天或隔2日服药1次，7～8次后停药1星期，以后视病情再服。若腹水已退，可选用人参养荣丸等调理。

慢性咽炎：大戟3克。含服，每日2次。

神经性皮炎：大戟30克。洗净，剥去老皮，切碎加水煎煮，直至用手一捻即成粉末为止。后用纱布过滤，药液继续煎煮浓缩至一定黏度，冷却后涂纱布上贴患处，每日或隔日1次。

食疗药膳

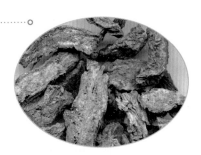

芹菜大戟汁

原料：干芹菜30克，大戟2克。

制法：将干芹菜、大戟加水2碗，煎至1碗。

用法：于月经前4～5日温服，4～5次即可。

功效：调经止痛。

适用：经前腹痛。

退水饼

原料：甘遂、大戟各3克，大麦面30克。

制法：将甘遂、大戟研为末，入大麦面内，水调做饼，如棋子大，共做5～8个，火煨熟。

用法：空腹服饼1～2个。

功效：逐水消肿。

适用：肿甚、尿黄少（服一般利水药不效者）。

泽漆 《本经·下品》

释名 漆茎（《本经》），猫儿眼睛草（《纲目》），绿叶绿花草（《纲目》）。

茎叶

气味 苦，微寒，无毒。

主治 皮肤热，大腹水气，四肢面目浮肿，丈夫阴气不足。（《本经》）

利大小肠，明目轻身。（《别录》）

主蛊毒。（苏恭）

止疟疾，消痰退热。（大明）

附方 肺咳上气（脉沉者，泽漆汤主之）：泽漆三斤，以东流水五斗，煮取一斗五升，去滓。入半夏半升，紫参、白前、生姜各五两，甘草、黄芩、人参、桂心各三两，煎取五升。每服五合，日三服。（《金匮要略》）

十种水气：泽漆十斤，夏月取嫩茎叶，入水一斗，研汁约二斗，于银锅内，慢火熬如稀饧，入瓶内收。每日空心温酒调下一匙，以愈为度。（《圣惠方》）

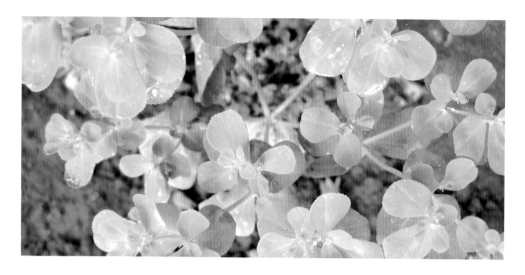

实用指南

单方验方 ··○

骨髓炎：泽漆、秋牡丹根、铁线莲、蒲公英、紫堇、甘草各适量。水煎服。

癣疮：泽漆适量。晒干，研为末，调油涂搽。

颈淋巴结核：鲜泽漆（干品也可）500克。水煎浓缩到80毫升，加蜂蜜80毫升，混合，每次服1.5毫升，每日3次。

肝硬化腹水：泽漆适量。熬膏，温酒送服；或用鲜泽漆600克，水煎浓缩至90毫升，加蜂蜜90毫升，趁热混合，每次服1.5毫升，每日3次。

乳糜尿：泽漆30克。水煎约30分钟，每日3次；或研为细末，水泛为丸，每次4克，每日3次。

食疗药膳 ··○

泽漆蛋

原料：鲜泽漆茎叶60克，鸡蛋2个。

制法：将鲜泽漆茎叶洗净、切碎，加水适量，放入鸡蛋煮熟，去壳刺孔，再煮数分钟。

用法：先吃蛋后服汤，每日1剂。

功效：行水，消痰，补虚。

适用：肺源性心脏病、心悸、怔忡等。

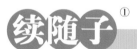①
（宋·《开宝》）

释名 千金子（《开宝》），千两金（《日华》），菩萨豆（《日华》）。

气味 辛，温，有毒。

───────────

① 即千金子。

主治 妇人血结月闭，瘀血癥瘕疣癣，除蛊毒鬼疰，心腹痛，冷气胀满，利大小肠，下恶滞物。（《开宝》）

积聚痰饮，不下食，呕逆，及腹内诸疾。研碎酒服，不过三颗，当下恶物。（《蜀本》）

宣一切宿滞，治肺气水气，日服十粒。泻多，以酸浆水或薄醋粥吃，即止。又涂疥癣疮。（大明）

附方 小便不通（脐腹胀痛不可忍，诸药不效者，不过再服）：用续随子去皮一两，铅丹半两，同少蜜捣作团，瓶盛埋阴处，腊月至春末取出，研，蜜丸梧子大。每服二三十丸，木通汤下，化破尤妙。病急亦可旋合。（《圣济录》）

黑子疣赘：续随子熟时涂之，自落。（《普济方》）

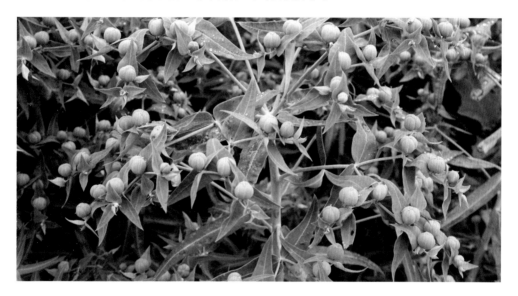

实用指南

单方验方

血瘀经闭：千金子3克，丹参、制香附各9克。水煎服。

晚期血吸虫病腹水：新鲜千金子适量。去壳捣泥装入胶囊，根据腹围大小决定用量，腹围较大者，每次6～9克，早晨空腹服，5日服药1次，服药后30分钟有头晕或呕吐，继而有肠鸣腹泻，随之腹水渐退，腹围缩小。

前列腺肿大、尿路感染、产后尿闭、术后癃闭：续随子、大黄各20克，蝼蛄、黑丑各30克。共焙干研细末，每次服2～5克，6小时1次，以温开水调服。

慢性咽炎：千金子30克，参三七15克。共研为细末，1剂分3次，醋调敷于颈部喉结上方凹陷处，外用纱布覆盖，胶布固定，隔日更换，经常使醋保持湿润。

风湿痹痛、跌打损伤：千金子2～3粒。去壳杵碎，放在胶布上，贴于阿是穴，每日换药1次，2～3日为一个疗程。

附子 《本经·下品》

释名 其母名乌头。

气味 辛，温，有大毒。

主治 风寒咳逆邪气，寒湿踒躄，拘挛膝痛，不能行步，破癥坚积聚血瘕，金疮。（《本经》）

腰脊风寒，脚气冷弱，心腹冷痛，霍乱转筋，下痢赤白，温中，强阴，坚肌骨，又堕胎，为百药长。（《别录》）

治三阴伤寒，阴毒寒疝，中寒中风，痰厥气厥，柔痉癫痫，小儿慢惊，风湿麻痹，肿满脚气，头风，肾厥头痛，暴泻脱阳，久痢脾泄，寒疟瘴气，久病呕哕，反胃噎膈，痈疽不敛，久漏冷疮。合葱涕，塞耳治聋。（时珍）

附方 热病吐下及下利（身冷脉微，发躁不止者）：附子（炮）一枚，去皮脐，分作八片，入盐一钱，水一升，煎半升，温服，立效。（《经验良方》）

聤耳脓血：生附子为末，葱涕和，灌耳中。（《肘后方》）

久患口疮：生附子为末，醋、面调贴足心，男左女右，日再换之。（《经验方》）

经水不调（血脏冷痛）：熟附子去皮、当归等份。每服三钱，水煎服。（《普济方》）

疔疮肿痛：醋和附子末涂之。干再上。（《千金翼方》）

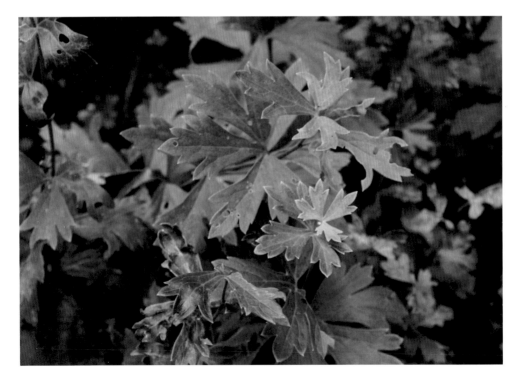

单方验方 ⚬

肾阳虚腰痛、肾萎缩：附子（先煎）、干姜各12克，甘草9克。水煎服。

寒秘：附子6克，大黄9克，生姜3克。水煎服。

鹅口疮：附子、吴茱萸各10克。共研细末，用米醋调成稀糊状，分摊于两块塑料薄膜上，每日晚上敷两脚心（涌泉穴），外盖纱布，用胶布固定，次晨去掉，连用2晚。

食疗药膳 ⚬

附子生姜炖狗肉

原料：熟附子10克，生姜100克，狗肉500克，葱段、料酒、八角茴香、盐各适量。

制法：狗肉洗净，切块；生姜切片，备用。先用砂锅加水煨炖狗肉，煮沸后加入生姜片、熟附子以及葱、料酒、八角茴香、盐，共炖2小时左右，至狗肉熟烂即成。

用法：佐餐当菜食用。

功效：温阳散寒，温化寒痰。

适用：阳虚型老年慢性支气管炎，对兼见寒痰伏肺的老年慢性支气管炎病人尤为适宜。

附子粥

原料：炮附子、炮姜各10克，粳米100克。

制法：先将附子、炮姜捣细，过罗为末，与粳米同煮为粥。

用法：可供冬季早餐食用。阴虚火旺者忌食。

功效：温中，散寒，止痛。

适用：脾肾阳虚、畏寒肢冷、腹中冷痛、尿频、阳痿及大便溏泄等。

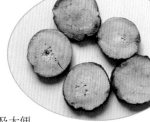

乌头①

《本经·下品》

释名 草乌头（《纲目》），乌喙（《本经》）（即两头尖），汁煎名射罔。

乌头

气味 辛，温，有大毒。

主治 中风恶风，洗洗出汗，除寒湿痹，咳逆上气，破积聚寒热。其汁煎之名射罔，杀禽兽。（《本经》）

消胸上痰冷，食不下，心腹冷痰，脐间痛，不可俯仰，目中痛，不可久视。又堕胎。（《别录》）

治头风喉痹，痈肿疔毒。（时珍）

---

① 即草乌。

乌喙（一名两头尖）

气味 辛，微温，有大毒。

主治 风湿，丈夫肾湿阴囊痒，寒热历节，掣引腰痛，不能行步，痈肿脓结。又堕胎。（《别录》）

男子肾气衰弱，阴汗，瘰疬岁月不消。（甄权）

主大风顽痹。（时珍）

射罔

气味 苦，有大毒。

主治 瘰疬疮根，结核瘰疬毒肿及蛇咬。先取涂肉四畔，渐渐近疮，习习逐病至骨。疮有热脓及黄水，涂之；若无脓水，有生血，及新伤破，即不可涂，立杀人。（藏器）

附方 风湿痹木：黑神丸，草乌头连皮生研、五灵脂等份，为末，六月六日滴水丸弹子大。四十岁以下分六服，病甚一丸作二服，薄荷汤化下，觉微麻为度。（《本事方》）

远行脚肿：草乌、细辛、防风各等份，为末，掺鞋底内。如草鞋，以水微湿掺之。用之可行千里，甚妙。（《经验方》）

女人头痛（血风证）：草乌头、栀子等份，为末。自然葱汁，随左右调涂太阳及额上，勿过眼。避风。（《济生方》）

耳鸣耳痒（如流水及风声，不治成聋）：用生乌头掘得，乘湿削如枣核大，塞之。日易二次，不三日愈。（《千金方》）

腹中癥结：射罔二两，椒三百粒，捣末，鸡子白和丸麻子大。每服一丸，渐至三丸，以愈为度。（《肘后方》）

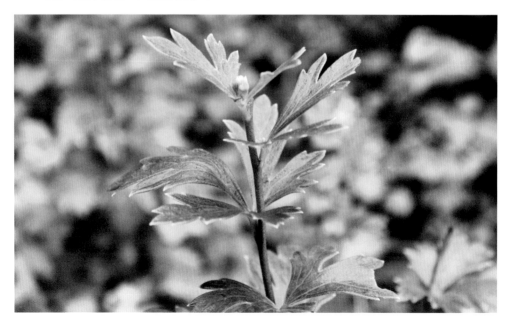

实用指南

单方验方

十二指肠溃疡，证属胃寒疼痛：草乌、川乌各9克，白及、白芷各12克。研末和面少许，调合成饼，外敷于剑突下胃脘部，一昼夜后除去。

淋巴结炎、淋巴结结核：草乌头1个。用烧酒适量磨汁，外搽局部，每日1次。

伤累吐血：草乌、松香、红花、乳香、葶苈子各10克，麦冬20克。水煎服。

坐骨神经痛：制川乌、制草乌各6～12克，当归、桂枝各12克，川牛膝、威灵仙、川续断各15克，白芍20克，黄芪30～60克，甘草6克，生姜3片，大枣5枚。水煎2次，取药汁混合（制川乌、制草乌先煎1小时）。每日1剂，分3次服。

食疗药膳

乌头粥

原料：生川乌末12克，白米半碗，生姜汁1匙，白蜜3匙。

制法：将上前2味加水适量，慢火煮作稀粥，入生姜汁、白蜜搅匀。

用法：空腹温服。

功效：祛风寒，止疼痛。

适用：风寒痹痛，阴冷天加重。

虎掌／天南星　《本经·下品》／（宋·《开宝》）

释名 虎膏（《纲目》）。

气味 苦，温，有大毒。

主治 心痛，寒热结气，积聚伏梁，伤筋痿拘缓，利水道。（《本经》）

除阴下湿，风眩。（《别录》）

主疝瘕肠痛，伤寒时疾，强阴。（甄权）

天南星：主中风麻痹，除痰下气，利胸膈，攻坚积，消痈肿，散血堕胎。（《开宝》）

金疮折伤瘀血，捣敷之。（藏器）

蛇虫咬，疥癣恶疮。（大明）

去上焦痰及眩晕。（元素）

主破伤风，口噤身强。（李杲）

补肝风虚，治痰功同半夏。（好古）

治惊痫，喉痹，口舌疮糜，结核，解颅。（时珍）

附方 小儿惊风：坠涎散，用天南星一两重一个，换酒浸七伏时，取出安新瓦上，周回炭火炙裂，合湿地出火毒，为末，入朱砂一分。每服半钱，荆芥汤调下。每日空心一服，午时一服。（《经验方》）

破伤风疮：生南星末，水调涂疮四围，水出有效。（《普济方》）

妇人头风（攻目作痛）：天南星一个，掘地坑烧赤，安药于中，以醋一盏沃之，盖定勿令透气，候冷研末。每服一字，以酒调下。重者半钱。（《千金方》）

痰湿臂痛（右边者）：制南星、苍术等份，生姜三片，水煎服之。（《摘玄方》）

肠风泻血（诸药不效）：天南星石灰炒焦黄色，为末，酒糊丸梧子大。每酒下二十丸。（《普济方》）

身面疣子：醋调南星末涂之。（《简易方》）

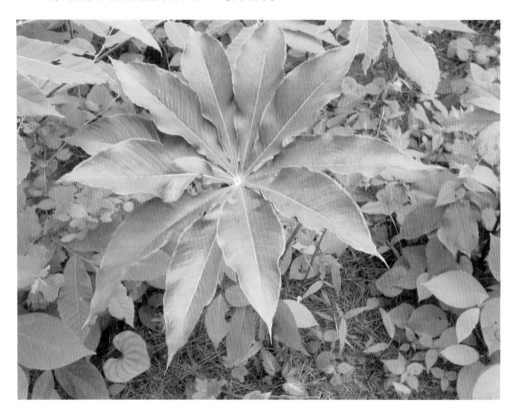

实用指南

单方验方

湿臂痛：天南星、苍术各等份，生姜3片。水煎服。

风痫：天南星（九蒸九晒）适量。为末，姜汁糊丸，梧子大，煎人参、菖蒲汤或麦冬汤下20丸。

破伤风：天南星、防风各50克。捣罗为末，先用童子小便洗疮口，后以此药末酒调贴敷。

风痰头痛不可忍：天南星（大者，去皮）、茴香（炒）各等份。研为细末，入盐少许在面内，用淡醋打糊为丸，如梧桐子大，每服三五十丸，食后姜汤下。

暴中风口眼㖞斜：天南星适量。研为细末，生姜自然汁调摊纸上贴之，左㖞贴右，右㖞贴左，才正便洗去。

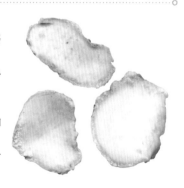

半夏 《本经·下品》

释名 守田（《本经》），水玉（《本经》），地文（《别录》），和姑（《本经》）。

根

气味 辛、平，有毒。

主治 伤寒寒热，心下坚，胸胀咳逆，头眩，咽喉肿痛，肠鸣，下气止汗。（《本经》）

治寒痰，及形寒饮冷伤肺而咳，消胸中痞，膈上痰，除胸寒，和胃气，燥脾湿，治痰厥头痛，消肿散结。（元素）

治眉棱骨痛。（震亨）

补肝风虚。（好古）

除腹胀。目不得瞑，白浊梦遗带下。（时珍）

附方 化痰镇心（祛风利膈）：辰砂半夏丸，用半夏一斤，汤泡七次，为末筛过，以水浸三日，生绢滤去滓，澄清去水，晒干，一两，入辰砂一钱，姜汁打糊丸梧子大。每姜汤下七十丸，此周府方也。（《袖珍方》）

肺热痰嗽：制半夏、栝楼仁各一两，为末，姜汁打糊丸梧子大。每服二三十丸，白汤下。或以栝楼瓤煮熟丸。（《济生方》）

呕吐反胃：大半夏汤，半夏三升，人参三两，白蜜一升，水一斗二升和，扬之一百二十遍。煮取三升半，温服一升，日再服。亦治膈间支饮。（《金匮要略》）

霍乱腹胀：半夏、肉桂等份，为末。水服方寸匕。（《肘后方》）

黄疸喘满（小便自利，不可除热）：半夏、生姜各半斤，水七升，煮一升五合，分再服。有人气结而死，心下暖，以此少许入口，遂活。（《张仲景方》）

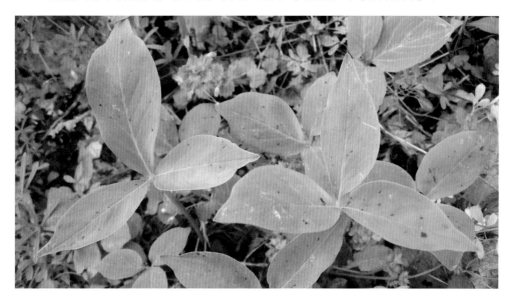

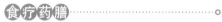

实用指南

单方验方

失眠：半夏、桂枝、炙甘草各20克。水煎，睡前服。

心下悸动，伴气喘：半夏、麻黄各9克。研末制蜜丸，每服6克，每日3次。

肝风火生痰引起的眩晕：半夏、陈皮、茯苓各15克，干姜、天南星各10克。水煎服。

牙痛：生半夏30克。捣碎，放入100毫升90%的乙醇中，浸泡24小时后即可使用。牙痛时用棉球蘸药液塞于龋齿洞中，或涂搽痛牙周围。

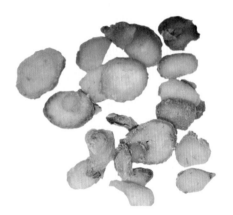

食疗药膳

半夏山药粥

原料：山药、清半夏各30克，白糖适量。

制法：山药研末；先煮半夏取汁一大碗，去渣，调入山药末，再煮数沸，酌加白糖和匀。

用法：每日1次，空腹食用。

功效：燥湿化痰，降逆止呕。

适用：湿痰咳嗽、恶心呕吐等。

蚤休①　《本经·下品》

释名　蚩休（《本经》），重台（《唐本》），七叶一枝花（《蒙筌》）。

根

气味　苦，微寒，有毒。

主治　惊痫，摇头弄舌，热气在腹中。（《本经》）

癫疾，痈疮阴蚀，下三虫，去蛇毒。（《本经》）

生食一升，利水。（《唐本》）

治胎风手足搐，能吐泄瘰疬。（大明）

去疟疾寒热。（时珍）

附方　小儿胎风（手足搐搦）：用蚤休即紫河车为末。每服半钱，冷水下。（《卫生易简方》）

慢惊发搐（带有阳证者）：白甘遂末即蚤休一钱，栝楼根末二钱，同于慢火上炒焦黄，研匀。每服一字，煎麝香薄荷汤调下。（《钱乙小儿方》）

咽喉谷贼肿痛：用重台赤色者、川大黄炒、木鳖子仁、马牙消各半两，半夏泡一分，为末，蜜丸芡子大，绵裹含之。（《圣惠方》）

① 即重楼。

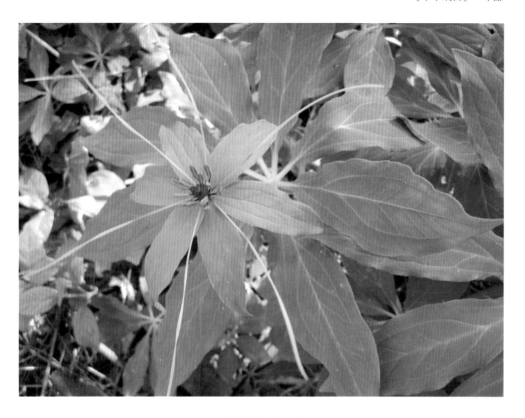

实用指南

单方验方

慢性气管炎：重楼根、茎适量。去皮、捣碎、磨粉压片，每次3克，每日2次，饭后服。10日为一个疗程，共服3个疗程，每疗程间停药3日。

食疗药膳

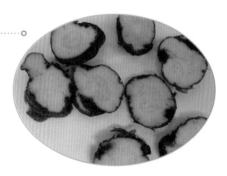

蚤休炖肉

原料：蚤休15克，鸡肉或猪肉适量。

制法：蚤休加水适量，同鸡肉或猪肉煲服。

用法：每日1次，适量食用。

功效：清热解毒，止咳平喘。

适用：肺痨久咳及哮喘。

蚤休煲猪肚

原料：蚤休20克，猪肚1个，盐适量。

制法：先将蚤休切碎，用冷水浸透，塞入洗净的猪肚内。猪肚两端扎紧，放入煲内，加2500毫升清水及适量盐，小火慢煲，至1500毫升时将猪肚捞起，切片，再放入煲内煮沸。

用法：分次服食汤肉，4日1剂。

功效：止吐。

适用：胃及十二指肠溃疡。

芫花 《本经·下品》

释名 杜芫（《别录》），赤芫（吴普），头痛花（《纲目》），根名黄大戟（吴普）。

气味 （根同）辛，温，有小毒。

主治 咳逆道上气，喉鸣喘，咽肿短气，蛊毒鬼疟，疝瘕痈肿。杀虫鱼。（《本经》）

消胸中痰水，喜唾，水肿，五水在五脏皮肤及腰痛，下寒毒肉毒。根：疗疥疮。可用毒鱼。（《别录》）

治心腹胀满，去水气寒痰，涕唾如胶，通利血脉，治恶疮风痹湿，一切毒风，四肢挛急，不能行步。（甄权）

疗咳嗽瘴疟。（大明）

治水饮痰澼，胁下痛。（时珍）

附方 卒得咳嗽：芫花一升，水三升，煮汁一升，以枣十四枚，煮汁干。日食五枚，必愈。（《肘后方》）

酒疸尿黄（发黄，心懊痛，足胫满）：芫花、椒目等份，烧末。水服半钱，日二服。（《肘后方》）

白秃头疮：芫花末，猪脂和敷之。（《集效方》）

痈肿初起：芫花末，和胶涂之。（《千金方》）

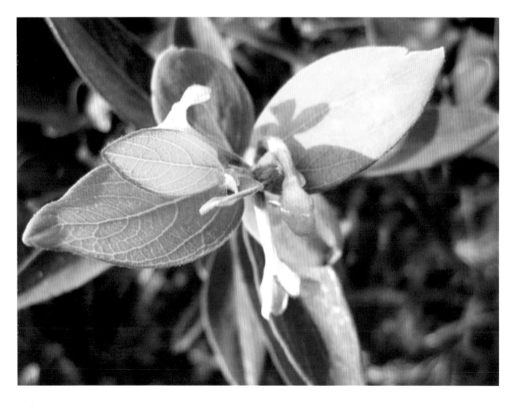

实用指南

毛囊炎：芫花、花椒、黄柏各等份。共研粗末，装入布袋中，水煎取汁，熏洗或外湿敷。

冻伤：芫花、甘草各9克。加水2000毫升，煎后浴洗冻伤部位，每日3次。

精神病：黄芫花花蕾及叶各适量。晒干研粉，过筛备用，成人每日2～4克，连服3～7日。

冻疮：芫花6克，红花3克。浸入75％的乙醇100毫升内，1～2周后过滤去渣备用。用时，取药液外擦患处。

乳痈：芫花根皮适量。捣烂，塞患侧鼻孔中。

神经性皮炎：芫花根皮适量。晒干，研末，用蜡或酒调敷。

食疗药膳

芫花煮鸡蛋

原料：芫花6克，鸡蛋3个。

制法：将鸡蛋和芫花加水同煮，鸡蛋熟后，剥去外壳，刺数个小洞，再放入锅中煮，至鸡蛋发黑为度。

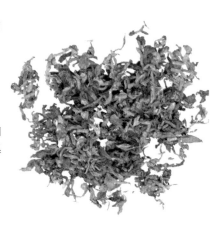

用法：吃蛋，饮汤。每次1个鸡蛋，每日2个。

功效：清热消肿。

适用：急性乳腺炎。

醉鱼草　《纲目》

释名 闹鱼花（《纲目》），鱼尾草（《纲目》）。

花、叶

气味 辛、苦，温，有小毒。

主治 痰饮成齁，遇寒便发，取花研末，和米粉作果，炙熟食之，即效。又治误食石斑鱼子中毒，吐不止，及诸鱼骨鲠者，捣汁和冷水少许咽之，吐即止，骨即化也。久疟成癖者，以花填鲫鱼腹中，湿纸裹煨熟，空心食之，仍以花和海粉捣贴，便消。（时珍）

附方 误食石斑鱼子（中）毒（吐不止）：鱼尾草研汁服少许。（《普济方》）

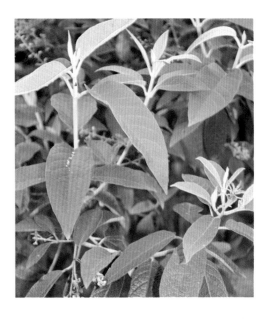

实用指南

单方验方

风寒牙痛：鲜醉鱼草叶适量。和盐少许，捣烂取汁漱口。

外伤出血：醉鱼草叶适量。晒干研末，撒在伤口，并轻轻压一下，有止血作用。

慢性支气管炎：复方醉鱼草片剂。每次8片，每日3次，10日为一个疗程。

烫伤：醉鱼草花适量。研细末，麻油调搽患处。

流行性感冒：醉鱼草25～50克。水煎服。

疟疾：醉鱼草、白英各50克。水煎，于疟疾发作前3～4小时内服，连服2日。

跌打新伤：鲜醉鱼草全草15～24克（干品9～15克）。酌加红酒、开水炖1小时，内服。

食疗药膳

醉鱼爵床炖瘦肉

原料：醉鱼草根、爵床各10克，麻黄叶3克，猪瘦肉150克，盐、味精各适量。

制法：将猪瘦肉洗净，切作小块；把前3味药用新纱布袋装好。上料共入砂锅内，加清水适量，大火烧沸，打去浮沫，改用小火炖至肉熟烂即成。

用法：吃肉，加少许盐、味精调味，连服数日。

功效：活血化瘀，消积，补虚。

适用：小儿疳积。

醉鱼草煮鸡蛋

原料：醉鱼草15克，枫球7枚，荠菜9克，鸡蛋2个。

制法：用水适量，使用小火，将以上4味一同煮熟。

用法：吃蛋喝汤。

功效：祛风，活血，解毒，补虚。

适用：流行性腮腺炎。

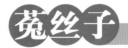

菟丝子　《本经·上品》

释名 菟缕（《别录》），菟累（《别录》），野狐丝（《纲目》），金线草。

子

气味 辛、甘、平、无毒。

主治 续绝伤，补不足，益气力，肥健人。（《本经》）

养肌强阴，坚筋骨，主茎中寒，精自出，溺有余沥，口苦燥渴，寒血为积。久服明目轻身延年。（《别录》）

补五劳七伤，治鬼交泄精，尿血，润心肺。（大明）

补肝脏风虚。（好古）

附方 消渴不止：菟丝子煎汁，任意饮之，以止为度。（《事林广记》）

小便淋沥：菟丝子煮汁饮。（《范汪方》）

肝伤目暗：菟丝子三两，酒浸三日，暴干为末，鸡子白和丸梧子大。空心温酒下二十丸。（《圣惠方》）

身面卒肿洪大：用菟丝子一升，酒五升，渍二三宿。每饮一升，日三服。不消再造。（《肘后方》）

眉炼癣疮：菟丝子炒研，油调敷之。（《山居四要》）

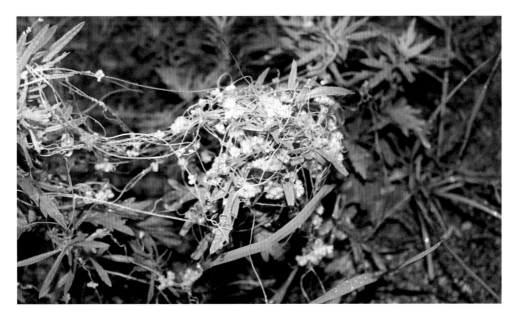

实用指南

单方验方

腰膝酸软、遗精早泄、小便频数、带下过多：菟丝子适量，黑豆60粒，大枣4枚。水煎服。

肝肾不足引起的视物昏花：菟丝子、枸杞子各适量。水煎，或盛碗内加适量水蒸，服食。

脾虚泄泻：菟丝子15克，生白术10克。水煎服。

老年性便秘：菟丝子30～40克。水煎频服；或开水冲泡代茶饮。

类风湿性关节炎：菟丝子30～50克。水煎服，30日为一个疗程。

通乳汁：菟丝子15克。水煎服。

食疗药膳

菟丝山萸肉炖麻雀

原料：菟丝子、山茱萸肉各15克，柴胡3克，麻雀3只（去毛和内脏），盐少许。

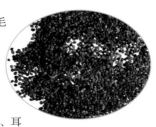

制法：菟丝子、柴胡、山茱萸肉、麻雀肉共放炖盅内，炖至麻雀肉熟，去菟丝子、柴胡、山茱萸肉，加盐调味服食。

用法：食肉喝汤，每日1次。

功效：补肾壮阳。

适用：滑精，初则梦遗频作，继则滑精屡发，头昏、目眩、耳鸣等。

菟丝鸡肝粥

原料：菟丝子末15克，雄鸡肝1具，粳米50克，盐适量。

制法：鸡肝洗净，切丁；菟丝子用纱布包裹，放入砂罐，加水煎煮，去纱包取汁备用；粳米放入沙漠锅内，加清水适量，煮至粥成后，倒入菟丝子汁，同煮至沸，再下鸡肝，待粥再沸片刻，加盐调味即可。

用法：每日1剂，于早、晚空腹时各温食1次。

功效：滋补肝肾，壮阳养血。

适用：肝肾不足，阳虚血亏之腰膝酸软、筋骨无力、阳痿早泄、遗精遗尿等。

五味子 《本经·上品》

释名 玄及（《别录》），会及。

气味 酸，温，无毒。

主治 益气，咳逆上气，劳伤羸瘦，补不足，强阴，益男子精。（《本经》）

养五脏，除热，生阴中肌。（《别录》）

治中下气，止呕逆，补虚劳，令人体悦泽。（甄权）

明目，暖水脏，壮筋骨，治风消食，反胃霍乱转筋，疝癖奔豚冷气，消水肿心腹气胀，止渴，除烦热，解酒毒。（大明）

生津止渴，治泻痢，补元气不足，收耗散之气，瞳子散大。（李杲）

治喘咳燥嗽，壮水镇阳。（好古）

附方 久咳肺胀：五味二两，粟壳白饧炒过半两，为末，白饧为弹子大。每服一丸，水煎服。（《卫生家宝方》）

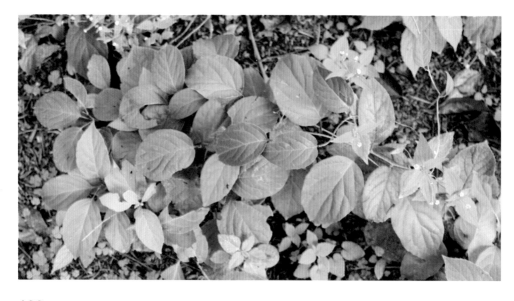

痰嗽并喘：五味子、白矾等份，为末，每服三钱，以生猪肺炙熟，蘸末细嚼，白汤下。汉阳库兵黄六病此，百药不效。于岳阳遇一道人传此，两服，病遂不发。（《普济方》）

阳事不起：新五味子一斤，为末。酒服方寸匕，日三服。忌猪鱼蒜醋。尽一剂，即得力。百日以上，可御十女。四时勿绝，药功能知。（《千金方》）

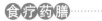

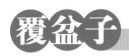 单方验方

心肾不交之失眠：酸枣仁30克，生地黄15克，五味子5克。水煎服。

身体虚弱：五味子、枸杞子、菟丝子、杜仲各10克。水煎代茶饮。

阴虚型更年期综合征：北五味子15克，西洋参6克。水煎服，每日1剂。

乳泣（哺乳妇女或孕期妇女乳汁自溢症）：北五味子50克。研成细末，分成15包。每次1包，温开水冲服，每日3次。多数患者1剂可愈。

食疗药膳

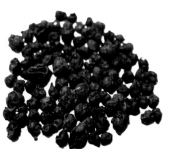

五味子参枣茶

原料：五味子30克，人参9克，大枣10枚，红糖适量。

制法：将前3味药加水共煮，取药汁，加红糖调匀即成。

用法：代茶频饮，每日1剂。

功效：益气固脱。

适用：血虚气脱型产后血晕。

五味核桃酒

原料：五味子250克，核桃仁100克，白酒2500毫升。

制法：将五味子同核桃仁一同放入酒坛，倒入白酒，密封坛口，每日摇晃3次，浸泡15日后即成。

用法：每日3次，每次饮10毫升。

功效：敛肺滋肾，涩精安神。

适用：健忘、失眠、头晕、心悸、倦怠乏力、烦躁等。

覆盆子 《别录·上品》

释名 缺盆（《尔雅》），西国草（《图经》），毕楞伽（《图经》）。

气味 甘，平，无毒。

主治 益气轻身，令发不白。（《别录》）

补虚续绝，强阴健阳，悦泽肌肤，安和五脏。温中益力，疗痨损风虚，补肝明目。并宜捣筛，每旦水服三钱。（马志）

男子肾精虚竭，阴痿能令坚长。女子食之有子。（甄权）

食之令人好颜色。榨汁涂发不白。（藏器）

益肾脏，缩小便。取汁同少蜜煎为稀膏，点服，治肺气虚寒。（宗奭）

附方 阳事不起：覆盆子，酒浸焙研为末。每旦酒服三钱。（《集简方》）

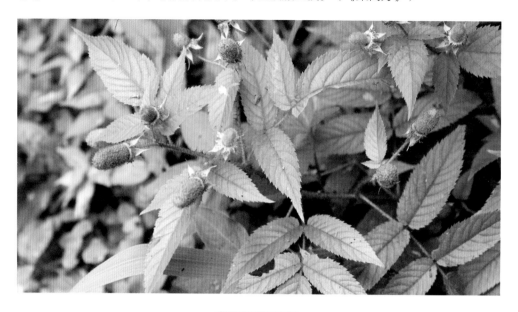

实用指南

单方验方

乌发：新鲜覆盆子适量。榨取汁涂发。

阳痿：覆盆子适量。煎汤取汁服用。

遗精：覆盆子15克，绿茶适量。覆盆子煎水，冲泡绿茶饮用。

食疗药膳

益肾聪耳酒

原料：覆盆子150克，巴戟天、肉苁蓉、远志、川牛膝、五味子、续断各105克，山茱萸肉90克，白酒2500毫升。

制法：将上药共捣为粗末，装入纱布袋内，扎口，放入坛中，倒入白酒，密封坛口，浸泡10日即成。

用法：每日2次，每次空腹温饮10～15毫升。

功效：补肾壮阳。

适用：肝肾虚损、耳聋目昏、神疲力衰等。

覆盆益智炖猪肚

原料：覆盆子、益智仁各15克，猪小肚100克，盐适量。

制法：用盐将猪小肚内外壁加水洗净，然后切块，与覆盆子、益智仁同入大砂锅内，加适量清水，旺火煮沸，打去浮沫，改用小火煮至小肚烂熟即可

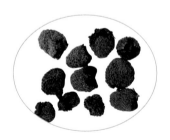

用法：饮汤吃肚，每日2次，1日吃完，连服1周。

功效：补肾缩尿。

适用：肾虚失固引起的多尿、尿不尽。

使君子 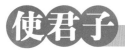 （宋·《开宝》）

释名 留求子。

气味 甘，温，无毒。

主治 小儿五疳，小便白浊，杀虫，疗泻痢。
（《开宝》）

健脾胃，除虚热，治小儿百病疮癣。
（时珍）

附方 小儿脾疳：使君子、卢会等份，为末。
米饮每服一钱。（《儒门事亲》）

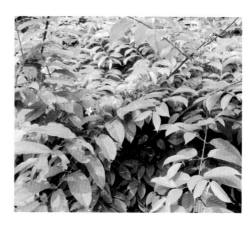

小儿痞块腹大，肌瘦面黄，渐成疳疾：
使君子仁三钱，木鳖子仁五钱，为末，
水丸龙眼大。每以一丸，用鸡子一个破
顶，入药在内，饭上蒸熟，空心食之。
（杨起《简便单方》）

小儿蛔痛，口流涎沫：使君子仁为末，米饮五更调服一钱。（《全幼心鉴》）

小儿虚肿，头面阴囊俱浮：用使君子一两，去壳，蜜五钱炙尽，为末。每食后米汤
服一钱。（《简便方》）

虫牙疼痛：使君子煎汤频漱。（《集简方》）

实用指南

单方验方

蛲虫病：使君子仁适量。炒熟，于饭前半小时嚼食。小儿每日3～15粒，成人每日15～30
粒，分3次服。

肠道滴虫病：使君子适量。炒黄，成人嚼服，儿童研末服。1岁以下每日3克，1～2次分服；
1～3岁每日4.5克；成人每日服1次，每次15克，连服3～5日为一个疗程，必要时隔3～5日再服。

小儿虫积腹痛：使君子适量。炒熟去壳，小儿按年龄每岁1粒，10岁以上用10粒，早晨空腹
一次嚼食，连用7日。

食疗药膳

驱蛔糊

原料：使君子、香榧子、黑芝麻各适量。

制法：将使君子磨粉，香榧子炒熟磨粉，黑芝麻炒熟
轧粉。混匀，取6～10克，沸水冲搅成糊状。

用法：清晨空腹服，连服2日。

功效：驱蛔杀虫，润下补虚。

适用：蛔虫病。

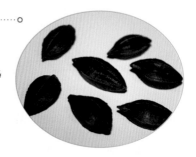

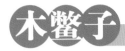

木鳖子 （宋·《开宝》）

释名 木蟹。

仁

气味 甘，温，无毒。

主治 折伤，消结肿恶疮，生肌，止腰痛，除粉刺䵟黯，妇人乳痈，肛门肿痛。（《开宝》）

醋摩，消肿毒。（大明）

治疳积痞块，利大肠泻痢，痔瘤瘰疬。（时珍）

附方 小儿疳疾：木鳖子仁、使君子仁等份，捣泥，米饮丸芥子大。每服五分，米饮下。一日二服。（孙氏《集效方》）

痢疾噤口：木鳖仁六个研泥，分作二分。用面烧饼一个，切作两半。只用半饼作一窍，纳药在内，乘热覆在病人脐上，一时再换半个热饼。其痢即止，遂思饮食。（《邵真人经验方》）

肠风泻血：木鳖子以桑柴烧存性，候冷为末。每服一钱，煨葱白酒空心服之。名乌金散。（《普济方》）

肛门痔痛：用木鳖仁三枚，砂盆擂如泥，入百沸汤一碗，乘热先熏后洗，日用三次，仍涂少许。（孙用和《秘宝方》）用木鳖仁带润者，雌雄各五个，乳细作七丸，碗覆湿处，勿令干，每以一丸，唾化代开，贴痔上，其痛即止，一夜一丸自消也。（《濒湖集简方》）

小儿丹瘤：木鳖子仁研如泥，醋调敷之，一日三五次效。（《外科精义》）

风牙肿痛：木鳖子仁磨醋搽之。（《普济方》）

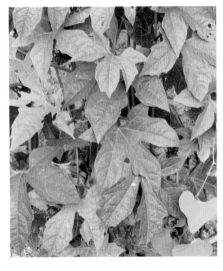

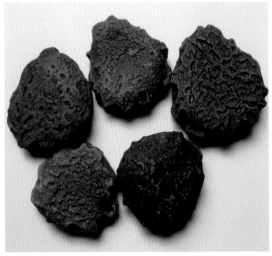

实用指南

单方验方

阴疝偏㿗痛甚：木鳖子1个。磨醋，调黄柏、芙蓉末敷。

疟母：木鳖子、穿山甲（炮）各等份。研为细末，每服15克，空心温酒下。

小儿丹瘤：木鳖子新者去壳。研如泥，淡醋调敷之，每日3～5次。

痔疮：荆芥、木鳖子、朴硝各等份。上药煎汤，倒入盆内，先熏后洗。

痞癖：木鳖子（去壳）、独蒜、雄黄各0.5克。杵为膏，入醋少许，蜡纸贴患处。

倒睫拳毛、风痒：木鳖子仁适量。捶烂，以丝帛包作条，左患塞右鼻，右患塞左鼻；次服蝉蜕药为妙。

两耳猝发肿热痛：木鳖子仁（研如膏）50克，赤小豆末、川大黄末各25克。将上药同研令匀，以水、生油调涂。

食疗药膳

煨甘遂猪肾

原料：木鳖子2个，甘遂5克，猪肾1个。

制法：将甘遂、木鳖子（去壳）研为细末；猪肾去膜，切片。以药末1克拌和肾片，湿纸包裹，煨熟。

用法：空腹食猪肾，米饮送下。每日1次，得畅泻后，喝粥2～3日调养。

功效：逐水，利尿，退肿。

适用：水肿。

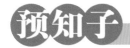

预知子 （宋·《开宝》）

释名 圣知子（《日华》），圣先子（《日华》），仙沼子（《日华》）。

子仁

气味 苦，寒，无毒。

主治 杀虫疗蛊，治诸毒。去皮研服，有效。（《开宝》）

治一切风，补五劳七伤，其功不可备述。治痃癖气块，消宿食，止烦闷，利小便，催生，中恶失音，发落，天行温疾，涂一切蛇虫蚕咬，治一切病，每日吞二七粒，下过三十粒，永瘥。（大明）

附方 预知子丸（治心气不足，精神恍惚，语言错妄，忡悸烦郁，忧愁惨戚，喜怒多恐，健忘少睡，夜多异梦，寐即惊魇。或发狂眩暴不知人，并宜服此）：预知子（去皮）、白茯苓、枸杞子、石菖蒲、茯神、柏子仁、人参、地骨皮、远志、山药、黄精（蒸熟）、朱砂（水飞），等份，为末，炼蜜丸芡子大。每嚼一丸，人参汤下。（《和剂局方》）

疠风有虫（眉落声变）：用预知子、雄黄各二两，为末。以乳香三两，同水一斗，

银锅煮至五升，入二末熬成膏，瓶盛之。每服一匙，温酒调下，有虫如尾，随大便而出。（《圣惠方》）

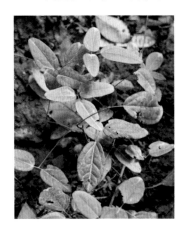
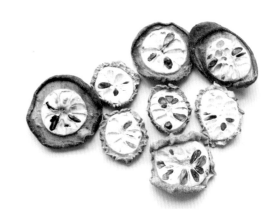

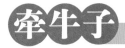

实用指南

单方验方

淋巴结核：预知子、金樱子、海金沙根各120克，天葵子240克。水煎服。

睾丸肿痛：预知子1个，金樱子30克，猪小肠120克。炖服。

输尿管结石：预知子、薏苡仁各60克。水煎服。

子宫脱垂：预知子30克，升麻9克，益母草、棕树根各30克。水煎服。

牵牛子　《别录·下品》

释名 黑丑（《纲目》），草金铃（《炮炙论》），狗耳草（《救荒》）。

子

气味 苦，寒，有毒。

主治 下气，疗脚满水肿，除风毒，利小便。（《别录》）

治痃癖，气块，利大小便，除虚肿，落胎。（甄权）

取腰痛，下冷脓，泻蛊毒药，并一切气壅滞。（大明）

和山茱萸服，去水病。（孟诜）

除气分湿热，三焦壅结。（李杲）

逐痰消饮，通大肠气秘风秘，杀虫，达命门。（时珍）

附方 气筑奔冲不可忍：牛郎丸，用黑牵牛半两炒，槟榔二钱半，为末。每服一钱，紫苏汤下。（《普济方》）

小儿肿病，大小便不利：黑牵牛、白牵牛各二两，炒取头末，井华水和丸绿豆大。

每服二十丸，萝卜子煎汤下。（《圣济总录》）

小儿夜啼：黑牵牛末一钱，水调，敷脐上，即止。（《生生编》）

小便血淋：牵牛子二两，半生半炒，为末。每服二钱，姜汤下。良久，热茶服之。（《经验良方》）

肠风泻血：牵牛五两，牙皂三两，水浸三日，去皂，以酒一升煮干，焙研末，蜜丸梧子大。每服七丸，空心酒下，日三服。下出黄物，不妨。病减后，日服五丸，米饮下。（《本事方》）

湿热头痛：黑牵牛七粒，砂仁一粒，研末，井华水调汁，仰灌鼻中，待涎出即愈。（《圣济录》）

实用指南

单方验方

气滞腹痛、食积腹痛：炒牵牛子60克。研细末，红糖水冲服，每服2克，每日3次。

燥热实秘：大黄30克，牵牛子15克。共研为细末，蜂蜜水送服10毫升。

便秘：牵牛子半生熟适量。研为细末，每服6克，姜汤调下。如未能，再服，以热茶调下。

胃炎水肿：牵牛子1克。水煎服（身体壮实，舌苔腻者宜用）。

肝硬化腹水：牵牛子15克，小茴香10克。共研末，水冲服。

蛔虫蝮痛：牵牛子、乌梅各15克，川楝子、石榴皮各10克。水煎服。

食疗药膳

牵牛猪腰子

原料：黑白牵牛末10克，小茴香100粒，川椒50粒，猪腰子1具。

制法：将猪腰子切开，入茴香、川椒、牵牛末，扎定，纸包煨熟。

用法：空心食之，酒下，取出恶物效。

功效：温中下气，泄水止痛。

适用：肾气作痛。

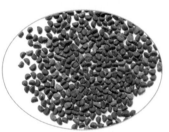

栝楼 《本经·中品》

释名 瓜蒌（《纲目》），天瓜（《别录》），泽姑（《别录》），天花粉（《图经》）。

实

气味 苦，寒，无毒。

主治 胸痹，悦泽人面。（《别录》）

润肺燥，降火，治咳嗽，涤痰结，利咽喉，止消渴，利大肠，消痈肿疮毒。（时珍）

子：炒用，补虚劳口干，润心肺，治吐血，肠风泻血，赤白痢，手面皱。（大明）

附方 干咳无痰：熟瓜蒌捣烂绞汁，入蜜等份，加白矾一钱，熬膏。频含咽汁。（杨起《简便方》）

肺痿咳血不止：用栝楼五十个连瓤瓦焙，乌梅肉五十个焙，杏仁去皮尖炒二十一个，为末。每用一捻，以猪肺一片切薄，掺末入内炙熟，冷嚼咽之，日二服。（《圣济录》）

小儿黄疸、酒黄疸疾（眼黄脾热）：用青瓜蒌焙研。每服一钱，水半盏，煎七分，卧时服。五更泻下黄物，立可。名逐黄散。（《普济方》）

小便不通，腹胀：用瓜蒌焙研。每服二钱，热酒下，频服，以通为度。绍兴刘驻云：魏明州病此，御医用此方治之，得效。（《圣惠方》）

吐血不止：栝楼泥固煅存性研三钱，糯米饮服，日再服。（《圣济录》）

肠风下血：栝楼一个（烧灰），赤小豆半两，为末。每空心酒服一钱。（《普济方》）

面黑令白：栝楼瓤三两，杏仁一两，猪胰一具，同研如膏。每夜涂之，令人光润，冬月不皴。（《圣济录》）

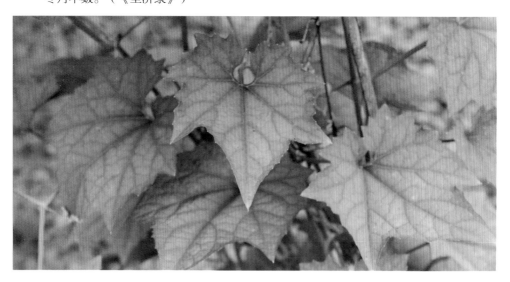

实用指南

单方验方

便秘：瓜蒌30克，郁李仁、火麻仁各9克，杏仁6克，陈皮5克。每日1剂，水煎，分早晚服。

咳嗽痰喘：瓜蒌15克，杏仁、法半夏、陈皮各10克。水煎服。

胸胁胀痛不舒：瓜蒌15克，姜半夏10克，黄连1.5克。水煎服。

胸膈满闷作痛：瓜蒌15克，法半夏、薤白各10克，白酒适量。水煎服。

慢性支气管炎：瓜蒌、浙贝母、黄芩、金银花、杏仁、桔梗、栀子、牡丹皮、赤芍各12克，连翘、丹参各15克，甘草6克。用上药加水煎2次，取药汁混合。每日1剂，分2次服用，连服7日为一个疗程，连用4个疗程。

食疗药膳 ·······································○

瓜蒌饼

原料：瓜蒌200克，面粉600克，白糖75克，面碱适量。

制法：瓜蒌去籽，放在锅内，加水少许，加白糖，以小火煨熬，拌成馅。另取面粉，加水适量经发酵加面碱，揉成面片，把瓜蒌夹在面片中制成面饼，烙熟或蒸熟。

用法：佐餐或随意服用。

功效：润肺化痰，散结宽胸。

适用：肺癌胸痛。

瓜蒌茶

原料：瓜蒌30克。

制法：全瓜蒌洗净，用蒸笼蒸熟，压扁晒干，切成丝，煎水。

用法：代茶频饮。

功效：清肺化痰。

适用：气管炎。

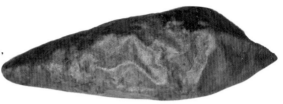

葛 《本经·中品》

释名 鸡齐（《本经》），鹿藿（《别录》），黄斤（《别录》）。

葛根

气味 甘、辛，平，无毒。

主治 消渴，身大热，呕吐，诸痹，起阴气，解诸毒。（《本经》）

疗伤寒中风头痛，解肌发表出汗，开腠理，疗金疮，止胁风痛。（《别录》）

治天行上气呕逆，开胃下食，解酒毒。（甄权）

生者：堕胎。蒸食：消酒毒，可断谷不饥。作粉犹妙。（藏器）

作粉：止渴，利大小便，解酒，去烦热，压丹石，敷小儿热疮。捣汁饮，治小儿热痞。（《开宝》）

猘狗伤，捣汁饮，并末敷之。（苏恭）

散郁火。（时珍）

附方 伤寒头痛（二三日发热者）：葛根五两，香豉一升，以童子小便八升，煎取三升，分三服。食葱粥取汁。（《梅师方》）

小儿热渴久不止：葛根半两，水煎服。（《圣惠方》）

衄血不止：生葛根捣汁饮。三服即止。（《圣惠方》）

热毒下血（因食热物发者）：生葛根二斤，捣汁一升，入藕一升，和服。（《梅师方》）

伤筋出血：葛根捣汁饮。干者煎服。仍熬屑敷之。（《外台秘要》）

臀腰疼痛：生葛根嚼之咽汁，取效乃止。（《肘后方》）

酒醉不醒：生葛汁饮二升，便愈。（《千金方》）

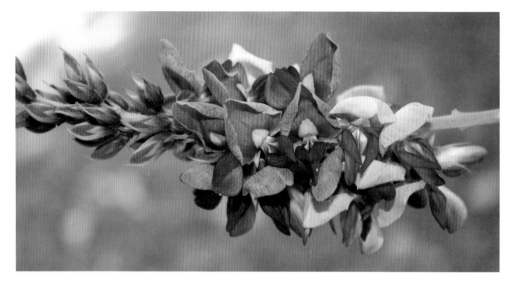

 实 用 指 南

 单方验方

冠心病心绞痛：葛根50克，瓜蒌壳20克，郁金、延胡索各15克，川芎6克。水煎，早、晚各服1次，每日1剂。

中央性视网膜炎：葛根、毛冬青各30克，枸杞子20克，菊花15克。水煎，早、晚各服1次，每日1剂。

跌打损伤：葛根100克。加水浓煎，先热敷患处30分钟，后浸洗患处。

高血压病：葛根10～15克。水煎，分2次口服，每日1剂，2～8周为一个疗程。

高血压病颈项强痛：葛根30克。水煎，分2次服，每日1剂，连服15日。

足癣及并发症：葛根、千里光、白矾各等量。烘干，研为细末，以每袋40克密封包装。每晚取1袋，加温水3000毫升置盆中，混匀，浸泡患脚20～25分钟，7日为一个疗程。

食疗药膳

葛根生藕汁

原料：生葛根汁、生藕汁各500毫升。

制法：将以上二汁和匀即可。

用法：每次30～60克，空腹频频饮用。

功效：清热，凉血，止血。

适用：内热引起的衄血、便血。

葛根粉粥

原料：葛根粉30克，粳米100克。

制法：先将新葛根洗净切片，经水磨石澄取淀粉，晒干备用。用时与粳米共煮粥。

用法：早餐食用。

功能：清热生津，止渴，降血压。

适用：高血压、冠心病、心绞痛、老年性糖尿病、慢性脾虚泻痢及发热期间口干烦渴等。

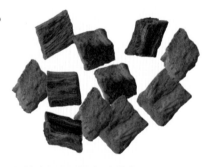

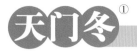

天门冬①

《本经·上品》

释名 颠勒（《本经》），颠棘（《尔雅》），天棘（《纲目》），万岁藤。

根

气味 苦，平，无毒。

主治 诸暴风湿偏痹，强骨髓，杀三虫，去伏尸。久服轻身益气延年，不饥。（《本经》）

保定肺气，去寒热，养肌肤，利小便，冷而能补。（《别录》）

主心病，嗌干心痛，渴而欲饮，痿蹶嗜卧，足下热而痛。（好古）

润燥滋阴，清金降火。（时珍）

阳事不起，宜常服之。（思邈）

附方 肺痿咳嗽（吐涎沫，心中温温，咽燥而不渴）：生天门冬捣汁一斗，酒一斗，饴一升，紫菀四合，铜器煎至可丸。每服杏仁大一丸，日三服。（《肘后方》）

阴虚火动（有痰，不堪用燥剂者）：天门冬一斤，水浸洗去心，取肉十二两，石臼捣烂，五味子水洗去核，取肉四两，晒干，不见火，共捣丸梧子大。每服二十丸，茶下，日三服。（《简便方》）

虚劳体痛：天门冬末，酒服方寸匕，日三。忌鲤鱼。（《千金方》）

面黑令白：天门冬曝干，同蜜捣作丸，日用洗面。（《圣济总录》）

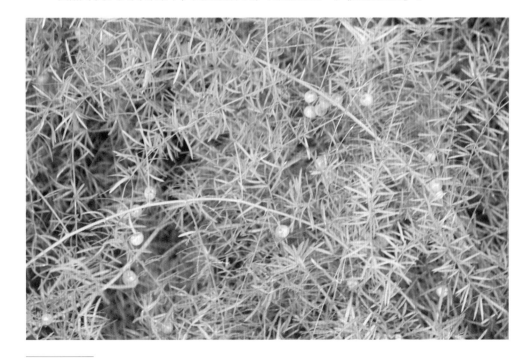

---

① 即天冬。

实用指南

单方验方

百日咳：天冬、麦冬各15克，百部根9克，瓜蒌仁、橘红各6克。水煎2次，合并煎液。1～3岁每剂分3顿服；4～6岁每剂分2顿服；7～10岁1次服。

心烦：天冬、麦冬各15克，水杨柳9克。水煎服。

扁桃体炎、咽喉肿痛：天冬、麦冬、板蓝根、桔梗、山豆根各9克，甘草6克。水煎服。

催乳：天冬60克。炖肉服。

肺痨：天冬、百部、地骨皮各15克，麦冬9克，鱼腥草30克。煨水或炖肉吃。

食疗药膳

天冬茶

原料：天冬8克，绿茶2克。

制法：将天冬拣杂，洗净，晾干或晒干，切成片，与绿茶同放入杯中，用沸水冲泡，加盖闷15分钟，即可饮用。

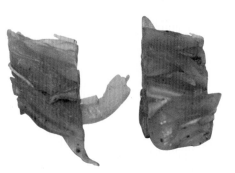

用法：代茶频频饮服，一般可冲泡3～5次，饮至最后，天冬饮片可嚼食咽下。

功效：养阴清火，生津润燥，防癌抗癌。

适用：早期乳腺癌。

天冬粥

原料：天冬20克，粳米100克。

制法：将天冬加水煎，去渣留汁；粳米洗净，与药汁一起入锅，加水适量煮粥，待粥汁黏稠时停火起锅。

用法：每食适量。

功效：润肾燥，益肌肤，悦颜色，清肺降火。

适用：老年痰嗽、少年干咳、风湿不仁、冷痹、心腹积聚、耳聋等。

百部　《别录·中品》

释名 婆妇草（《日华》），野天门冬（《纲目》）。

根

气味 甘，微温，无毒。

主治 咳嗽上气。火炙酒渍饮之。（《别录》）

治肺热，润肺。（甄权）

治传尸骨蒸劳，治疳，杀蛔虫、寸白、蛲虫，及一切树木蛀虫，烬之即死。杀虱及蝇蠓。（大明）

弘景曰：作汤洗牛犬，去虱。火炙酒浸空腹饮，治疥癣，去虫蚕咬毒。（藏器）

附方 小儿寒嗽：百部丸，用百部炒，麻黄去节，各七钱半，为末。杏仁去皮尖炒，仍以水略煮三五沸，研泥。入熟蜜和丸皂子大。每服二三丸，温水下。（《钱乙小儿方》）

三十年嗽：百部根二十斤，捣取汁，煎如饴。服方寸匕，日三服。深师加蜜二斤。外台加饴一斤。（《千金方》）

百虫入耳：百部炒研，生油调一字于耳门上。（《圣济录》）

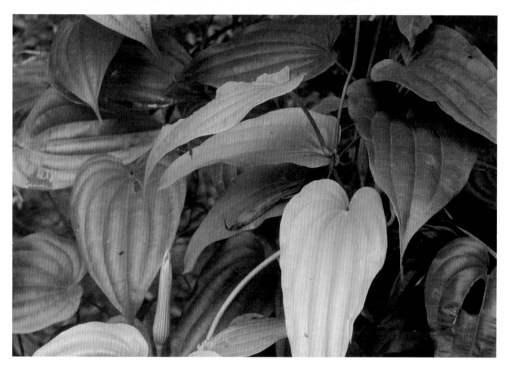

实用指南

单方验方

支原体肺炎：百部30克，地龙20克，紫苏子、葶苈子（包煎）、黄芩、枳实、甘草各10克，车前子15克，桔梗3克。水煎取药汁，每日1剂，分2次服用。

痰湿症：百部根不拘量。捣汁，浓煎如饴，每次3克，开水送下，每日3次。

蛲虫：百部、苦参各30克。煎水外洗肛周。

食疗药膳

百部生姜汁

原料：百部汁、生姜汁各等量。

制法：和匀同煎数沸。无鲜百部时，可用干品煎取浓汁。也可酌加蜜糖调味。

用法：每日3次，每服3～5毫升。

功效：散寒宣肺，降逆止咳。

适用：风寒咳嗽、头痛、鼻塞、流涕、恶寒发热等。

百部汁卤猪肾

原料：百部100克，猪肾1具，酱油、黄酒、白糖适量。

制法：百部水浸半小时后用小火煮煎，待滤出两煎药液后弃渣，烧至汁水剩约半碗时，加酱油2匙、黄酒1匙、白糖2匙。放入猪肾，不断翻动，直至卤汁烧至快尽，药液全部渗入猪肾时离火。

用法：每次取半只猪肾，切片佐膳食，每日2次。

功效：补肾。

适用：肾结核。

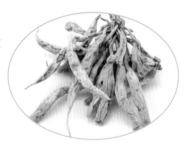

何首乌 （宋·《开宝》）

释名 交藤（《本传》），夜合（《本传》），地精（《本传》）。

根

气味 苦、涩，微温，无毒。

主治 瘰疬，消痈肿，疗头面风疮，治五痔，止心痛，益血气，黑髭发，悦颜色。久服长筋骨，益精髓，延年不老。亦治妇人产后及带下诸疾。（《开宝》）

久服令人有子，治腹脏一切宿疾，冷气肠风。（大明）

泻肝风。（好古）

附方 骨软风疾（腰膝疼，行步不得，遍身瘙痒）：用何首乌大而有花纹者，同牛膝各一

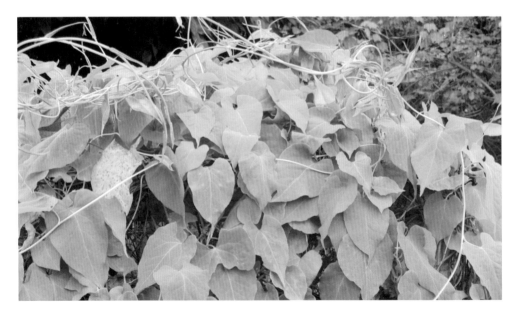

斤，以好酒一升，浸七宿，曝干，木臼杵末，枣肉和丸梧子大。每一服三五十丸，空心酒下。（《经验方》）

皮里作痛（不问何处）：用何首乌末、姜汁调成膏涂之，以帛裹住，火炙鞋底熨之。（《经验方》）

实用指南

单方验方

心烦失眠及精神分裂症：制何首乌、夜交藤（即何首乌的藤茎）各90克，大枣6枚。水煎服，每日1剂。

头晕耳鸣、须发早白、贫血及神经衰弱：制何首乌60克。入砂锅（忌用铁锅）煎取浓汁，去掉药渣，加入大米100克、大枣3～5枚，合煮成粥，待粥熟后加入适量白糖调味。当作早餐或晚餐服食。

食疗药膳

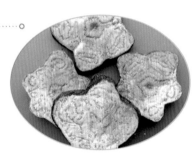

生首乌蜂蜜水

原料：生何首乌30克，蜂蜜20毫升。

制法：将生首乌洗净，晒干或烘干，研末，调入蜂蜜，拌和均匀即成。

用法：上、下午分服。

功效：养血，润肠通便。

适用：血亏肠燥型肛裂。

何首乌猪肚

原料：何首乌（鲜）、白果根、左转藤各60克，糯米250克，猪小肚1个，冰糖适量。

制法：将前3味药与糯米共装入猪小肚内，加冰糖炖1小时，去药渣。

用法：食猪小肚及糯米，分2次食完，连服3～5剂。

功效：益气，补虚，固涩。

适用：遗精。

土茯苓 《纲目》

释名 土萆薢（《纲目》），刺猪苓（《图经》），山猪粪（《纲目》），冷饭团（《纲目》）。

根

气味 甘、淡，平，无毒。

主治 食之当谷不饥，调中止泄，健行不睡。（藏器）

健脾胃，强筋骨，去风湿，利关节，止泄泻，治拘挛骨痛，恶疮痈肿。解汞粉、银诸毒。（时珍）

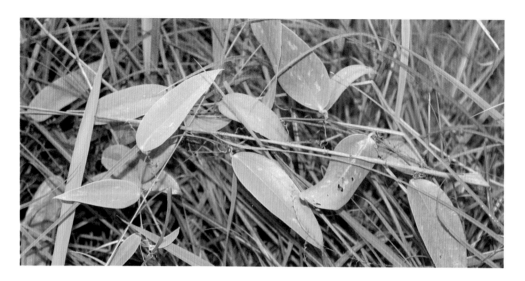

附方 杨梅毒疮：用冷饭团四两，皂角子七个，水煎代茶饮。浅者二七，深者四七，见效。（《邓笔峰杂兴方》）。另一方，冷饭团一两，五加皮、皂角子、苦参各三钱，金银花一钱，用好酒煎。日一服。

小儿杨梅（疮起于口内，涎及遍身）：以土萆薢末，乳汁调服。月余自愈。

骨挛痈漏（薛己外科发挥云：服轻粉致伤脾胃气血，筋骨疼痛，久而溃烂成痈，连年累月，至于终身成废疾者）：土萆薢一两，有热加芩、连，气虚加四君子汤，血虚加四物汤，水煎代茶。月余即安。用过山龙四两即硬饭，加四物汤一两，皂角子七个，川椒四十九粒，灯心七根，水煎日饮。（《朱氏集验方》）

瘰疬溃烂：冷饭团切片或为末，水煎服或入粥内食之。须多食为妙。江西所出色白者良。忌铁器、发物。（《陆氏积德堂方》）

实用指南

单方验方

女性尖锐湿疣：土茯苓、黄芪各30克，冬虫夏草9克，紫草根、蒲公英、蜂房、赤芍、板蓝根各20克，败酱草15克，蜈蚣2条，甘草6克。水煎取药汁，每日1剂，分2次服用。

风湿骨痛、疮疡肿毒：土茯苓500克。去皮，和猪肉炖烂，分数次连滓服。

瘿瘤：土茯苓、白毛藤各25克，蒲公英、乌蔹莓根各20克，金锁银开、黄药子各15克，甘草、金银花各10克。水煎服。

食疗药膳

土茯苓茶

原料：土茯苓60克，绿茶2克。

制法：将以上2味水煎取药汁。

用法：代茶频饮，每日1次，15日为一个疗程。

功效：解毒化瘀。

适用：梅毒。

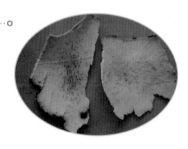

白敛①　《本经·下品》

释名　白草（《本经》），白根（《别录》），兔核（《别录》）。

根

气味　苦，平，无毒。

主治　痈肿疽疮，散结气，止痛除热，目中赤，小儿惊痫温疟，女子阴中肿痛，带下赤白。（《本经》）

杀火毒。（《别录》）

治发背瘰疬，面上疱疮，肠风痔漏，血痢，刀箭疮，扑损，生肌止痛。（大明）

解狼毒。（时珍）

附方　发背初起：水调白敛末，涂之。（《肘后方》）

面生粉刺：白敛二分，杏仁半分，鸡屎白一分，为末，蜜和杂水拭面。（《肘后方》）

冻耳成疮：白敛、黄柏等份，为末，生油调搽。（《谈野翁方》）

胎孕不下：白敛、生半夏等份，为末，滴水丸梧子大。每榆皮汤下五十丸。（《保命集》）

风痹筋急，肿痛，展转易常处：白敛二分，熟附子一分，为末。每酒服半刀圭，日二服。以身中热行为候，十日便觉。忌猪肉、冷水。（《千金方》）

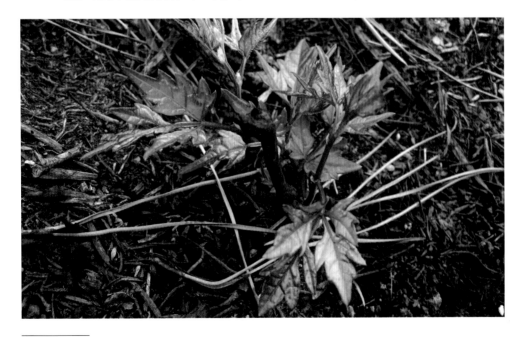

---

① 即白蔹。

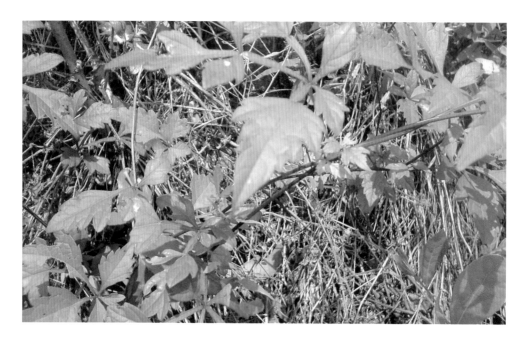

实用指南

单方验方

扭挫伤：白蔹2个，盐适量。捣烂如泥外敷。

妇女赤白带下：白蔹、苍术各10克，黄柏6克。水煎服。

痈肿疮疡：白蔹、大黄、黄芩各等份。研粉，以鸡蛋白调敷患处，每日数次。

扭挫伤痛：白蔹适量。捣烂外敷。

手足皲裂：白蔹、白及各30克，大黄（焙黄研末）50克，冰片3克。研极细粉，和匀过筛，加蜂蜜调成糊状备用。将患处洗净拭干后涂药，每日3～5次，以愈为度。

细菌性痢疾：白蔹块根适量。晒干或烘干，研末，装入胶囊，每粒0.3克。每次6粒，每日3次，急性菌痢3日为一个疗程，慢性菌痢5日为一个疗程。

山豆根 （宋·《开宝》）

释名 解毒（《纲目》），黄结（《纲目》），中药。

气味 甘，寒，无毒。

主治 解诸药毒，止痛，消疮肿毒，发热咳嗽，治人及马急黄，杀小虫。（《开宝》）

含之咽汁，解咽喉肿毒，极妙。（苏颂）

研末汤服五分，治腹胀喘满。酒服三钱，治女人血气腹胀，又下寸白诸虫。丸服，止下痢。磨汁服，止卒患热厥心腹痛，五种痔痛。研汁涂诸热肿秃疮，蛇狗蜘蛛

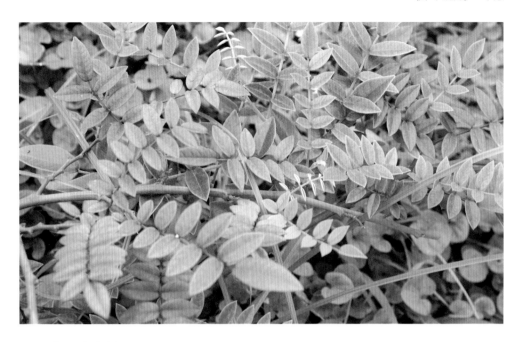

伤。（时珍）

附方 霍乱吐痢：山豆根末，橘皮汤下三钱。

赤白下痢：山豆根末，蜜丸梧子大。每服二十丸，空腹白汤下，三服自止。（《备急方》）

水蛊腹大（有声，而皮色黑者）：山豆根末，酒服二钱。（《圣惠方》）

喉中发痈：山豆根磨醋噙之，追涎即愈。势重不能言者，频以鸡翎扫入喉中，引涎出，就能言语。（《永类方》）

疥癣虫疮：山豆根末，腊猪脂调涂。（《备急方》）

实用指南

单方验方

化脓性扁桃体炎：山豆根、赤芍、牡丹皮、炙僵蚕、牛蒡子、挂金灯、菊花、金银花、黄芩、知母各9克，桔梗、生甘草、射干各3克。水煎服，每日1剂，每日2次。

宫颈糜烂：山豆根适量。研成细粉，高压消毒。先以1∶1000新洁尔灭消毒宫颈，后用棉球蘸山豆根粉涂宫颈糜烂处，每1～3日1次，10次为一个疗程。

痔疮：鲜山豆根20克，猪大肠250克。同炖食。

急性黄疸型肝炎：山豆根9克，鸡骨草30克。水煎服。

流行性腮腺炎：山豆根9克，板蓝根30克。水煎服。

热毒咽喉肿痛：山豆根9克。水煎服。

肺热咳嗽、咽喉燥痛：山豆根9克，前胡、枇杷叶各10克，桔梗5克，甘草3克。水煎服。

食疗药膳 ···○

山豆根野菊花茶

原料：山豆根60克，野菊花120克。

制法：将以上2味药水煎取药汁。

用法：10岁以上者顿服，3岁以下者分3次服。

功效：清热解毒。

适用：猩红热。

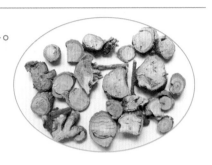

黄药子 （宋·《开宝》）

释名 木药子（《纲目》），大苦（《纲目》），赤药（《图经》），红药子。

根

气味 苦，平，无毒。

主治 诸恶肿疮瘘喉痹，蛇犬咬毒。研水服之，亦含亦涂。（《开宝》）

凉血降火，消瘿解毒。（时珍）

附方 吐血不止：药子一两，水煎服。（《圣惠方》）

咯血吐血：用蒲黄、黄药子等份，为末，掌中舐之。（《百一选方》）用黄药子、汉防己各一两，为末。每服一钱，小麦汤食后调服，一日二服。（《王充博济方》）

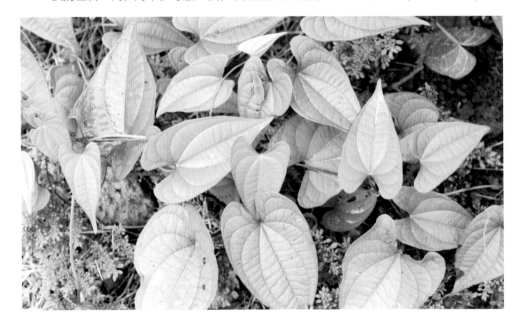

鼻衄不止：黄药子为末。每服二钱，煎淡胶汤下。良久，以新水调面一匙头服之。兵部手集方，只以新汲水磨汁一碗，顿服。（《简要济众方》）

产后血晕，恶物冲心，四肢冰冷，唇青腹胀，昏迷：红药子一两，头红花一钱，水二盏，妇人油钗二只，同煎一盏服。大小便俱利，血自下也。（《禹讲师经验方》）

实用指南

单方验方

梅毒溃烂：黄药子20克，土茯苓15克。水煎代茶饮。

恶性黑色素瘤：黄药子、牡蛎、玄参、陈皮、当归、黑木耳、金银花各30克，夏枯草、半枝莲各60克，紫荆皮20克，贝母12克，儿茶15克。水煎服，每日1剂。

附睾炎：黄药子、血见草各12克。水煎服，每日1剂。

辅助治疗甲亢：黄药子6克。水煎服，每日1次。

食疗药膳

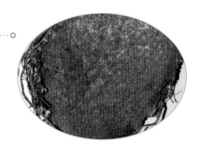

黄药子烧鸡

原料：黄药子30克，母鸡1只。

制法：取黄药子置母鸡腹中同煮。

用法：吃肉喝汤。

功效：化痰祛瘀。

适用：瘿瘤或瘰疬。

威灵仙 （宋·《开宝》）

释名 时珍曰：威，言其性猛也。灵仙，言其功神也。

根

气味 苦，温，无毒。

主治 诸风，宣通五脏，去腹内冷滞，心膈痰水，久积癥瘕，痃癖气块，膀胱宿脓恶水，腰膝冷疼，疗折伤。久服无有温疾疟。（《开宝》）

推新旧积滞，消胸中痰唾，散皮肤大肠风邪。（李杲）

附方 腰脚诸痛：用威灵仙末，空心温酒服一钱。逐日以微利为度。（《千金方》）用威灵仙一斤，洗干，好酒浸七日，为末，面糊丸梧子大。以浸药酒，每服二十丸。（《经验方》）

手足麻痹（时发疼痛，或打扑伤损，痛不可忍，或瘫痪等证）：威灵仙炒五两，生川乌头、五灵脂各四两，为末，醋糊丸梧子大。每服七丸，用盐汤下。忌茶。（《普济方》）

诸骨哽咽：威灵仙一两二钱，砂仁一两，砂糖一盏，水二钟，煎一钟。温服。用威灵仙米醋浸二日，晒研末，醋糊丸梧子大。每服二三丸，半茶半汤下。如欲吐，以铜青末半匙，入油一二点，茶服，探吐。（《乾坤生意》）

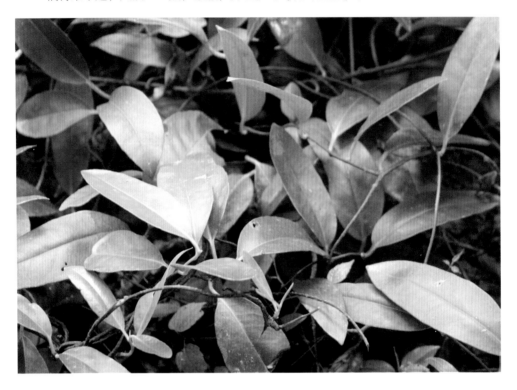

实用指南

单方验方

食管癌：威灵仙30克，白蜂蜜30毫升。水煎服。每日1剂，早、晚分服，连服1周。

呃逆：威灵仙30克，蜂蜜30毫升。水煎服；胃酸少者，再加适量食醋。

胆石症：威灵仙60克。水煎服，每日2次。

尿路结石：威灵仙、金钱草、白茅根各60克，或威灵仙60～90克。水煎服，每日1剂。

面神经麻痹：威灵仙、防风各30克。水煎服，每日1剂。

鱼骨鲠喉或卡在食管上段：威灵仙枝茎干品250克，野菊花30克。加水，1500毫升小火煎后取汁500毫升，加入食醋30毫升。每次饮药汁60毫升，每日1次，徐徐咽下，20分钟内服完。

老年慢性支气管炎：威灵仙、炒莱菔子各12克，桃仁、地龙、沙参、桔梗、白前、荆芥、紫菀、陈皮各10克，甘草6克。水煎服。

食疗药膳

灵仙酒

原料：威灵仙500克，好酒适量。

制法：将药洗净晾干，以酒浸（酒盖过药面）7日，取出，焙干为末，面糊丸如梧子大，再浸药酒。

用法：每日2次，每服20丸。

功效：通络止痛。

适用：腰腿疼痛。

威灵仙炖肉

原料：威灵仙（黑根）60～90克，鸡蛋或肉适量。

制法：将威灵仙炖肉、煎蛋或蒸蛋吃。

用法：适量食用。

功效：祛风湿，通经络，补气血。

适用：头晕盗汗或冷汗不止。

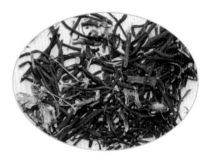

茜草 《本经·上品》

释名 地血（《别录》），血见愁（土宿），风车草（土宿），过山龙（《补遗》）。

根

气味 苦，寒，无毒。

主治 寒湿风痹，黄疸，补中。（《本经》）

止血，内崩下血，膀胱不足，踒跌蛊毒。久服益精气，轻身。可以染绛。又苗根：主痹及热中伤跌折。（《别录》）

治六极伤心肺，吐血泻血。（甄权）

止鼻洪尿血，产后血晕，月经不止，带下，扑损瘀血，泄精，痔瘘疮疖排脓。酒煎服。（大明）

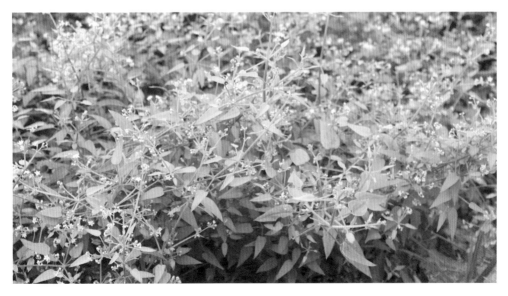

通经脉，治骨节风痛，活血行血。（时珍）

附方 鼻血不止：茜根、艾叶各一两，乌梅肉二钱半，为末，炼蜜丸梧子大。每乌梅汤下五十丸。（《本事方》）

心痹心烦（内热）：茜根煮汁服。（《伤寒类要》）

黑髭乌发：茜草一斤，生地黄三斤，取汁。以水五大碗，煎茜绞汁，将滓再煎三度。以汁同地黄汁，微火煎如膏，以瓶盛之。每日空心温酒服半匙，一月髭发如漆也。忌萝卜、五辛。（《圣济录》）

脱肛不收：茜根、石榴皮各一握，酒一盏，煎七分，温服。（《圣惠方》）

预解疮疹（时行疮疹正发，服此则可无患）：茜根煎汁，入少酒饮之。（《奇效良方》）

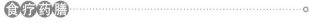

实用指南

单方验方

念珠菌引发的口腔溃疡：茜草10～20克。水煎，每日1剂，分早、晚服，连服12～42日；用药期间不加用其他对霉菌有治疗作用的药物。

软组织损伤：茜草根200克，虎杖120克。用白布包煮20分钟，先浸洗，温后敷局部，冷后再加热使用，连续用药5～7日。

龋齿牙痛：茜草根1克（干品）。用纱布包好放在消毒碗内，加乳汁10毫升，浸泡数分钟，待液体呈淡红色即可应用。用时将浸液用棉球或滴管滴入牙痛病人双眼的泪囊口处，每1～2分钟滴1次。

慢性腹泻：茜草适量。炒黑存性，研为细末，加少许红糖。每日3次，每次9克，饭前服，1周为一个疗程。

月经先期、量多、血色深红：茜草15克，荆芥炭9克，牡丹皮10克，乌贼骨9克。水煎服，经前1周每日1剂，连服5～7日。

关节痛：茜草根60克，猪脚1只。水和黄酒各半，炖2小时，吃猪脚喝汤。

食疗药膳

茜草酒

原料：鲜茜草根30～60克，好白酒1000毫升。

制法：将茜草根洗净入白酒中，7日后即可服酒。

用法：每饮适量。

功效：通经活络，止痛。

适用：关节疼痛。

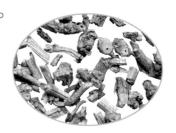

 通草　　《本经·中品》

释名 木通（士良），附支（《本经》），万年藤。

气味 辛，平，无毒。

主治 除脾胃寒热，通利九窍血脉关节，令人不忘，去恶虫。（《本经》）

疗脾疸，常欲眠，心烦哕、出音声，治耳聋，散痈肿诸结不消，及金疮恶疮，鼠瘘踒折，鼻息肉，堕胎，去三虫。（《别录》）

治五淋，利小便，开关格，治人多睡，主水肿浮大。（甄权）

利大小便，令人心宽，下气。（藏器）

主诸瘘疮，喉痹咽痛，浓煎含咽。（李珣）

通经利窍，导小肠火。（李杲）

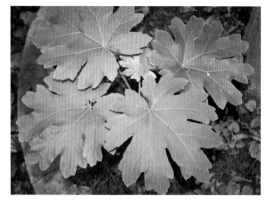

附方 心热尿赤（面赤唇干，咬牙口渴）：导赤散，用木通、生地黄、炙甘草各等份，入竹叶七片，水煎服。（《钱氏方》）

妇人血气：木通浓煎三五盏，饮之即通。（《食疗》）

金疮踒折：通草煮汁酿酒，日饮。

实用指南

单方验方

产后乳少：通草6克，炙山甲、王不留行各9克。水煎服。

乳汁不下或乳少：通草10克，炒王不留行、炮穿山甲各6克。与猪蹄1对同煎服。

尿路感染：通草15克，石韦、冬葵子各10克，滑石20克。水煎服，每日1剂。

食疗药膳

磁石木通酒

原料：磁石（捣碎绵裹）15克，木通250克，白酒5000毫升。

制法：先将木通、磁石捣细，以绢袋盛，用酒浸泡，冬7日，夏3日。

用法：每日2次，每取酒3杯饮服。不饮酒者，可适当减量。

功效：聪耳明目。

适用：耳聋，常如有风水声。

通草鲫鱼汤

原料：鲜鲫鱼1尾，黑豆芽30克，通草3克，盐适量。

制法：将鲫鱼去鳞、鳃、内脏，洗净；黑豆芽洗净。锅置火上，加入适量清水，放入鱼，用小火炖煮15分钟后，加入豆芽、通草、盐，等鱼熟汤成后，去豆芽、通草即成。

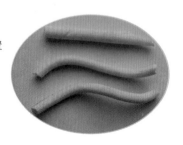

用法：喝汤吃鱼，每日1次。

功效：温中下气，利水通乳。

适用：妇女产后乳汁不下以及水肿。

钩藤 《别录·下品》

释名 弘景曰：出建平。亦作吊藤、钓藤。疗小儿，不入余方。

气味 甘，微寒，无毒。

主治 小儿寒热，十二惊痫。（《别录》）

小儿惊啼，瘛疭热拥，客忤胎风。（甄权）

大人头旋目眩，平肝风，除心热，小儿内钓腹痛，发斑疹。（时珍）

附方 小儿惊热：钩藤一两，消石半两，甘草炙一分，为散。每服半钱，温水服，日三服。名延齿散。（《圣济录》）

卒得痫疾：钩藤、甘草炙各二钱，水五合，煎二合。每服枣许，日五、夜三度。（《圣惠方》）

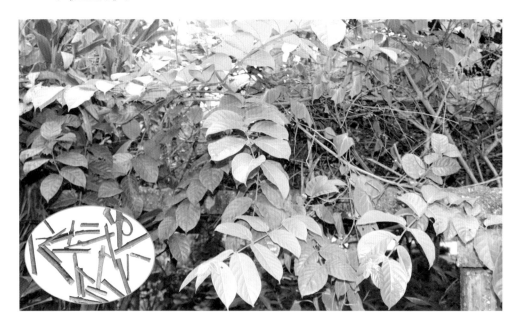

实用指南

单方验方

癫狂：钩藤、竹茹各10克，牛膝12克，通草6克，辰砂（研末冲）、琥珀（研末冲）各3克，兑竹沥水30～90克。水煎服。

脑震荡后头晕头痛：钩藤12克，茯苓15克，石决明18克，天麻、黄芩、制半夏、山栀子、虻虫、地龙各9克。水煎服，早、晚各服1次，每日1剂。连服10剂为一个疗程，一疗程后停药1～2日，再行第二个疗程。

高血压：钩藤12克，夏枯草、菊花、桑叶各10克。水煎服。

链霉素反应：钩藤、菊花各12克，骨碎补30克。小火煎取500毫升，分2次服。

萝摩　《唐本》

释名 芄兰（《诗疏》），斫合子（《拾遗》），羊婆奶（《纲目》），婆婆针线包。

子〔叶同〕

气味 甘、辛，温，无毒。

主治 虚劳，补益精气，强阴道。叶煮食，功同子。（《唐本》）
捣子，敷金疮，生肤止血。捣叶，敷肿毒。（藏器）
取汁，敷丹毒赤肿，及蛇虫毒，即消。蜘蛛伤，频治不愈者，捣封二三度，能烂丝毒，即化作脓也。（时珍）

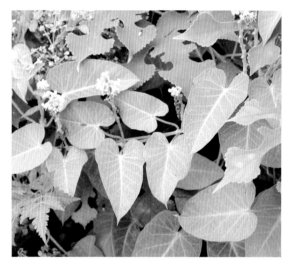

附方 补益虚损，极益房劳：用萝摩四两，枸杞根皮、五味子、柏子仁、酸枣仁、干地黄各三两，为末。每服方寸匕，酒下，日三服。（《千金方》）
损伤出血，痛不可忍：用篱上婆婆针线包，擂水服，渣罨疮口，立效。（《袖珍方》）

实用指南

单方验方

阳痿：萝藦根、淫羊藿根、仙茅根各9克。水煎服，每日1剂。
肾炎水肿：萝藦根50克。水煎服，每日1剂。
劳伤：萝藦根适量。炖鸡服。
瘰疬：萝藦根35～50克。水煎服，甜酒为引，每日1剂。
五步蛇咬伤：萝藦根9克，兔耳风根、龙胆草根各6克。水煎服，白糖为引。

食疗药膳

萝藦菜粥
原料：萝藦菜250克，羊肾1对，粳米60克。
制法：细切煮粥，调和如常法。
用法：空腹食用。
功效：补肾利湿。
适用：五劳七伤，阴囊下湿痒。

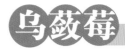

乌蔹莓 《唐本》

释名 五叶莓（弘景），拔（《尔雅》），赤葛（《纲目》），赤泼藤。

气味 酸、苦，寒，无毒。

主治 痈疖疮肿虫咬，捣根敷之。（弘景）

风毒热肿游丹，捣敷并饮汁。（苏恭）

凉血解毒，利小便。根擂酒服，消疖肿，神效。（时珍）

附方 小便尿血：五叶藤阴干为末。每服二钱，白汤下。（《卫生易简方》）

喉痹肿痛：五爪龙草、车前草、马兰菊各一握，捣汁，徐咽。祖传方也。（《医学正传》）

一切肿毒（发背乳痈，便毒恶疮，初起者）：并用五叶藤或根一握，生姜一块，捣烂，入好酒一碗绞汁。热服取汁，以渣敷之，即散。一用大蒜代姜，亦可。（《寿域神方》）

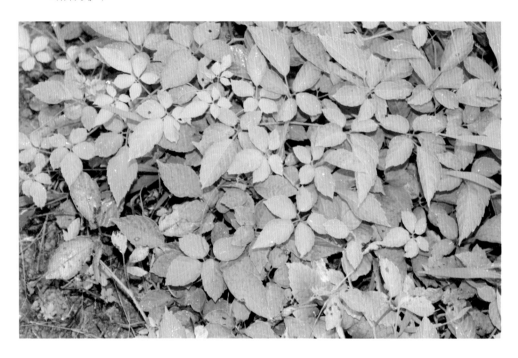

实用指南

单方验方 ·····························○

发背、臀痈、便毒：乌蔹莓全草适量。水煎2次，将两煎汁合并一处，再隔水煎浓缩成膏。用时涂纱布上，贴敷患处，每日换1次。

无名肿毒：乌蔹莓叶适量。捣烂，炒热，用醋泼过，敷患处。

臁疮：鲜乌蔹莓叶适量。捣烂敷患处，宽布条扎护，每日1次。

化脓性感染：新鲜全草或茎叶适量。洗净，捣烂如泥，敷于患处。

灰指甲：乌蔹莓、新鲜紫花地丁、白菊花叶各等份。洗净后，稍晾干，加些盐捣烂成泥。患处先外科常规排脓换药2～3日，再敷上药，每日1次。

蜂窝组织炎：乌蔹莓藤或根30克，生姜1小块，酒、醋各适量。将乌蔹莓藤或根洗净，与生姜一同捣成泥，炒热，用酒、醋泼过，敷于患处。

乌蔹莓炖肉

原料：乌蔹莓嫩叶200克，猪肉500克，料酒、盐、味精、葱段、姜片各适量。

制法：将乌蔹莓嫩叶去杂洗净，入沸水锅内焯一下，捞出洗净，挤干水切段；猪肉洗净，切小块。锅内放猪肉和适量水，烧至肉熟，加入料酒、盐、味精、葱段、姜片，用小火炖至入味，投入乌蔹莓略烧煮，出锅即成。

用法：吃肉喝汤，每日1次。

功效：解毒消肿，滋阴润燥。

适用：阴虚咳嗽、肺痨咳血、口渴、乏力、体倦、尿血、便秘等。

乌蔹莓猪肉膳

原料：乌蔹莓、何首乌、九子连环草各15克，猪肉250克。

制法：将前3味药用新纱布包扎；猪肉洗净，切小块，与药包加水共炖，肉熟烂为度。

用法：吃肉喝汤，连服数剂。

功效：清热解毒，消肿补虚。

适用：九子烂痒。

《唐本》

释名 勒草（《别录》），葛勒蔓（《蜀图经》），来莓草（《别本》）。

气味 甘、苦，寒，无毒。

主治 勒草：主瘀血，止精益盛气。（《别录》）

葎草：主五淋，利小便，止水痢，除疟虚热渴。煮汁或生捣汁服。（苏恭）

生汁一合服，治伤寒汗后虚热。（宗奭）

疗膏淋，久痢，疥癞。（苏颂）

润三焦，消五谷，益五脏，除九虫，辟温疫，敷蛇蝎伤。（时珍）

附方 小便石淋：葛葎掘出根，挽断，以杯于坎中承取汁。服一升，石当出。不出更服。（《范汪方》）

小便膏淋：葎草，捣生汁三升，酢二合，合和顿服，当尿下白汁。

乌癞风疮：葛葎草三秤切洗，益母草一秤切，以水二石五斗，煮取一石五斗，去滓入瓮中，浸浴一时方出，坐密室中，又暖汤浴一时，乃出，暖卧取汗，勿冷见风。明日又浴。如浴时瘙痒不可忍，切勿搔动，少顷渐定。后隔三日一作，以愈为度。（《圣济录》）

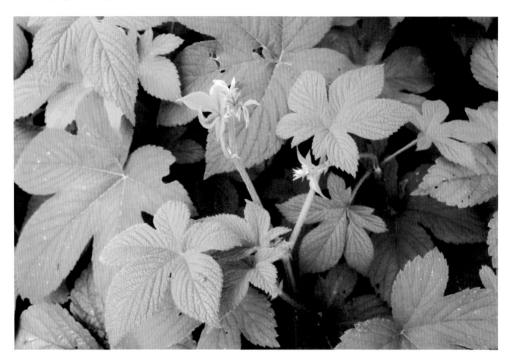

实用指南

单方验方

泌尿系结石：鲜葎草60克，鲜满天星45克，车前草30克。水煎服，连服5～7日。

肺痨潮热、盗汗：鲜葎草全草60克。水煎，冲冰糖服；也可加地骨皮24克，水煎服。

痢疾：葎草、猪母菜、鸟踏麻、方骨苦楝、金香炉各15克。水煎服。

淋病、血淋：鲜葎草60～120克。水煎，调冰糖服。

小儿天疱疮：葎草200克。水煎洗患处，每日2～3次。

腋下痈初期：鲜葎草、红糖各适量。捣烂敷患处。

皮炎、湿疹、脚癣：鲜葎草全草、苍耳草鲜茎叶各适量。同捣烂，水煎，洗患处。

食疗药膳

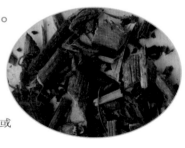

葎草根猪瘦肉汤

原料：葎草根20克，猪瘦肉60克。

制法：猪肉切块，加葎草根同炖汤。

用法：喝汤食肉。

功效：清虚热，疗肺痨。

适用：阳虚肺痨（肺结核）、潮热盗汗、骨蒸、咳嗽或咯血。

络石 《本经·上品》

释名 石鲮（吴普作鲮石），石龙藤（《别录》），悬石（《别录》）。

茎叶

气味 苦，温，无毒。

主治 风热死肌痈伤，口干舌焦，痈肿不消，喉舌肿闭，水浆不下。（《本经》）

大惊入腹，除邪气，养肾，主腰髋痛，坚筋骨，利关节。久服轻身明目，润泽好颜色，不老延年。通神。（《别录》）

主一切风，变白宜老。（藏器）

蝮蛇疮毒，心闷，服汁并洗之。刀斧伤疮，敷之立瘥。（苏恭）

附方 痈疽焮痛（止痛）：灵宝散，用鬼系腰，生竹篱阴湿石岸间，络石而生者好，络木者无用。其藤柔细，两叶相对，形生三角。用茎叶一两，洗酒，勿见火，皂荚刺一两，新瓦炒黄，甘草节半两，大瓜蒌一个，取仁炒香，乳香、没药各三钱。每服二钱，水一盏，酒半盏，慢火煎至一盏，温服。（《外科精要》）

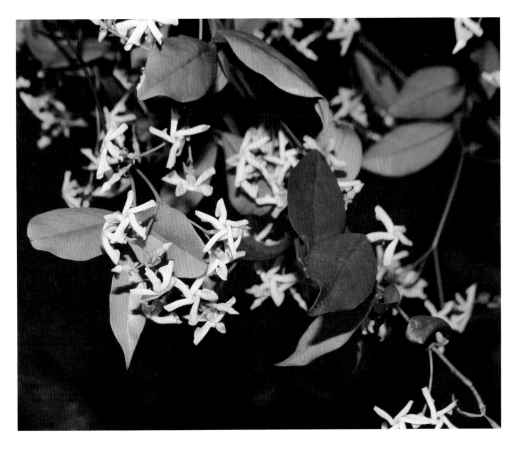

实用指南

单方验方

外伤出血：络石藤适量。晒干研末，撒敷，外加包扎。

关节炎：络石藤、五加根皮各50克，牛膝根25克。水煎服，白酒为引。

吐血：络石藤叶50克，乌韭、雪见草各25克。水煎服。

外伤出血：络石藤适量。晒干研末，撒敷，外加包扎。

风湿性关节痛：络石藤、忍冬藤各30克，鸡血藤25克，牛膝、威灵仙各20克，防风15克。水煎服；药渣再煎汤，洗患处。

痈肿：络石藤30克，大青叶、金银花各50克，赤芍25克。水煎服。

食疗药膳

络石藤炖猪肺

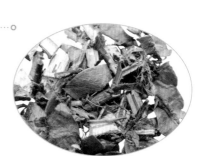

原料：络石藤、地苍各30克，猪肺200克。

制法：将以上3味加适量水同炖。

用法：服汤食肺，每日1剂。

功效：祛风活络，凉血止血，补气益肺。

适用：肺结核。

络石藤酒

原料：络石藤、骨碎补各60克，川萆薢、仙茅各15克，生地黄、狗脊、薏苡仁、当归身各30克，黄芪、白术、枸杞子、玉竹、白芍、山茱萸肉、红花、木瓜、川续断、牛膝、杜仲各15克，黄酒5000毫升。

制法：将上药切片，绢袋装，浸酒内，封固，隔水加热半小时，静置数日即可饮用。

用法：视酒量，每日饮1～2小杯，不可过服。所余药渣还可依法再浸酒1次。

适用：肝肾不足，脾虚血弱，夹有风湿的肢体麻木、疼痛、腰膝酸软、体倦身重等。

忍冬

《别录·上品》

释名 金银藤（《纲目》），鸳鸯藤（《纲目》），老翁须（《纲目》），金钗股（《纲目》）。

气味 甘，温，无毒。

主治 寒热身肿。久服轻身长年益寿。（《别录》）

治腹胀满，能止气下澼。（甄权）

热毒血痢水痢，浓煎服。（《藏器》）

治飞尸遁尸，风尸沉尸，尸注鬼击，一切风湿气，及诸肿毒，痈疽疥癣，杨梅诸恶疮，散热解毒。（时珍）

附方 一切肿毒，不问已溃未溃，或初起发热：金银花（连茎叶）自然汁半碗，煎八分服之，以滓敷上，败毒托里，散气和血，其功独胜。（《积善堂经验方》）

敷肿拔毒：金银藤大者烧存性，叶焙干为末各三钱，大黄焙为末四钱，凡肿毒初发，以水酒调搽四围，留心泄气。（《杨诚经验方》）

痈疽托里（治痈疽发背，肠痈奶痈，无名肿毒，焮痛寒热，状类伤寒，不问老幼虚实服之，未成者内消，已成者即溃）：忍冬叶、黄芪各五两，当归二钱，甘草八钱，为细末。每服二钱，酒一盏半，煎一盏，随病上下服，日再服，以渣傅之。（《和剂局方》）

热毒血痢：忍冬藤浓煎饮。（《圣惠方》）

脚气作痛，筋骨引痛：鹭鸶藤即金银花为末，每服二钱，热酒调下。（《卫生简易方》）

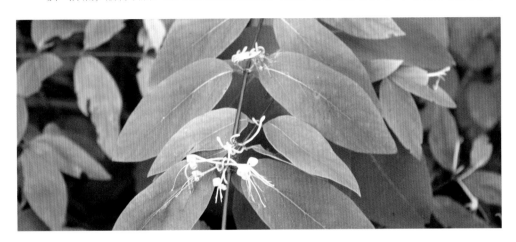

实用指南

单方验方

痢疾：金银花15克。焙干研末，水调服。

咽喉炎：金银花15克，生甘草3克。煎水含漱。

胆囊炎肋痛：金银花50克，花茶叶20克。沏水喝。

感冒发热、头痛咽痛：金银花60克，山楂20克。煎水代茶饮。

热闭：金银花60克，菊花30克，甘草20克。水煎，代茶频饮。

急性温病昏迷方：金银花、生地黄各30克，连翘、麦冬、玄参、丹参、黄芩、菖蒲、郁金各20克。水煎服。

预防乙脑、流脑：金银花、连翘、大青根、芦根、甘草各9克。水煎代茶饮，每日1剂，连服3～5日。

食疗药膳

金银花酒

原料：金银花150克，甘草30克，酒250毫升。

制法：将金银花、甘草用水500毫升煎取250毫升，入酒略煎即成。

用法：分早、午、晚3次服尽。

功效：解毒消痈。

适用：痈疽恶疮、肺痈、肠痈初起。

银花茶

原料：金银花、蒲公英、茶叶各3克。

制法：将以上3味放入茶缸内，用沸水冲泡10分钟。

用法：不拘时代茶频饮，每日1剂。

功效：清热解毒，利湿。

适用：小儿头疖、痱毒。

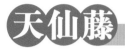

天仙藤 **（宋·《图经》）**

气味 苦，温，无毒。

主治 解风劳。同麻黄，治伤寒，发汗。同大黄，堕胎气。（苏颂）

流气活血，治心腹痛。（时珍）

附方 疝气作痛：天仙藤一两，好酒一碗，煮至半碗，服之神效。（孙氏《集效方》）

产后腹痛（儿枕痛）：天仙藤五两，炒焦为末。每服，炒生姜汁、童子小便和细酒调服。（《经验妇人方》）

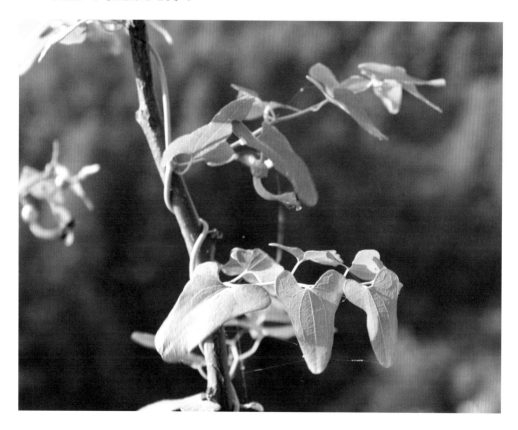

实用指南

单方验方

乳腺炎：鲜天仙藤适量。揉软外敷，每日换药1次。

肚子胀痛：天仙藤根9克，小茴香、羊胡子草、香附子各6克。水煎服。

急性肚痛：天仙藤根、青蒿各9克，飞落伞15克。水煎服。

咳吼：天仙藤、桑白皮、贝母各9克。水煎服。

食疗药膳

天仙藤鲫鱼汤

原料：天仙藤、冬瓜仁各20克，鲫鱼1条（重约300克），大蒜30克，盐、味精各适量。

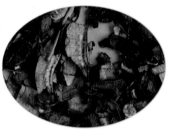

制法：将鲫鱼去鳞及内脏洗净，和天仙藤、冬瓜仁、大蒜一起入砂锅，熟后加盐、味精调味即成。

用法：食鱼喝汤，每日1剂，分2次服用，连用5～7剂。

功效：活血止痛。

适用：心腹痛。

千里及

《拾遗》

气味 苦，平，有小毒。

主治 天下疫气结黄，瘴疟蛊毒，煮汁服，取吐下。亦捣敷蛇犬咬。（藏器）

同甘草煮汁饮。退热明目，不入众药。（苏颂）

同小青煎服，治赤痢腹痛。（时珍）

附方 烂弦风眼：千里光草，以笋壳叶包煨熟，捻汁滴入目中。（《经验良方》）

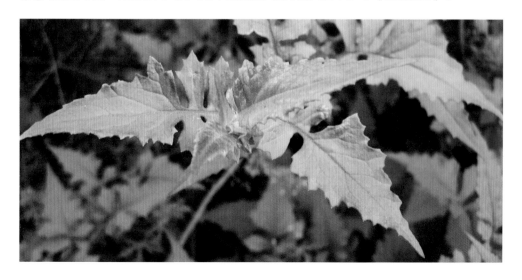

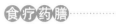 实用指南

单方验方

皮肤湿疹瘙痒：千里光鲜草适量。洗净，捣烂取汁外涂。

细菌性痢疾：千里光、金银花或小青草各适量。水煎服。

滴虫性阴道炎、宫颈炎：千里光15克（或配花椒5克）。煎液涂阴道周壁，并用棉球蘸药液塞入阴道，12～24小时后取出。每日1次，5次为一个疗程。

钩端螺旋体病：千里光、土茯苓各适量。水煎服。

睑腺炎：千里光、一点红、马兰草（路边菊）各15克。水煎服。

腮腺炎：千里光、一点红各30克。水煎服。

烫伤：鲜千里光叶适量。捣烂，加冰片少许，用第二次淘米水调成糊状，敷患处。

目赤红肿：千里光、马兰草各15克，木贼10克。水煎服。

鸡盲：千里光、鸡肝各30克。共炖服。

阴囊湿疹、瘙痒或糜烂：鲜千里光适量。捣烂水煎去渣，慢火煎成稠膏，涂患处。

中耳炎：鲜千里光叶、鲜白花草叶（菊科的胜红蓟叶）各适量。捣烂取汁滴入患耳内，每日数次。

食疗药膳

千里光茶

原料：千里光500克。

制法：将千里光干燥全草切成细末，贮净瓶备用。

用法：每次取15克，用白开水冲泡，代茶频饮。

功效：清热解毒。

适用：丹毒、急性肠炎、急性扁桃体炎等。

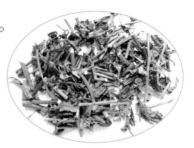

泽泻 《本经·上品》

释名 水泻（《本经》），鹄泻（《本经》），及泻（《别录》）。

根

气味 甘，寒，无毒。

主治 风寒湿痹，乳难，养五脏，益气力，肥健，消水。久服，耳目聪明，不饥延年，轻身，面生光，能行水上。（《本经》）

入肾经，去旧水，养新水，利小便，消肿胀，渗泄止渴。（元素）

去脬中留垢，心下水痞。（李杲）

渗湿热，行痰饮，止呕吐泻痢，疝痛脚气。（时珍）

附方 水湿肿胀：泽泻、白术各一两，为末，或为丸。每服三钱，茯苓汤下。（《保命集》）

冒暑霍乱（小便不利，头晕引饮）：三白散，用泽泻、白术、白茯苓各三钱，水一盏，姜五片，灯心十茎，煎八分，温服。（《和剂局方》）

支饮苦冒：用泽泻五两，白术二两，水二升，煮一升，分二服。（仲景泽泻汤）

肾脏风疮：泽泻，皂荚水煮烂，焙研，炼蜜丸如梧子大。空心温酒下十五丸至二十丸。（《经验方》）

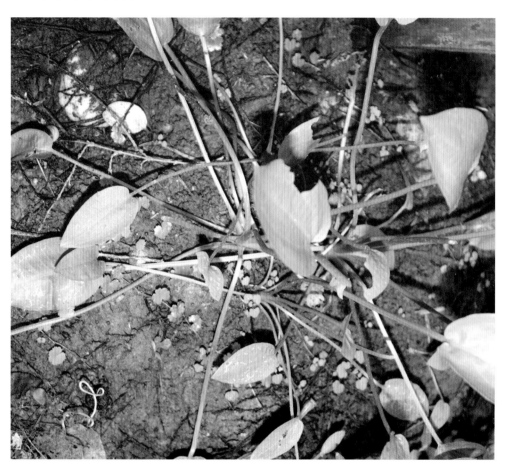

实用指南

单方验方

水肿、小便不利：泽泻、白术各12克，车前子9克，茯苓皮15克，西瓜皮24克。水煎服。

急性肠炎：泽泻、白头翁各15克，猪苓9克，车前子6克。水煎服。

耳源性眩晕：泽泻、茯苓、白术各20克，橘红、干姜、桂枝各15克。水煎服。

痰饮上扰，心悸、头晕目眩、泛吐清水：泽泻30克，白术18克。水煎服。

单纯性肥胖：泽泻、茯苓、草决明、薏苡仁、防己各15克，白术、荷叶各12克，陈皮10克。水煎2次，混合后分3次服。每日1剂，一般连续用药15～45日。

食疗药膳·····················○

泽泻粥

原料：泽泻粉10克，粳米50克。

制法：先将粳米加水500毫升，煮粥，待米开花后调入泽泻粉，再改用小火稍煮数沸即可。

用法：每日2次，温热服食，3日为1个疗程。不宜久食，可间断食用。

功效：健脾渗湿，利水消肿。

适用：小便不利、水肿、下焦湿热带下、小便淋涩。

泽泻茶

原料：泽泻、花茶各适量。

制法：将以上2味用300毫升开水冲泡。

用法：不拘时饮，冲饮至味淡。

功效：利水渗湿，泄热，利尿，降压。

适用：水肿、小便不利、呕吐、痰饮、脚气、高血压、脂血症等。

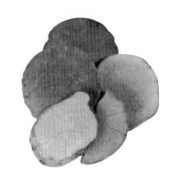

羊蹄 《本经·下品》

释名 蓄（《别录》），秃菜（弘景），败毒菜（《纲目》）。

根

气味 苦，寒，无毒。

主治 头秃疥瘙，除热，女子阴蚀。（《本经》）

浸淫疽痔，杀虫。（《别录》）

疗蛊毒。（苏恭）

治癣，杀一切虫。醋磨，贴肿毒。（大明）

捣汁二三匙，入水半盏煎之，空腹温服，治产后风秘，殊验。（宗奭）

附方 大便卒结：羊蹄根一两，水一大盏，煎六分，温服。（《圣惠方》）

疬疡风驳：羊蹄草根，于生铁上磨好醋，旋旋刮涂。入硫黄少许，更妙。日日用之。（《圣惠方》）

头风白屑：羊蹄草根曝干杵末，同羊胆汁涂之，永除。（《圣惠方》）

疥疮有虫：羊蹄根捣，和猪脂，入盐少许，日涂之。（《外台秘要》）

叶

气味 甘，滑，寒，无毒。

主治 小儿疳虫，杀胡夷鱼、鲑鱼、檀胡鱼毒，作菜。多食，滑大腑。（大明）

作菜，止痒，不宜多食，令人下气。（孟诜）

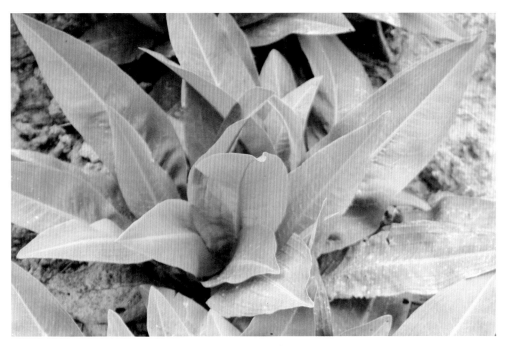

连根烂蒸一碗食，治肠痔泻血甚效。（时珍）

实

气味 苦，涩，平，无毒。

主治 赤白杂痢。（苏恭）

妇人血气。（时珍）

实用指南

单方验方

习惯性便秘：羊蹄根30克，芝麻仁60克，香油适量。将前2味药研细末，用香油调丸。分3日服完。

胃癌瘤积毒：羊蹄30克，黄芩、黄连各9克。水煎2次，早、晚各入制硇砂1克服。能使症状缓解，亦适用于食管癌。

尿淋赤浊：羊蹄、车前草各15克。水煎服。

食疗药膳

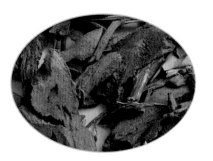

羊蹄根煮肉

原料：羊蹄根24～30克，猪肉（较肥者）120克，盐、味精各适量。

制法：将猪肉切块，与羊蹄根共入砂锅内，加入清水，煮至极烂时，去药渣，加盐、味精调味即可。

用法：吃肉喝汤。

功效：清热，通便，止血，补虚。

适用：内痔便血。

菖蒲①　《本经·上品》

释名 昌阳（《别录》），尧韭（吴普），水剑草。

根

气味 辛，温，无毒。

主治 风寒湿痹，咳逆上气，开心孔，补五脏，通九窍，明耳目，出音声。主耳聋痈疮，温肠胃，止小便利。久服轻身，不忘不迷惑，延年。益心智，高志不老。（《本经》）

四肢湿痹，不得屈伸，小儿温疟，身积热不解，可作浴汤。（《别录》）

治耳鸣头风泪下，鬼气，杀诸虫，恶疮疥瘙。（甄权）

治中恶卒死，客忤癫痫，下血崩中，安胎漏，散痈肿。捣汁服，解巴豆、大戟毒。（时珍）

附方 癫痫风疾：九节菖蒲不闻鸡犬声者，去毛，木臼捣末。以黑猵猪心一个批开，砂罐煮汤。调服三钱，日一服。（《医学正传》）

霍乱胀痛：生菖蒲锉四两，水和捣汁，分温四服。（《圣惠方》）

肺损吐血：九节菖蒲末、白面等份。每服三钱，新汲水下，一日一服。（《圣济录》）

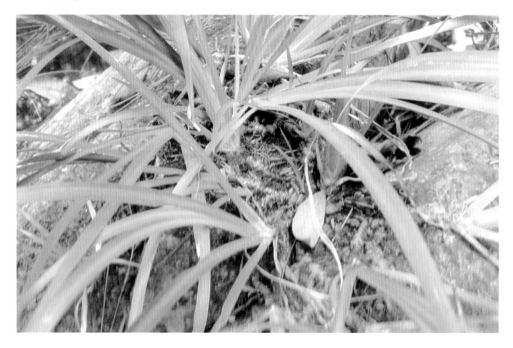

---

① 即石菖蒲。

赤白带下：石菖蒲、破故纸等份，炒为末。每服二钱，更以菖蒲浸酒调服，日一。（《妇人良方》）

产后崩中，下血不止：菖蒲一两半，酒二盏，煎取一盏，去滓分三服，食前温服。（《千金方》）

耳卒聋闭：菖蒲根一寸，巴豆一粒去心，同捣作七丸。绵裹一丸，塞耳，日一换。一方不用巴豆，用蓖麻仁。（《肘后方》）

实用指南

单方验方

呃逆喘：石菖蒲30克，广木香18克，干姜、紫硇砂各12克。研细末，红糖水或蜂蜜水冲服，每日3次，每次3克。

湿滞胀闷：石菖蒲9克，茯苓、佩兰、郁金、半夏、厚朴各6克。水煎服。

暑温吐泻：石菖蒲、高良姜、陈皮各30克，白术、甘草各15克。研细末，每服9克，水煎十数沸，去渣顿服，每日3次。

湿癣阴痒：石菖蒲、蛇床子各适量。研末外撒，每日2～3次。

湿痹肿痛：石菖蒲、苍术、黄柏各9克，白术、木瓜、石斛、草豆蔻各6克，薏苡仁30克。研匀，每服9克，水煎，隔日再服。

神烦健忘：石菖蒲、远志、五味子、地骨皮各15克，川芎9克，地黄、菟丝子各30克。研细末，米糊为丸，绿豆大。每服6克，每日3次，开水送下。

食疗药膳

石菖蒲拌猪心

原料：石菖蒲30克，猪心1个，盐、味精各适量。

制法：石菖蒲研细末，猪心切片，放砂锅中加水适量煮熟，加盐、味精调味。

用法：每次以石菖蒲粉3～6克拌猪心，空腹食用。每日1～2次。

功效：化湿豁痰，宁心安神。

适用：心悸、失眠、健忘、痴呆等。

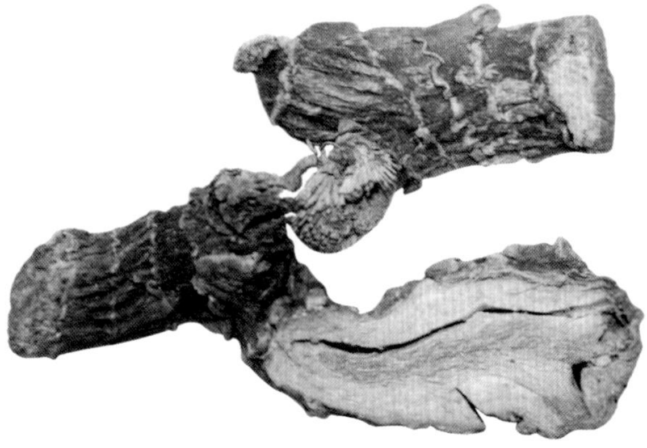

白昌 《别录》

释名 水昌蒲（《别录》），水宿（《别录》），溪荪（《拾遗》），兰荪（弘景）。

气味 甘，无毒。

主治 食诸虫。（《别录》）

主风湿咳逆，去虫，断蚤虱。（弘景）

研末，油调，涂疥瘙。（苏颂）

实用指南

单方验方..○

痰热惊厥，神识不清：水菖蒲、川连、天竺黄、石决明、钩藤各适量。水煎服。

息风豁痰，清心开窍（如痰火上扰，心神不宁，惊悸健忘）：水菖蒲、远志、茯神、龙骨各适量。水煎服。

湿浊中阻之胃脘痛、胸腹痞闷、食少等：水菖蒲、藿香、豆蔻、陈皮各适量。水煎服。

急性菌痢及肠炎：水菖蒲适量。研细末装入胶囊服。

慢性气管炎咳嗽痰多：水菖蒲适量。煎服或研末服。

食疗药膳..○

水菖蒲酒

原料：水菖蒲1500克，大米、酒曲各适量。

制法：将水菖蒲置锅内，加水3500毫升，大火煎开，小火煎煮浓缩，取汁500毫升，去渣存汁，再加入淘洗净后之大米、酒曲，如常法酿为米酒。待酒熟香后，去酒渣，以瓷罐收贮即成。

用法：不拘时，随时加温饮。

功效：利湿祛风解毒。

适用：面部粉刺、皮肤疥疮等。

① **菰** 《别录·下品》

释名 蒋草（《说文》），蒋草。

菰笋 一名茭笋《日用》

气味 甘，冷，滑，无毒。

主治 利五脏邪气，酒齄面赤，白癞疬疡，目赤。热毒风气，卒心痛，可盐、醋煮食之。（孟诜）

去烦热，止渴，除目黄，利大小便，止热痢。杀鲫鱼为羹食，开胃口，解酒毒，压丹石毒发。（藏器）

---

① 即茭白。

茭白（《通志》）

气味 甘，冷，滑，无毒。

主治 心胸中浮热风气，滋人齿。（孟诜）

煮食，止渴及小儿水痢。（藏器）

菰根

气味 甘，大寒，无毒。

主治 肠胃痛热，消渴，止小便利。捣汁饮之。（《别录》）

烧灰，和鸡子白，涂火烧疮。（藏器）

附方 小儿风疮（久不愈者）：用菰蒋节烧研，敷之。（《子母秘录》）

毒蛇伤啮：菰蒋草根烧灰，敷之。（《外台秘要》）

叶

主治 利五脏。（大明）

附方 汤火所灼未成疮者：菰蒋根洗去土，烧灰。鸡子黄和涂之。（《肘后方》）

毒蛇啮：菰草根灰，取以封之。（《广济方》）

暑热腹痛：鲜菰根二至三两。水煎服。（《湖南药物志》）

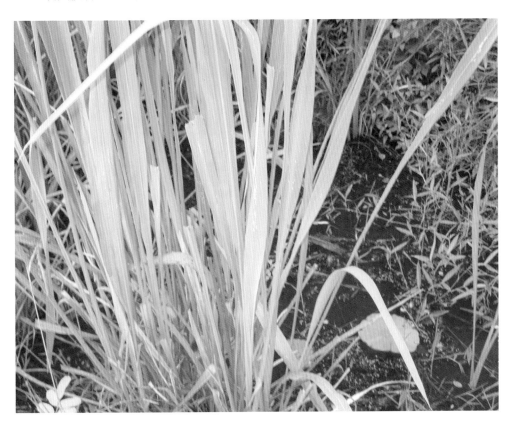

实用指南

单方验方 ⋯⋯⋯⋯⋯⋯⋯⋯⋯⋯⋯⋯⋯⋯⋯⋯⋯⋯⋯⋯⋯⋯⋯⋯⋯⋯⋯○

秋季口子、目赤、烦热：茭白200克。煮熟食用。

血虚、黄疸：茭白、猪肝各250克。炒熟常食。

黄疸、小便不利：茭白50克，车前草适量。同煮熟后去车前草，食用茭白。

高血压：茭白、芹菜各100克。煎汤服，每日1次，分2次服完。

上火所致的目赤肿痛：茭白数茎。蒸熟，拌酱油、麻油，连食数日。

食疗药膳 ⋯⋯⋯⋯⋯⋯⋯⋯⋯⋯⋯⋯⋯⋯⋯⋯⋯⋯⋯⋯⋯⋯⋯⋯⋯⋯⋯○

茭白白菜汤

原料：茭白、白菜各250克，芝麻油、盐、酱油各适量。

制法：将茭白、白菜切碎入锅，加水适量煮汤，煮至菜刚熟时，加芝麻油、盐、酱油等调味。

用法：饮汤吃菜。

功能：清热除烦，止渴，利尿。

适用：热病烦渴、小便不利。

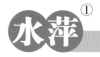

茭白瘦肉丝

原料：茭白250克，猪瘦肉150克，豆油、料酒、盐各适量。

制法：茭白、猪瘦肉分别洗净，切丝。豆油烧熟，分别煸炒茭白、肉丝，混合二味后加料酒、盐调味，同炒片刻即成。

用法：佐餐食用，每日1次。

功效：清热利湿。

适用：慢性胆囊炎、胆石症。

水萍① 《本经·中品》

释名 水花（《本经》），水白（《别录》），水苏（《别录》），水廉（吴普）。

气味 辛，寒，无毒。

主治 暴热身痒，下水气，胜酒，长须发，止消渴。久服轻身。（《本经》）

下气。以沐浴，生毛发。（《别录》）

主风湿麻痹，脚气，打扑伤损，目赤翳膜，口舌生疮，吐血衄血，癜风丹毒。（时珍）

附方 消渴饮水（日至一石者）：浮萍捣汁服之。又方，用干浮萍、栝楼根等份，为末，人乳汁和丸梧子大。空腹饮服二十丸。三年者，数日愈。（《千金方》）

鼻衄不止：浮萍末，吹之。（《圣惠方》）

大肠脱肛：水圣散，用紫浮萍为末，干贴之。（危氏《得效方》）

毒肿初起：水中萍子草，捣敷之。（《肘后方》）

---

① 即浮萍。

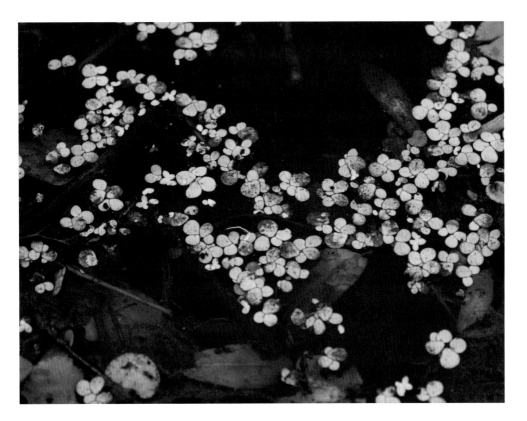

实用指南

单方验方 ⋯⋯⋯⋯⋯⋯⋯⋯⋯⋯⋯⋯⋯⋯⋯⋯⋯⋯⋯⋯⋯⋯⋯⋯⋯⋯⋯⋯⋯⋯⋯⋯⋯⋯

风热感冒：浮萍、防风各10克，牛蒡子、薄荷、紫苏叶各6克。水煎服。

急性肾炎、全身浮肿：浮萍9克，车前子10克，白茅根30克。水煎服。

水肿：干浮萍120克，米糠500克。合研细末，炒熟加红糖180克，泡开水服。

浮肿、小便不利：浮萍10克，泽泻、车前子各12克。水煎服。

麻疹初期发不透：浮萍、牛蒡子各6克，升麻、菖根各3克。水煎服，每日3次，并用浮萍水煎熏洗。

鼻衄：浮萍适量。烘干研末，撒鼻孔。

荨麻疹奇痒难忍：浮萍、荆芥穗各30克，地肤子25克，千里光40克。用纱布袋装好药，放入锅中加水浓煎，乘温洗患处。可反复加温洗几次。

食疗药膳 ⋯⋯⋯⋯⋯⋯⋯⋯⋯⋯⋯⋯⋯⋯⋯⋯⋯⋯⋯⋯⋯⋯⋯⋯

浮萍酒

原料：鲜浮萍（洗净）60克，醇酒250毫升。

制法：将鲜浮萍捣烂，装入盛有醇酒的瓶中，密封瓶口，浸泡5日，去渣取汁备用。

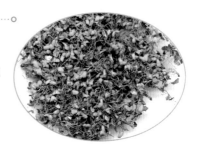

用法：每日1次，睡前取适量擦患处。

功效：透表止痒。

适用：风热性瘾疹、皮肤瘙痒。

浮萍黑豆汤

原料：鲜浮萍100克，黑豆50克。

制法：浮萍淘洗干净，黑豆用冷水浸泡1～2小时。二者一同放入小锅内，加水适量，煎沸后去渣取汤。

用法：每日1剂，分2次温热饮用，连用5～7日。

功效：祛风行水，清热解毒。

适用：小儿急性肾炎。

《本经·上品》

🅡 **释名** 金钗（《纲目》），禁生（《本经》），林兰（《本经》），杜兰（《别录》）。

🅖 **气味** 甘，平，无毒。

🅩 **主治** 伤中，除痹下气，补五脏虚劳羸瘦，强阴益精。久服，厚肠胃。（《本经》）

益气除热，治男子腰脚较弱，健阳，逐皮肌风痹，骨中久冷，补肾益力。（甄权）

壮筋骨，暖水脏，益智清气。（《日华》）

治发热自汗，痈疽排脓内塞。（时珍）

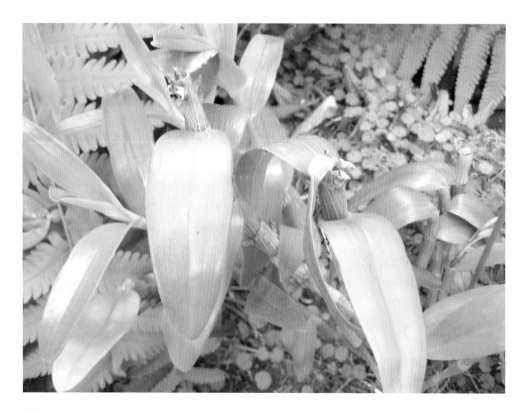

实用指南

 单方验方

润肺：石斛10克，花旗参5克，麦冬20克。煲水服。

寒胃、养精益气：石斛10克，高丽参2克。煮水服。

壮阳补虚：石斛10克，冬虫夏草2克。煲汤服。

目昏眼花、视力减退：石斛、枸杞子、女贞子各15克，菊花10克。煎汤饮。

秋季肺燥阴伤引起的阴虚燥咳、咽干口燥、干咳痰稠：石斛（先煎）、沙参各15克，百合20克，炙款冬花10克。水煎服，每日1剂，每日2次。

中老年人因秋燥损伤肺胃所致的津液不足、肺燥烦渴、肠燥便秘：石斛（先煎）、麦冬各10克，生地黄、玄参各15克。水煎服，每日1剂，每日2次。

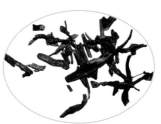

食疗药膳

石斛粥

原料：鲜石斛20克，粳米30克，冰糖适量。

制法：先将鲜石斛加水煎煮取汁去渣，再用药汁熬粳米、冰糖为粥。

用法：每日2次。

功效：益胃生津，养阴清热。

适用：热病后期津伤、口干烦渴，或阴虚低热不退、舌红少津、咽干而痛等。

清蒸石斛螺

原料：石斛6克，猪脊肉9克，青螺（石螺）1500克，盐适量。

制法：青螺吐泥、洗净，用沸水烫熟，捞起；汤汁滤清后留用。挑出螺肉，用淡盐水洗净，沥干，装入炖盅。猪脊肉切成连块，用沸水飞去血秽。螺汁同石斛先用一小锅煲20分钟，除去药渣，滤清药汁，将药汁倒入炖盅内，再将猪脊肉放于盅内的螺肉面上，炖约1小时后调入盐，即可食用。

用法：佐餐食用，每日1次。

功效：滋阴润燥，通利小便，解渴利水。

适用：消渴瘦弱、便秘、燥咳、酒醉不醒等。

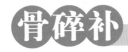 **骨碎补** **（宋·《开宝》）**

释名 猴姜（《拾遗》），胡孙姜（马志），石毛姜（《日华》）。

根

气味 苦，温，无毒。

主治 破血止血，补伤折。（《开宝》）

主骨中毒气，风血疼痛，五劳六极，足手不收，上热下冷。（甄权）

恶疾，蚀烂肉，杀虫。（大明）

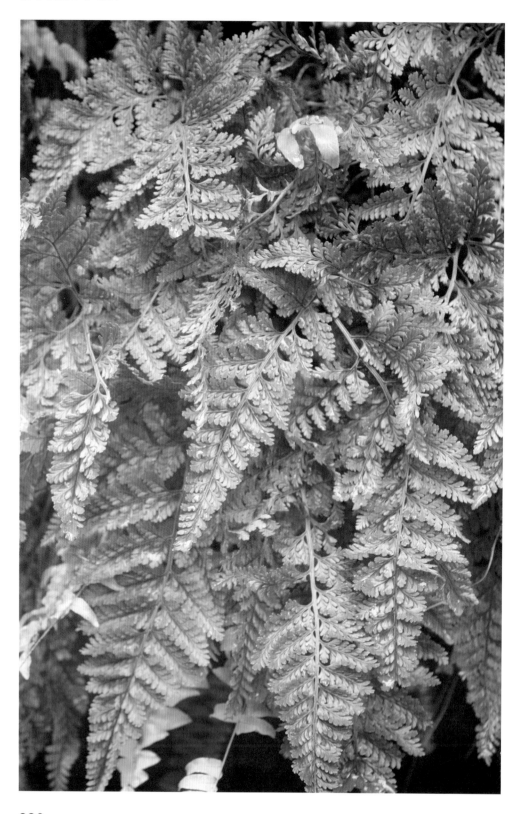

研末，猪肾夹煨，空心食，治耳鸣，及肾虚久泄，牙疼。（时珍）

附方 虚气攻牙（齿痛血出，或痒痛）：骨碎补二两，铜刀细锉，瓦锅慢火炒黑，为末。如常揩齿，良久吐之，咽下亦可。刘松石云，此法出自《灵苑方》，不独治牙痛，极能坚骨固牙，益精髓，去骨中毒气疼痛。牙动将落者，数擦立住，再不复动，经用有神。

耳鸣耳闭：骨碎补削作细条，火炮，乘热塞之。（《图经》）

病后发落：胡孙姜、野蔷薇嫩枝煎汁，刷之。

肠风失血：胡孙姜烧存性五钱，酒或米饮服。（《仁存方》）

实用指南

单方验方

肾亏引起的关节痛：骨碎补60克，狗肉适量。同炖服。

中老年人牙齿松动易脱：骨碎补、两面针各15克，补骨脂10克，胡桃肉18克，千年健、熟地、露蜂房各12克，甘草6克。水煎服，每日1剂。

皮癣：骨碎补适量。研成细末，调醋敷患处。

牙痛：鲜骨碎补30～60克。去毛打碎，加水蒸服，喝汤。勿用铁器煮。

接骨续筋：骨碎补120克。浸酒500毫升，分10次内服，每日2次；另晒干研末外敷。

跌打损伤、腰背关节酸痛：骨碎补（去毛）15～30克。水煎服。

斑秃：鲜骨碎补30克，闹羊花9克。浸泡在高粱酒内，10日后用棉球蘸药酒擦患处。

牙周炎、牙本质过敏和牙痛：骨碎补、猪腰各适量。同煨熟，喝汤吃猪腰。

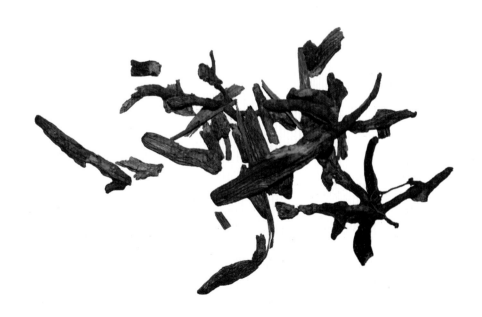

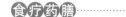

食疗药膳

骨碎补茶

原料：蜜炙骨碎补30～50克。

制法：将骨碎补制成粗末，水煎。

用法：代茶频饮。

功效：补肾，润肺止咳。

适用：慢性支气管炎咳嗽痰多。

骨碎补五加皮粥

原料：骨碎补、五加皮、土鳖虫各10克，赤芍15克，粳米100克，盐3克。

制法：将以上各药煎汤，去渣后放入粳米煮成粥，加少许盐调味。

用法：早餐食用。

功效：补肝肾，强筋骨，续伤止痛，破瘀血。

适用：骨折中期的辅助治疗。

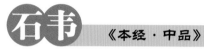

石韦 《本经·中品》

释名 石皮（《别录》），石兰。

气味 苦，平，无毒。

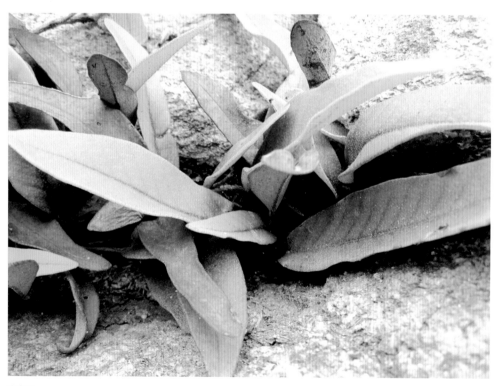

主治 劳热邪气，五癃闭不通，利小便水道。（《本经》）

止烦下气，通膀胱满，补五劳，安五脏，去恶风，益精气。（《别录》）

治淋沥遗溺。（《日华》）

炒末，冷酒调服，治发背。（苏颂）

主崩漏金疮，清肺气。（时珍）

附方 小便淋痛：石韦、滑石等份，为末。每饮服刀圭，最快。（《圣惠方》）

崩中漏下：石韦为末。每服三钱，温酒服，甚效。

便前有血：石韦为末。茄子枝煎汤下二钱。（《普济方》）

气热咳嗽：石韦、槟榔等份，为末。姜汤服二钱。（《圣济录》）

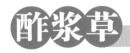 实用指南

单方验方 ····································

急性膀胱炎、尿路感染：石韦30克，车前草20克，滑石18克，甘草3克。水煎服。

急性结石发作，绞痛为主：石韦、台乌药各60克，白芍90克，甘草10克。水煎服。

功能性子宫出血：石韦6克。水煎服。

慢性支气管炎：石韦、冰糖各60克。水煎服。

食疗药膳 ····································

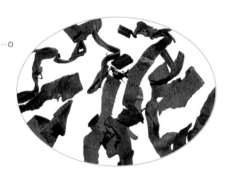

石韦茶

原料：石韦20克，绿茶2克。

制法：石韦加水适量煮沸，取液冲泡绿茶。

用法：代茶频饮。

功效：利尿通淋，清热止血。

适用：湿热型尿路结石。

石韦大枣汤

原料：石韦30克，大枣10克。

制法：石韦用清水洗干净，大枣掰开。将石韦、大枣加水浸没，先大火后小火，煮沸20分钟过滤即可。

用法：饮汤吃枣。每日早、晚各食1碗。

功效：利尿除热，降压降脂。

适用：原发性高血压病伴肥胖、血脂偏高。

酢浆草 《唐本》

释名 酸浆（《图经》），三叶酸（《纲目》），雀林草（《纲目》），赤孙施（《图经》）。

气味 酸，寒，无毒。

主治 杀诸小虫。食之，解热渴。（《唐本》）

主小便诸淋，赤白带下。同地钱、地龙，治沙石淋。煎汤洗痔痛脱肛甚效。捣涂汤火蛇蝎伤。（时珍）

赤孙施：治妇人血结，用一搦洗，细研，暖酒服之。（苏颂）

附方 二便不通：酸草一大把，车前草一握，捣汁，入砂糖一钱，调服一盏。不通再服。（《摘玄方》）

赤白带下：三叶酸草，阴干为末。空心温酒服三钱匕。（《千金方》）

痔疮出血：雀林草一大握，水二升，煮一升服。日三次，见效。（《外台秘要》）

癣疮作痒：雀儿草即酸母草，擦之，数次愈。（《永类方》）

蛇虺螫伤：酸草捣敷。（《崔氏方》）

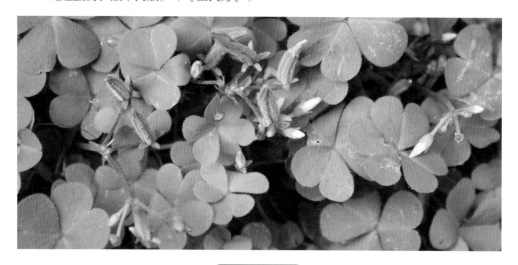

实用指南

单方验方

鼻出血：鲜酢浆草适量。杵烂，揉作小丸，塞鼻腔内。

齿龈腐烂：鲜酢浆草、盐各适量。同放入容器内，捣烂绞汁，用消毒棉花蘸汁，擦洗患处，每日3～5次。

疔疮：鲜酢浆草、红糖各少许。同放入容器内，捣烂为泥，敷患处。

汤火伤：鲜酢浆草适量。洗净捣烂，调麻油敷患处。

小便血淋：酢浆草适量。捣汁，煎五苓散服下。

牙齿肿痛：酢浆草1把。洗净，加川椒（去核）49粒同捣烂，捏成豆大小粒。每以1粒塞痛处，有效。

食疗药膳

酢浆草炖猪肉

原料：酢浆草50克，猪瘦肉50克。

制法：将以上2味加水炖煮至肉熟为度。

用法：每日1剂，连服1周。

功效：清热利湿，凉血散瘀，消肿解毒。

适用：传染性肝炎。

地锦 （宋·《嘉祐》）

释名 地朕（吴普），夜光（吴普），血见愁（《纲目》）。

气味 辛，平，无毒。

主治 地朕：主心气，女子阴疝血结。（《别录》）

地锦：通流血脉，亦可治气。（《嘉祐》）

主痈肿恶疮，金刃扑损出血，血痢下血崩中，能散血止血，利小便。（时珍）

附方 脏毒赤白：地锦草洗，暴干为末。米饮服一钱，立止。（《经验方》）

趾间鸡眼（割破出血）：以血见愁草捣敷之妙。（《乾坤秘韫》）

脾劳黄疸：如圣丸，用草血竭、羊膻草、桔梗、苍术各一两，甘草五钱，为末。先以陈醋二碗入锅，下皂矾四两煎熬，良久下药末，再入白面不拘多少，和成一块，丸如小豆大。每服三五十丸，空腹醋汤下，一日二服。数日面色复旧也。（《乾坤秘韫》）

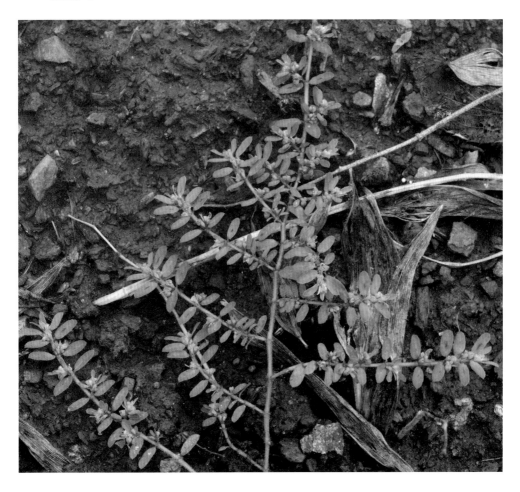

实用指南

单方验方

痈疮疔毒肿痛：鲜地锦草适量。洗净，和酸饭粒、盐少许敷患处。

缠腰蛇（带状疱疹）：鲜地锦草适量。捣烂，加醋搅匀，取汁涂患处。

跌打肿痛：鲜地锦草适量。同酒糟捣匀，略加面粉外敷。

毒蛇咬伤：鲜地锦草适量。捣敷。

赤白痢：地锦草适量。洗净晒干，研为末，米汤送服3克。

小便血淋：地锦草适量。加水捣服。

食疗药膳

地锦鸡肝

原料：地锦全草6～10克，鸡肝2具，盐、味精各适量。

制法：用地锦草同鸡肝蒸熟，加盐、味精调味。

用法：食肝喝汤。

功效：健胃补肝。

适用：小儿疳积。

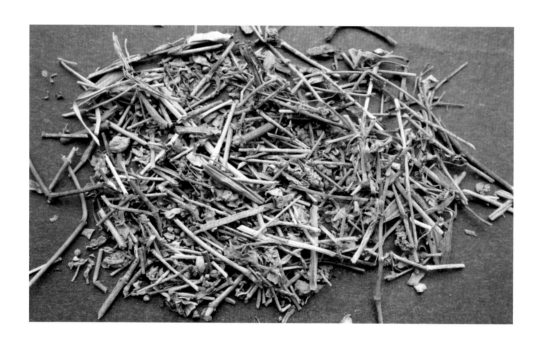

昨叶何草 《唐本》

释名 瓦松（《唐本》），瓦花（《纲目》），天王铁塔草。

气味 酸，平，无毒。

主治 口中干痛，水谷血痢，止血。（《唐本》）

生眉发膏为要药。（马志）

行女子经络。（苏颂）

大肠下血，烧灰，水服一钱。又涂诸疮不敛。（时珍）

附方 小便沙淋：瓦松即屋上无根草，煎浓汤趁热熏洗小腹，约两时即通。（《经验良方》）

头风白屑：瓦松暴干，烧灰淋汁热洗，不过六七次。（《圣惠方》）

牙龈肿痛：瓦花、白矾等份，水煎。漱之立效。（《摘玄方》）

唇裂生疮：瓦花、生姜，入盐少许，捣涂。（《摘玄方》）

灸疮不敛（恶疮不敛）：瓦松阴干为末。先以槐枝、葱白汤洗，后掺之，立效。（《济生秘览》）

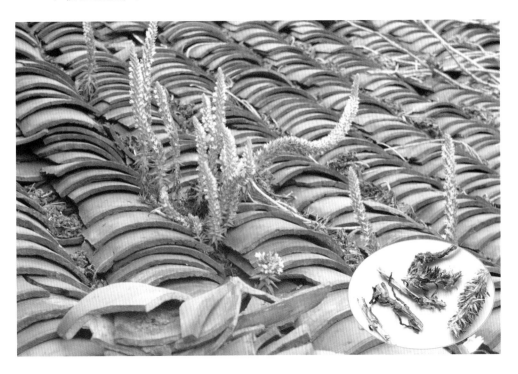

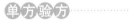

单方验方

吐血：瓦松适量。炖猪杀口内服。

火淋、白浊：瓦松适量。熬水兑白糖服。

疮疡疔疖：瓦松适量。加食盐少许共捣烂，遍敷患部，每日2次。

急性无黄疸型传染性肝炎：瓦松100克，麦芽50克，垂柳嫩枝9克。水煎服。

疟疾：鲜瓦花15克，烧酒50毫升。隔水炖汁，于早晨空腹时服，连服1～3剂。

肺炎：鲜瓦松200～400克。用冷开水洗净，捣烂绞汁，稍加热内服，每日2次。

《本经·上品》

释名 万岁（《本经》），长生不死草（《纲目》），交时（《别录》）。

气味 辛，温，无毒。

主治 五脏邪气，女子阴中寒热痛，癥瘕血闭绝子，久服轻身和颜色。（《本经》）

止咳逆，治脱肛，散淋结，头中风眩，痿蹶，强阴益精，令人好容颜。（《别录》）

通月经，治尸疰鬼疰腹痛，百邪鬼魅啼泣。（甄权）

生用破血，炙用止血。（大明）

附方 大肠下血：卷柏、侧柏、棕榈各等份，烧存性为末。每服三钱，酒下。亦可饭丸服。（《仁存方》）

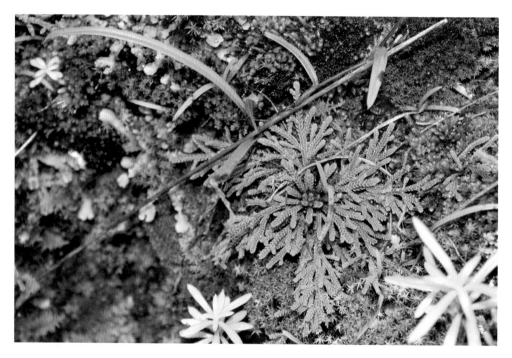

实用指南

单方验方 ....

狂犬咬伤：卷柏适量。水煎服。

烫伤：卷柏适量。研末，茶油调涂。

创伤出血：卷柏适量。捣烂敷伤口。

宫缩无力、产后流血：卷柏15克。开水浸泡，去渣后1次服下。

消化性溃疡：卷柏60克，猪肚1具。将卷柏切碎，共炖猪肚，煮熟备用。猪肚分3次吃，每日1具，连用2～3日。

婴儿断脐止血：卷柏叶适量。洗净，烘干研末，高压消毒后，贮瓶固封。在血管钳的帮助下断脐，断端撒上药粉0.5～1克，1～3分钟后松开血管钳，即能达到止血的目的。

卷柏猪蹄汤

原料：生卷柏5克，猪蹄250克，调料适量。

制法：将卷柏洗净，用纱布包裹。猪蹄洗净，掰成块，与卷柏一同放入锅中，加水炖煮至熟烂。去掉卷柏包，根据个人口味加入调味品即可。

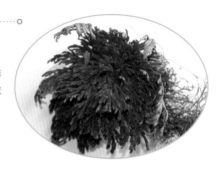

用法：每日1次，连食8～10日。

功效：补筋骨，祛风湿，活血化瘀。

适用：解除产后骨节酸痛。

马勃

《别录·下品》

释名 灰菰（《纲目》），牛屎菰。

气味 辛，平，无毒。

主治 恶疮马疥。（《别录》）

敷诸疮甚良。（弘景）

去膜，以蜜拌揉，少以水调呷，治喉痹咽疼。（宗奭）

清肺散血，解热毒。（时珍）

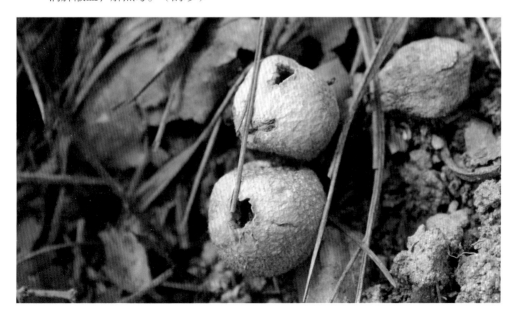

附方 咽喉肿痛（咽物不得）：马勃一分，蛇蜕一条烧，末。绵裹一钱，含咽立瘥。（《圣惠方》）

走马喉痹：马屁勃（即灰菰）、焰消一两，为末。每吹一字，吐涎血即愈。（《经验良方》）

久嗽不止：马勃为末，蜜丸梧子大，每服二十丸，白汤下，即愈。（《普济方》）

鱼骨鲠咽：马勃末，蜜丸弹子大。噙咽。（《圣济录》）

积热吐血：马勃为末，砂糖丸如弹子大。每服半丸，冷水化下。（《袖珍方》）

妊娠吐衄（不止）：马勃末，浓米饮服半钱。（《圣惠方》）

实用指南

单方验方

外伤出血、鼻衄、拔牙后出血：马勃适量。撕去皮膜，取内部海绵绒样物压迫出血部位或塞入鼻孔，填充牙龈处。

痈疽疮疖：马勃孢子粉适量。以蜂蜜调和涂敷患处。

失音：马勃、马牙硝各等份。研为细末，加砂糖和成丸子，如芡子大。噙口内。

蜂窝组织炎：马勃30克，米醋100克。先取马勃擦粉，再用米醋调匀，敷患处。

食疗药膳

马勃糖

原料：马勃粉10克，白糖250克。

制法：将白糖用水煎熬，较稠时加入马勃粉，搅拌匀即可，倒入瓷盘内，稍凉擀平，切成糖块。

用法：含化，频用。

功效：清肺，利咽，散结，止血。

适用：咽喉肿痛、衄血。

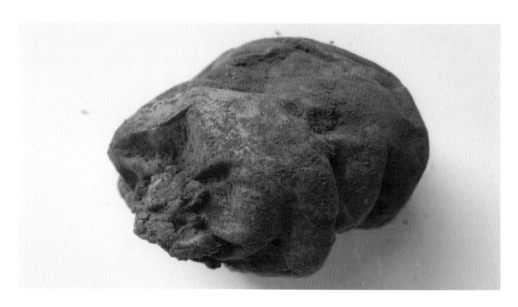